U0121436

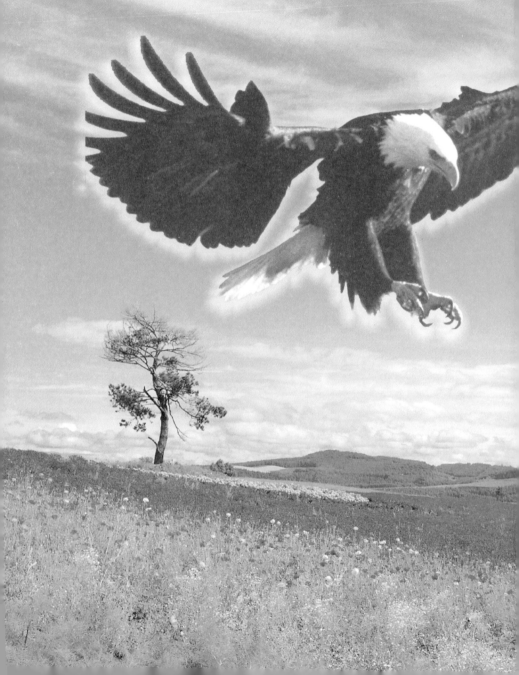

前　言

　　中藥理論是中國醫學寶庫的重要組成部分，用中藥防治疾病是中醫的主要方法。

　　中藥的性味歸經、功能主治理論是中醫辨證論治選方用藥的依據，幾千年來，經無數醫學家的臨床實踐，並不斷總結提升，中藥理論已日趨成熟，從而促進和發展了中醫辨證論治的理論。隨著運用現代科學技術對中藥藥理藥效學研究的不斷深入，中藥的藥理作用、有效成分及作用原理也逐漸被認識，這將爲辨病論治打下良好的理論基礎。全面了解並掌握古今中藥理論知識，將有力推動臨床辨證論治與辨病論治相結合，大大提高臨床療效。爲滿足廣大讀者的需要，我們特編寫出版《常用中藥性味功能速查》一書。

　　該書分三個部。第一部分爲常用中藥性味與功能。以病證名稱爲綱，根據中藥的功能將其分爲外感病用藥、溫熱病用藥、泄瀉痢疾用藥等 25 類。每一味藥物分性味歸經、功能、配伍應用、用量用法、注意事項等項編寫，意在讓讀者了解和掌握傳統中藥理論知識，指導臨床辨證用藥。

　　第二部分爲常用中藥藥理藥效。以現代藥理作用爲綱，分爲抗菌、抗病毒、抗炎、抗潰瘍、利膽、降酶保肝、降血糖、降血脂等 24 類。以表格形式，重點介紹每味藥物的藥理作用、有效成分及作用機理，以利讀者臨床辨病用藥。

　　第三部分爲常用方劑藥物組成與功能主治，以表格形式，主要介紹臨床常用方劑的藥物組成、功能、主治病證。爲便於

檢索，以藥物首字的筆畫爲序編排。

　　該書具有實用性、科學性、資料性特點。主要供臨床工作者使用，也可供醫藥教學、科研人員參考，亦是中醫愛好者及一般讀者的良師益友。

　　該書在編寫過程中參考有杜尤恆的《實用中藥橫引手冊》和沈映君主編的《中藥藥理學》及段富津主編的《方劑學》，在此向有關作者表示謝忱！

　　　　　　　　　　　　　　　　　　作　者

目　錄

第二章　常用中藥藥理藥效表 …………………… 429

目

錄

第一章
常用中藥性味與功能

一、外感病用藥

麻　黃————

【性味歸經】　苦、辛，溫。入肺、膀胱經。

【功能】　辛溫解表，發汗散寒。

【配伍應用】　常用於風寒感冒及其他外感風寒、表實無汗證。常配桂枝或其他解表藥以助其發汗解表作用，如麻黃湯；常配石膏等以制其發汗作用，如麻杏石甘湯；久煎或用蜜炙後可使其發汗力減弱。

【用量用法】　1.5～10g。宜先煎。解表生用，平喘炙用或生用。

【注意事項】　表虛自汗、陰虛盜汗及腎虛喘咳者忌用。

桂　枝————

【性味歸經】　苦、辛，溫。入肺、心、膀胱經。

【功能】　辛溫解表，發汗散寒。

【配伍應用】　多用於風寒感冒及其他外感風寒、表虛有汗證。配麻黃，發汗力大大加強；配白芍，可增強桂枝調和營衛、解肌祛邪的作用，而白芍的斂陰止汗作用又可使汗出適可

而止，如桂枝湯。

【用量用法】　3～10g，煎服。

【注意事項】　陰虛有熱、溫熱病或出血證忌用；孕婦及月經過多者慎用。

生　薑

【性味歸經】　辛，微溫。入肺、胃、脾經。

【功能】　發汗解毒，溫中止嘔，散寒止嗽。

【配伍應用】　常用於預防或治療風寒感冒，如民間常用「薑糖茶」（即生薑、紅糖煎劑）常配入多種辛溫解表的方劑中使用，以助發汗，疏散風寒。生薑還有溫胃止嘔、止咳化痰的作用，對感冒合併噁心欲嘔，或有咳嗽的病症更為適宜。

【用量用法】　3～10g，煎服或搗汁服。

【注意事項】　陰虛發熱、肺熱乾咳、胃熱嘔吐或熱盛之證忌用。

荆　芥

【性味歸經】　辛，溫。入肺、肝經。

【功能】　發汗解表，祛風，止血。

【配伍應用】　用於外感風寒出現頭痛，發熱，無汗者。常配辛溫解表藥如防風、紫蘇葉、白芷、生薑等治療風寒表證；常配辛涼解表藥如薄荷、桑葉、牛蒡子、淡豆豉等治療風熱表證。方例：銀翹散、防風通聖散。

【用量用法】　3～10g，不宜久煎。

蔥　白

【性味歸經】　辛，溫。入肺、胃經。

【功能】　發汗解毒，散風寒，通陽。

【配伍應用】　可用於風寒感冒之輕證，可先煎服，再用鮮蔥（配生薑更好）揉擦手心、足心及太陽穴等處。方例：蔥豉湯、蔥白七味飲。配辛涼藥亦可用於風溫初起，熱重寒輕者。方例：蔥豉桔梗湯。

【用量用法】　3～10g，煎服。

【注意事項】　表虛多汗者忌用。

紫蘇葉————

【性味歸經】　辛，溫。入肺、脾經。

【功能】　發表散寒，理氣寬胸，和胃止嘔。

【配伍應用】　用於治療風寒感冒，惡寒發熱，頭痛鼻塞，無汗，苔白，脈浮緊者；外感風寒兼有胸悶咳嗽，噁心嘔吐者；用於西醫稱「胃腸型感冒」者，有一定療效。

紫蘇葉的發汗作用比麻黃、桂枝小，多用於輕症或素體虛弱之表證（常配補益藥）。配人參（或黨參）等治氣虛體弱而有風寒表證者，如參蘇散；配理氣藥陳皮、香附等治內有氣滯，外感風寒之證，如香蘇飲；配藿香、陳皮、白芷、厚朴、大腹皮等治外感風寒，內有濕滯者，如藿香正氣散。

紫蘇葉雖為辛溫解表藥，但如配入以辛涼解表藥為主的方劑中，亦可用於風熱表證，如大青蚤休飲。

【用量用法】　3～10g，煎服，不宜久煎。

防　風————

【性味歸經】　辛、甘，微溫。入膀胱、肝、脾經。

【功能】　發表，祛風，勝濕，止痛。

【配伍應用】　用於外感風寒表證。治風寒感冒挾濕之證，常配羌活、獨活、藁本等，如羌活勝濕湯，治感冒挾濕或風濕在表之證。荊防敗毒散亦治風寒感冒挾濕之證，對癰腫之

初有表寒證者也可用之。另外，再造散、九味羌活湯、防風通聖散等方劑中亦有配伍。

防風、荊芥都有祛風解表的作用，但荊芥發汗解表的作用比防風大，而防風祛風止痛，治全身疼痛的效果比荊芥好，兩藥常配合使用。

【用量用法】　3～10g，入煎劑、酒劑或丸散劑用。

【注意事項】　本品主要用於祛外風，凡血盛發瘡及陰虛火旺者慎用。

羌　活

【性味歸經】　辛、苦，溫。入膀胱、腎經。

【功能】　解表散寒，祛風勝濕。

【配伍應用】　常用於風寒感冒頭痛，惡寒發熱，身痛者。對感冒挾濕之證有良效，如羌活勝濕湯、九味羌活湯、再造散等。

【用量用法】　3～10g，煎服。

白　芷

【性味歸經】　辛、溫。入肺、胃經。

【功能】　解表散寒，通竅止痛，祛風勝濕。

【配伍應用】　常用於外感風寒表證。白芷通竅止痛的效果明顯，所以常用感冒風寒之頭昏，頭痛，鼻塞不通等；其祛風勝濕的作用對感冒挾濕或風濕表證有一定療效；配入以辛涼解表為主的方劑裡，亦可用於風熱感冒。方例：九味羌活湯、藿香正氣散、荊防敗毒散、柴葛解肌湯。

白芷與荊芥、桂枝一樣，發汗力比麻黃弱且緩和，所以，有汗無汗之感冒均可使用。但汗出較多者適當配以制汗藥，使汗出適可而止。

【用量用法】　3～10g，煎服。

【注意事項】　陰虛火旺、血虛有熱之頭痛忌用。

細　辛————————

【性味歸經】　辛、溫。入肺、腎經。

【功能】　解表散寒，祛風止痛，溫肺祛痰。

【配伍應用】　常用於風寒表證的治療。細辛還兼有祛風止痛、祛痰止咳的作用，所以對感冒頭痛，身痛，寒痰咳嗽有很好的療效；細辛有溫肺化飲、行水除濕之功，對外感風寒，內有痰飲或感冒兼濕者有較好的作用；細辛還有通竅開閉之功，除了可以通鼻竅之外，古代還用其末吹鼻以醒神開閉。方例：九味羌活湯、麻黃附子細辛湯、細辛湯。

麻黃、細辛都能發汗解表，但麻黃主散太陽風寒，細辛除解表外，又可溫裡，能內散少陰風寒。

【用量用法】　1～3g，煎服。

【注意事項】　氣虛多汗、陰虛火旺之頭痛、乾咳者忌用。反藜蘆。

藁　本————————

【性味歸經】　辛、溫。入膀胱經。

【功能】　發散風寒，祛濕止痛。

【配伍應用】　用於風寒表證，對外感風寒所致的巔頂頭痛有卓效，可配白芷、川芎等同用，如神尤散；其祛濕止痛的作用對感冒挾濕有一定療效，羌活勝濕湯中有配合。

【用量用法】　3～10g，煎服。

【注意事項】　血虛頭痛忌用。

香 薷

【性味歸經】　辛，微溫。入肺、胃經。

【功能】　發汗解表，祛暑化濕，調中和胃。

【配伍應用】　多用於夏日受涼之外感表證。對感冒挾暑濕之發熱，惡寒，頭昏頭痛，身痛無汗，腹痛吐瀉等有一定療效，可配荷葉、扁豆、藿香等藥同用，如香薷飲。本品若適當配伍辛涼或寒涼藥，還可以用於治療風熱感冒挾暑證，如新加香薷飲。

麻黃辛溫燥烈，發汗力強，多用於冬春傷寒表證；香薷辛微溫，發汗力弱，且可祛暑化濕，多用於夏季外感表證。所謂「冬用麻黃，夏用香薷」即此之謂。

【用量用法】　3～10g，煎服。

【注意事項】　表虛多汗及陽暑忌用。

辛 夷

【性味歸經】　辛，溫。入肺、胃經。

【功能】　發散風寒，宣肺通鼻。

【配伍應用】　用於風寒感冒，鼻塞不通，頭痛等症。可配入辛溫解表劑中使用。外用亦可治鼻塞不通，如《本草綱目》用辛夷研末，加麝香少許，用蔥白蘸入鼻中立效。

辛夷雖有表散風寒的作用，但臨床上多用於治療鼻淵，而較少用於治療感冒。

【用量用法】　3～10g，煎服。

【注意事項】　陰虛火旺者忌用。

蒼耳子

【性味歸經】　甘、苦，溫，有小毒。入肺、肝經。

【功能】　發汗，祛風濕，止痛，通鼻竅。

【配伍應用】　同其他解表藥同用可治感冒頭痛，鼻塞流涕等。

【用量用法】　3～10g，煎服，或入丸散。

【注意事項】　忌豬肉。過量中毒可出現噁心嘔吐，腹痛，低血壓。

蒼　朮

【性味歸經】　辛，溫。入脾、胃經。

【功能】　發表散寒，祛風濕。

【配伍應用】　可用於外感風寒表證。治風寒感冒所致惡寒發熱，頭痛無汗等，可配藁本、白芷等同用，如神朮散。

【用量用法】　5～10g，煎服。

【注意事項】　陰虛有熱，多汗者忌用。

獨　活

【性味歸經】　辛、苦，溫。入腎、膀胱經。

【功能】　發散風寒，祛風濕，止痛。

【配伍應用】　用於外感風寒表證。治風寒感冒所致惡寒發熱，頭痛身痛等。另外，對感冒挾濕或風濕表證亦有效。方例：人參敗毒散、羌活勝濕湯。

獨活、羌活的性味、功效相近，但羌活的解表作用比獨活好，獨活的祛風濕作用比羌活強；羌活對上半身疼痛作用較好，獨活對下半身疼痛治療較優，兩藥常配合使用。

【用量用法】　3～10g，煎服，或丸。

【注意事項】　陰虛火盛，發熱不惡寒者忌用。

檉　柳────────

【性味歸經】　辛、甘、鹹，平。入肺、胃、心經。

【功能】　發表透疹。

【配伍應用】　治感冒或麻疹透發不暢。臨床上主要用於透疹解表，很少用於治療感冒。常與荊芥、葛根、薄荷、蟬蛻、牛蒡子、升麻等同用。方例：竹葉柳蒡湯。

【用量用法】　3～10g，煎服。

【注意事項】　疹已透者忌用。

桑　葉────────

【性味歸經】　苦、甘，寒。入肺、肝經。

【功能】　疏風清熱，清肝明目。

【配伍應用】　能疏解肺經及在表風熱。可用於風熱感冒或風濕初起病在肺衛者，可配連翹、薄荷、菊花等同用，如桑菊飲。另外，將桑葉蜜炙或適當配合清熱、潤肺藥，還可用於外感溫燥證的治療，方例：桑杏湯。

【用量用法】　5～10g，煎服，或入丸散。

菊　花────────

【性味歸經】　甘、苦，涼。入肺、肝經。

【功能】　疏風清熱，養肝明目。

【配伍應用】　用於外感風熱或風濕初起。治風熱感冒可配桑葉、薄荷、連翹等同用，如桑菊飲。本品善清頭目，對表證有頭昏痛者有良效。治外感風熱用黃菊花為宜，白菊花雖有疏散風熱作用，但主要作用是平肝明目。

【用量用法】　10～15g，煎服，或入丸散。

牛蒡子————

【性味歸經】 辛、苦，寒。入肺、胃經。

【功能】 疏散風熱，宣肺透疹，利咽。

【配伍應用】 用於外感風熱表證，治風熱感冒、疹透不暢等。本品具利咽喉之功，對外感風熱兼有咽喉腫痛者有良效。另外，也常用於風溫初起之表證。方例：銀翹散、宣毒發表湯、竹葉柳蒡湯等。

【用量用法】 3～10g，煎服，或入丸散劑。

【注意事項】 本品能滑腸，氣虛便溏者忌用。

薄 荷————

【性味歸經】 辛，涼。入肺、肝經。

【功能】 疏散風熱，解毒透疹。

【配伍應用】 用於外感風熱或風溫初起之表證，對風熱感冒、麻疹透發不暢、風熱癮疹瘙癢等有良效。方例：銀翹散、加減葳蕤湯、竹葉柳蒡湯、宣毒發表湯。

薄荷、桑葉都有疏散風熱表邪的作用，但薄荷重在散，桑葉重在清；薄荷辛涼發汗，重在涼散在表風熱，薄荷輕清發散，涼血清熱，既能清疏在表風熱，又能涼肝、涼血而治頭痛，眩暈，目赤及血熱吐衄等。

【用量用法】 2～10g，煎服，不宜久煎。

【注意事項】 表虛自汗者忌用。

蔓荊子————

【性味歸經】 辛、苦，涼。入肝、肺經。

【功能】 疏散風寒，清利頭目。

【配伍應用】 用於外感風熱之證。對風熱感冒及風熱所

致的頭痛，頭暈，目赤疼痛，齒齦腫痛，頭風，面腫或腦鳴等，常配桑葉、薄荷、菊花、防風、羌活等。方例：羌活勝濕湯、益氣聰明湯。

蔓荊子、藁本、白芷、羌活等解表藥都有治頭痛的功效，但有所區別：蔓荊子對頭兩側太陽穴附近的頭痛效果較好；藁本對巔頂頭痛效果好；白芷對前額頭痛效果好；羌活對後枕部頭痛效果較好。若適當配合，也可用於其他原因所致的頭痛。

【用量用法】　6～12g，煎服或浸酒，並入丸散劑。

蟬　蛻

【性味歸經】　甘、鹹，涼。入肺、肝經。

【功能】　發散風熱，透疹。

【配伍應用】　用於外感風熱或溫病初起之表證；對麻疹透發不暢有良效；亦用於風熱而致的風疹膚癢。

【用量用法】　3～10g，煎服，或作丸散。

【注意事項】　孕婦慎用。

青　蒿

【性味歸經】　苦，寒。入肝、膽經。

【功能】　清熱解暑。

【配伍應用】　用於暑熱外感，發熱無汗者。如治夏日感冒，發熱無汗可單味煎服，有一定療效，亦可配藿香、連翹、滑石等同用。適當配合，亦可用於有汗者。

【用量用法】　3～10g，煎服，或鮮品10～30g絞汁服。

白　薇

【性味歸經】　苦、鹹，寒。入肝、胃經。

【功能】　清熱。

【配伍應用】　用於風溫初起之表證，邪在肺衛之時，可配辛涼解表藥等同用。

【用量用法】　3～12g，煎服，或入丸散劑。

淡豆豉────

【性味歸經】　苦、辛，涼。入肺、胃經。

【功能】　解表除煩。

【配伍應用】　常用於四時感冒之頭痛，惡寒發熱等。如治外感風寒的蔥豉湯，治風熱感冒的蔥豉桔梗湯和銀翹散等方劑中都有配伍。單用本品對輕症感冒有一定療效。

【用量用法】　3～15g，煎服。

葛　根────

【性味歸經】　甘、辛，涼。入脾、胃經。

【功能】　解肌退熱，透疹，生津，止渴。

【配伍應用】　用於外感表證，如感冒發熱，頭痛項強等。治風寒表證可配麻黃、桂枝等，如葛根湯；治風熱感冒可配柴胡、黃芩等，如柴葛解肌湯。還可用於麻疹透發不暢，如升麻葛根湯、竹葉柳蒡湯等。葛根有升清發散功能，其發汗力弱而緩和，重在解肌退熱，對邪鬱肌表，發熱頭痛，項背強急者，不論口渴與否，有汗無汗，均可使用。不過，要注意適當配伍。

【用量用法】　10～20g，煎服，或入丸散劑。

【注意事項】　表虛多汗者慎用。

柴　胡────

【性味歸經】　苦，微寒。入肝、膽經。

【功能】　發表退熱，和解少陽，升陽疏肝。

【配伍應用】　凡外邪侵表或在半表半裡之間者，柴胡可以由解表或解表透邪外出而解。如治感冒發熱，單用本品即有退熱之效，亦可配解表藥同用，如柴葛解肌湯；對邪在半表半裡，寒熱往來，胸脇滿悶，口苦咽乾，脈弦者，隨證加減。

【用量用法】　3～10g，煎服，或入丸散劑。

【注意事項】　陰虛內熱、肝陽上亢者忌用。

浮　萍

【性味歸經】　辛、寒。入肺、小腸經。

【功能】　發汗祛風，透疹，利水。

【配伍應用】　用於風熱表證。浮萍的發汗作用較大，在用一般辛涼解表藥不能達到發汗目的，而又不能加用發汗力強的辛溫發表藥助汗時，改用或加用浮萍往往能達到發汗解表的目的。治風熱感冒，發熱無汗者，單用有一定療效。另外，本品還可用於麻疹透發不暢及風熱癮疹的治療。

【用量用法】　3～10g，煎服。散劑每次 1～2g。

【注意事項】　表虛自汗者忌用。

升　麻

【性味歸經】　辛、甘，微寒。入肺、脾、胃、大腸經。

【功能】　解表透疹，清熱解毒。

【配伍應用】　可用於外感風熱而致的頭痛，但臨床上很少用於單純的外感表證，而常用於麻疹初期疫毒在表，透發不暢者。方例：升麻葛根湯。

【用量用法】　3～10g，煎服。

【注意事項】　本品具有升浮之性，凡陰虛陽浮、喘滿氣逆及麻疹已透，均當忌用。

常用中藥性味功能速查

藿　香————

　　【性味歸經】　辛，微溫。入脾、胃、肺經。

　　【功能】　發表解暑，和中化濕，理氣，止嘔，止痛。

　　【配伍應用】　用於濕溫或暑濕證初起之表證。濕溫初起，惡寒頭痛，身重不適，為濕邪在表之症，時有發熱，濕熱相釀，可使病邪很快進入氣分；病之初，即有胸脘痞悶，苔膩等濕阻中焦的表現，可配紫蘇、半夏等同用，如藿香正氣散。熱重者，加連翹、薄荷、浮萍等同用。暑濕初起之表證，也可用藿香正氣散治療，適當加減。

　　【用量用法】　5～10g；鮮品加倍，煎服。

　　【注意事項】　陰虛有熱，多汗者忌用。

貫　眾————

　　【性味歸經】　苦，微寒，有小毒。入肝、脾經。

　　【功能】　清熱解毒，涼血。

　　【配伍應用】　用於風熱感冒，可與銀花、連翹、荊芥等同用。也可用於預防流行性感冒等。

　　【用量用法】　3～10g，煎服。

前　胡————

　　【性味歸經】　苦、辛，微寒。入肺經。

　　【功能】　疏風清熱，降氣祛痰。

　　【配伍應用】　用於外感風熱證。對風熱感冒有咳嗽痰多者較為適宜。可配入辛涼解表劑中使用。

　　【用量用法】　6～10g，煎服。

二、溫熱病用藥

犀　角————

【性味歸經】　苦、酸、鹹，寒。入心、肝經。

【功能】　清熱涼血，清心定涼，解毒化斑。

【配伍應用】　凡傷寒、溫疫、熱毒瘡腫等熱入血分，出現高熱不退，神昏譫語，煩躁驚狂；或血熱發斑發疹，吐衄下血，紫癜等，均可使用，可磨汁或銼末服，常配清熱、解毒、定驚、活血止血等類藥同用。如治熱病傳營之高熱，煩渴，時有譫語，神昏，或有發斑發疹者，可配生地、玄參、銀花、連翹、黃連等同用，如清營湯；治疫毒火熱，氣血兩燔，表裡俱盛者，可配生石膏、生地、黃連、梔子、連翹、竹葉等，如清瘟敗毒飲；治熱入營血、心包，高熱神昏，或迫血妄行所致的吐衄下血，發斑發疹等，可配生地、芍藥、丹皮等，如犀角地黃湯。另如化斑湯、安宮牛黃丸、神犀丹、消斑青黛飲、清宮湯、紫雪丹、犀角玄參湯等方劑中均有配伍。

犀角可用水牛角代用，作用相近，效果亦好。不過用量比犀角要大，煎服 9～15 克，研末服 1.5～3 克，重症可再加大劑量，煎服可增至 30～60 克。

【用量用法】　1.5～6g，銼為細末沖服或磨汁服，或入丸散劑。

【注意事項】　非實熱證及孕婦慎用。

羚羊角————

【性味歸經】　鹹，寒。入肝、心經。

【功能】　清熱解毒，鎮驚息風。

【配伍應用】　治溫熱病熱盛，神昏譫語，狂躁痙厥等；也可用於濕熱病熱毒內盛而發斑發疹者；對麻疹的熱毒內陷亦可應用。單用可銼末或磨汁服，有一定療效。方例：羚羊角散、羚羊鉤藤湯、紫雪丹。

羚羊角可用山羊角代用。山羊角味鹹性寒，主要作用是平肝鎮驚，但其作用比羚羊角小，其清熱解毒作用比羚羊角更小。使用時劑量要大一些，研末服用 3～6 克，切片煎服 9～15 克。

羚羊角和犀角的功能、用途相近，但有區別：羚羊角入肝為主，善清瀉肝火，鎮驚熄風，主要用於高熱驚厥抽搐或肝火上亢之證；而犀角入心為主，善清心熱，涼血解毒，主要用於高熱神昏譫語，血熱發斑等。若臨床上見高熱神昏譫語，又有驚風之兆或已見痙厥者，最好二者合用。

【用量用法】　1～3g，入煎劑宜另煎汁沖服。磨汁或銼末服，每次 0.3～0.5g。

【注意事項】　肝經無實熱者忌用。

牛　黃────

【性味歸經】　苦、甘，涼。入心、肝經。

【功能】　清心開竅，清熱解毒，豁痰定驚。

【配伍應用】　治溫熱病高熱神昏，譫語，煩躁狂亂，驚癇抽搐及小兒急驚風等。常配清熱解毒、鎮痙熄風、芳香開竅等類藥同用。方例：牛黃承氣湯、萬氏牛黃清心丸、牛黃鎮驚丸、安宮牛黃丸、至寶丹。

牛黃常用於「熱閉」之證及熱病驚癇抽搐等，其鎮靜、止痙等作用已為動物實驗所證實。

【用量用法】　0.3～0.5g，入丸散劑。

【注意事項】　非實熱證、脾胃虛寒、孕婦均忌用。

石 膏

【性味歸經】 甘、辛，大寒。入肺、胃經。

【功能】 清熱瀉炎，除煩止渴。

【配伍應用】 用於濕熱病高熱，汗出口渴，煩躁譫狂，神昏，或有發斑者。如治傷寒陽明病，高熱煩渴，頭痛，大汗，脈洪大者，可配知母、甘草、粳米等，如白虎湯；治溫疫火熱證，表裡俱盛者，出現高熱煩渴，頭痛，乾嘔，神昏譫語，或有發斑者，可配犀角、生地、梔子、黃連、知母等，如清瘟敗毒飲；溫熱病後期，餘熱未清，氣陰兩虛，心煩口渴，體乏納呆，舌紅苔少，脈細數者，可配竹葉、麥冬等，如竹葉石膏湯、化斑湯、白虎加蒼朮湯、紫雪丹、麻杏石甘湯、清燥救肺湯等方劑中亦有配合。

石膏善清氣分實熱，不論傷寒或溫病，凡熱在氣分，出現壯熱，汗出口渴，脈洪大者，都可用石膏清瀉火熱，除煩止渴。如果血分亦有熱，氣血兩燔者，當配涼血解毒藥如生地、犀角等同用。

石膏多用於實熱證，但如熱未清而氣陰已傷者，可適當配以補氣、滋陰藥同用，如白虎加人參湯、竹葉石膏湯，前者用於裡熱盛而氣陰已傷者，後者用於餘熱輕而氣陰已傷者。

【用量用法】 15～60g，內服宜生用，入湯劑宜打碎先煎。

【注意事項】 胃寒及無實熱者均忌用。

寒水石

【性味歸經】 辛、鹹，大寒。入肺、胃、腎經。

【功能】 清熱瀉火，除煩止渴。

【配伍應用】 治濕熱病壯熱煩渴等，常與石膏同用。方

例：紫雪丹、三石湯、桂苓甘露飲。

　　生石膏與寒水石都可治溫熱病熱在氣分而壯熱煩渴，脈洪大者，但生石膏有解肌透邪之力，寒水石無；寒水石性偏寒降，入腎而降火、消腫。

【用量用法】　10～15g，煎服。

【注意事項】　無實熱及脾胃虛寒者忌用。

大青葉————

【性味歸經】　苦，寒。入心、胃、肺經。

【功能】　清熱解毒，涼血化斑。

【配伍應用】　治溫熱病壯熱不退，頭痛神昏，咽喉腫痛，出疹發斑，吐血衄血等症。單用有一定療效，但多配清熱、解毒、涼血等類藥同用。方例：犀角大青湯、大青蛋休飲、大青湯。

　　據現代研究報導：大青葉對多種細菌的抑制作用，有一定的抗病毒作用，並有解熱、抗炎等作用。近代常用於急性胃炎、丹毒、扁桃體炎、肺炎、流行性感冒、流行性B型腦炎、流行性腮腺炎、猩紅熱、鉤端螺旋體病等的治療或預防，收到了較好效果。

【用量用法】　10～15g，煎服。

【注意事項】　無實熱火毒者忌用。

青　黛————

【性味歸經】　鹹，寒。入肝、肺經。

【功能】　清熱解毒，涼血消斑。

【配伍應用】　治溫熱病壯熱，發斑，吐血，衄血，煩躁，神昏等熱邪入血之證，可配生地、犀角、黃連、梔子、玄參等，如消斑青黛飲；治熱病肝火熾盛生風所致的高熱神昏，

驚癇抽搐等，可配黃連、鉤藤、牛黃等同用。

【用量用法】　1.5～3g，作散劑沖服，或作丸劑服。

【注意事項】　陰虛發熱及胃寒者忌用。

板藍根————

【性味歸經】　苦，寒。入肝、胃、肺經。

【功能】　清熱解毒，涼血，利咽。

【配伍應用】　對溫熱病，尤其對瘟疫邪毒入營入血之發熱，頭痛，煩渴，咽喉腫痛，發斑出疹，以及對大頭瘟等有一定療效。方例：普濟消毒飲、神犀丹。

板藍根有一定抗菌及抗菌毒作用，對流行性腮腺炎、流行性腦脊髓膜炎、流行性B型腦炎、急性傳染性肝炎、丹毒、猩紅熱等有一定療效。

大青葉、板藍根、青黛同出一種植物，都有清熱解毒、涼血等作用，但涼血化斑作用以青黛為最，大青葉次之，板藍根更次之；大青葉尚能行肌表，能清能散，善清心胃熱毒，偏用於瘟疫熱毒熾盛者；板藍根更能清利咽喉，解毒散結，善清肝胃熱毒，治咽喉腫痛及大頭瘟的作用優於大青葉；青黛優於清肝涼血，善瀉肝膽鬱火，偏用於熱毒發斑及高熱驚癇等。

【用量用法】　10～15g，煎服，或入散劑。

蘆　根————

【性味歸經】　甘，寒。入肺、胃經。

【功能】　清熱生津，除煩止嘔。

【配伍應用】　治溫熱病燥熱煩渴、胃熱嘔噦、肺熱咳嗽、肺癰等。方例：桑菊飲、銀翹散、涼膈清氣湯、五汁飲、冬地三黃湯、銀葦合劑。

蘆根主要用於溫熱病有煩熱口渴者，本品清熱不傷胃，生

常用中藥性味功能速查

津不戀邪，是熱病傷津時常用的清熱生津止渴藥。其鮮品的作用大於乾品。

【用量用法】　15～35g，煎服。鮮品量加倍，可搗汁服。

天花粉————

【性味歸經】　甘、微苦、酸，微寒。入肺、胃經。

【功能】　清熱生津，排膿消腫，解毒，活血。

【配伍應用】　治溫熱病熱盛傷津，煩渴及癰腫瘡瘍熱毒熾盛，發熱腫痛，排膿不暢等。治熱病傷津可配知母、蘆根等同用。

蘆根清熱又宣透之力優於天花粉；天花粉養陰生津及消腫排膿作用優於蘆根。

【用量用法】　10～15g，煎服或入丸散。

生　地————

【性味歸經】　甘、苦，涼。入心、肝、腎經。

【功能】　清熱涼血，養陰潤躁。

【配伍應用】　治溫熱病發熱。對熱邪入營或入血而高熱，夜間熱甚，煩躁不安或見神昏，譫語，斑疹，舌絳或紫等有效，常配犀角、玄參、黃連等同用，如清營湯；治熱病高熱神昏，吐衄或發斑疹者用的犀角地黃湯；治熱盛傷陰，津虧便秘的增液湯；治熱病後期，夜熱早涼用的青蒿鱉甲湯等方劑中均有配合。

其他方例：大清涼飲、小清涼散、消斑青黛飲、柴葛解肌湯、新加黃龍湯，冬地三黃湯、加減復脈湯、羚角鉤藤湯。

生地有乾地黃與鮮地黃之分，鮮地黃性大寒，清熱涼血作用大於乾地黃，熱入血分，火熱熾盛時用鮮地黃效果更好；熱

病後期，餘熱未清，陰液已傷者，用乾地黃較好。如無鮮地黃，用乾地黃亦可，再予適當配合，可增強療效。配玄參可加強清熱解毒涼血作用；配犀角可加強涼血解毒化斑作用；配丹皮可加強清熱涼血、止血消斑作用；配大黃除可加強清熱涼作用外，還具泄熱通便降火之功。配升麻可引生地之藥力達於肺胃，以止熱病吐衄等。

【用量用法】 10～30g，煎服。鮮品量加倍搗汁服。

【注意事項】 脾虛有濕，腹滿便溏者忌用。

知 母

【性味歸經】 苦，寒。入肺、胃、腎經。

【功能】 清熱降火，滋陰潤躁，除煩止渴。

【配伍應用】 治濕熱病壯熱不退，汗出煩渴，脈洪大等肺胃實熱之證。方例：白虎湯、涼膈白虎湯、白虎承氣湯、柴胡白虎湯、化斑湯、十全苦寒救補湯、三消飲、清瘟敗毒飲、白虎加人參湯。

知母與石膏都能清肺胃實熱，但石膏重在清熱解肌，知母重在清熱滋陰，在治療陽明氣分火熱傷津等證時，兩藥常同用。

知母清熱而不傷陰，反而滋陰，所以燥熱傷陰之實證、虛證，如肺胃實熱之燥熱煩渴，水虧火旺之骨蒸勞熱均可使用。

【用量用法】 6～12g，煎服。

【注意事項】 本品性質寒潤，能滑腸，脾虛便溏、腎陽虛及表證未解者均忌用。

梔 子

【性味歸經】 苦，寒。入心、肺、肝、胃經。

【功能】 清熱瀉火，祛濕解毒，涼血止血。

【配伍應用】　治熱病發熱，煩躁，頭痛，難眠，咽痛口瘡，便秘等，可配淡豆豉等；治熱邪亢盛，高熱煩躁，甚則神昏譫妄者，須配清熱瀉火、涼血解毒之類藥同用。

方例：梔子豉湯、梔子柏皮湯、黃連解毒湯、涼膈散、清瘟敗毒飲、小清涼散、牛黃清心丸、石膏湯、安宮牛黃丸。梔子能清三焦之火熱，並有除煩、利濕、涼血等作用，在治療濕熱病方面應用很廣。

【用量用法】　3～10g，煎服。

【注意事項】　脾虛便溏及無濕熱者均忌用。

黃　芩────

【性味歸經】　苦，寒。入心、肺、膽、大腸經。

【功能】　清熱燥濕，瀉火解毒，止血安胎。

【配伍應用】　治熱病壯熱不退等。因能燥濕，對濕熱病發熱等尤為有效。治少陽病寒熱往來，口苦咽乾，胸脇苦滿，噁心欲嘔等，可配柴胡等同用。方例：黃連解毒湯、小柴胡湯、涼膈散、柴胡白虎湯、柴葛解肌湯、清化湯、清瘟敗毒飲、葛根芩連湯、普濟消毒飲、犀角玄參湯、蒿芩清膽湯、牛黃清心丸、安宮牛黃丸、大柴胡湯、達原飲。

黃芩清熱燥濕、瀉火解毒的作用甚好，尤其對上、中二焦的濕熱火毒等證有很好的療效。

柴胡與黃芩都可用於少陽證以清熱，但柴胡是由發表和裡以退熱，黃芩是由清熱解毒以寒勝熱，兩藥常同用，以治少陽證。

枯芩質輕，善清肺胃之火；條芩質重，善清腸胃之火。《本草綱目》：「得酒上行，得豬膽汁除肝膽火，得柴胡退寒熱，得芍藥治下痢，得桑白皮瀉肺火，得白朮安胎。」值得參考。

【用量用法】　3～10g，煎服，或入丸散。

【注意事項】　本品苦寒伐氣，脾胃虛寒者忌用。

黃　連————

【性味歸經】　苦、寒。入心、胃、大腸經。

【功能】　清熱燥濕，瀉火解毒，清心除煩。

【配伍應用】　治溫熱病高熱煩躁，神昏譫語，亦治濕熱內蘊之發熱，嘔吐，瀉痢等。對癰腫瘡瘍的發熱，黃連可以清瀉火熱，解濕熱瘡毒。

方例：黃連解毒湯、葛根芩連湯、普濟消毒飲、乾薑黃芩黃連人參湯、小清涼散、小兒至寶丹、牛黃清心丸、石膏湯、安宮牛黃丸、十全苦寒救補湯。

【用量用法】　3～10g，煎服，或入丸散。

【注意事項】　本品大苦大寒，胃寒嘔吐、脾虛泄瀉及無濕熱實火者不宜用。

黃　柏————

【性味歸經】　苦，寒。入腎、膀胱、大腸經。

【功能】　清熱燥濕，瀉火解毒，清退虛熱。

【配伍應用】　治濕熱所致的發熱、黃疸、瀉痢等。多用於清下焦濕熱。治熱性病多配伍黃連等同用。

方例：黃連解毒湯、十全苦寒救補湯。

清瀉火熱多用生黃柏，瀉相火多用鹽水炒黃柏。

黃芩、黃連、黃柏都能清熱燥濕，瀉火解毒，但黃連作用較強，黃芩次之，黃柏更次之。就清瀉火熱的部位而言，黃芩善瀉肺火，偏清上焦火熱，黃連善瀉心胃之火，偏清中焦火熱，黃柏善瀉腎火，偏清下焦火熱。黃芩兼清肝膽、腸胃之濕熱，可用於濕熱所致的黃疸、瀉痢、熱淋、濕溫以及溫熱瘡毒

等；黃連兼清胃濕熱，可用於濕熱瀉痢、嘔吐、濕熱瘡毒等；黃柏兼清下焦濕熱，可用於濕熱瀉痢、淋證、白帶、黃疸以及濕熱下注而致的足膝腫痛等。

【用量用法】　3～10g，煎服，或入丸散。

【注意事項】　本品大苦大寒，易損胃氣，脾胃虛寒者忌用。

玄　參

【性味歸經】　苦、鹹，寒。入肺、胃、腎經。

【功能】　滋陰清熱，瀉火解毒，利咽喉。

【配伍應用】　用於溫熱病邪入營血，傷津口渴，咽痛口乾，或高熱譫語，神昏等以及熱邪入血壯熱，發斑，煩躁不安，譫妄等，可適當配伍用之。

方例：清營湯、清化湯、清斑青黛飲、紫雪丹、新加黃龍湯、化斑湯、冬地三黃湯、普濟消毒飲、神犀丹、增液湯。

玄參與生地都有一定的清熱涼血作用，但生地的涼血清熱作用比玄參強大，臨床上生地偏用於血熱之證，玄參偏用於傷陰火盛之證。

【用量用法】　10～15g，煎服，或入丸散。

【注意事項】　脾虛便溏及痰濕盛者均忌用。反藜蘆。

牡丹皮

【性味歸經】　辛、苦，寒。入心、肝、腎經。

【功能】　清熱涼血，活血散瘀。

【配伍應用】　治溫熱病邪入營血而發斑發疹，吐血衄血等，常配犀角、生地等同用，如犀角地黃湯；也可用於溫熱病後期，血中伏火，夜熱早涼等，常配青蒿、鱉甲等，如青蒿鱉甲湯。其他方例：小清涼飲、大清涼飲、清瘟敗毒飲。

【用量用法】　6～12g，煎服，或入丸散。

地　龍────

【性味歸經】　鹹，寒。入肝、脾、肺經。

【功能】　清熱解毒，鎮痙，利尿。

【配伍應用】　治溫熱病高熱，煩躁不安，譫妄狂亂，甚或驚風抽搐者。單味煎汁服有一定療效，但多配伍使用。

方例：五福丸、地龍解痙湯。

【用量用法】　5～15g；鮮品 10～20g，煎服。研末吞服，每次 1～2g。

大　黃────

【性味歸經】　苦，寒。入胃、大腸、肝經。

【功能】　瀉血分實熱，下腸胃積滯，行瘀血。

【配伍應用】　治溫熱病高熱不退，便秘腹脹，甚或出現神昏譫語等，一方面血分有實熱，另一方面腸胃有火熱積滯者，可配石膏、知母、玄明粉等，如白虎承氣湯；如果溫熱病發熱不退，裡實熱結，而氣血兩虛，津液耗傷者，可配益氣養血、滋陰生津的藥同用，如新加黃龍湯。

其他方例：十全苦寒救補湯、牛黃承氣湯、升降散、小兒至寶丹、大柴胡湯、瀉心湯。

【用量用法】　3～12g，煎服，或入丸散。生大黃瀉下力較強，欲攻下者宜生用；入湯劑應後下，或用開水沖泡服，久煎則瀉下力減弱。

【注意事項】　婦女經、孕、產、乳期應慎用或忌用，血無鬱熱、腸胃無實熱積滯者不宜用。

金銀花————

【性味歸經】　甘，寒。入肺、胃、心經。

【功能】　清熱解毒。

【配伍應用】　治各種溫熱病初起，發熱，頭痛，微惡風，口渴咽乾，脈浮數等。如果熱邪入裡，火熱熾盛時，多配清熱涼血和其他清熱解毒藥同用。

方例：銀翹散、清化湯、清營湯、神解散、神犀丹。

金銀花既可宣散在表溫熱之邪，又可清解在裡之邪熱之毒。所以，溫熱病、瘡瘍腫毒等之初起、極期均可使用，但要注意適當配伍用藥。

【用量用法】　10～15g，煎服。

【注意事項】　虛寒泄瀉及瘡瘍無熱毒者不宜用。

連　翹————

【性味歸經】　苦、辛，微寒。入心，膽經。

【功能】　清熱解毒，消腫排膿。

【配伍應用】　本品既能解散在表之熱邪，又能清瀉在裡之火熱。溫熱病初起邪在衛分，熱在上焦，身熱頭痛，微感惡風，口渴咽痛，脈浮數者，可配銀花、薄荷、荊芥穗、淡豆豉等，如銀翹散；溫熱病熱邪入心，出現高熱神昏，煩躁譫語時，可配犀角、玄角、蓮子心等，如清宮湯。

連翹心的清心熱作用大於連翹（帶心連翹）而善治熱陷心包，神昏譫語等。所以，清宮湯用連翹心而不用連翹。

金銀花與連翹都能清熱解毒，但銀花甘寒，宣散之力大於連翹；連翹苦寒，清解裡熱之力大於銀花。一個重在治表，一個重在治裡，兩藥常同用。

【用量用法】　6～15g，煎服。

【注意事項】　脾胃虛寒及瘡瘍無熱毒者不宜用。

竹　葉————

【性味歸經】　甘、淡，寒。入心，胃經。

【功能】　清熱，利尿，除煩。

【配伍應用】　治溫熱病煩熱口渴及熱邪入心之神昏譫語等。方例：竹葉石膏湯、清營湯、涼膈散、涼營清氣湯、三仁湯。

竹葉卷心的作用與竹葉基本相同，但清心熱之力更強，如清宮湯。利尿之力小於竹葉。

【用量用法】　6～15g，煎服。

蓮子心————

【性味歸經】　苦，寒。入心、腎經。

【功能】　清心安神，澀精止血。

【配伍應用】　治溫熱病熱陷心包，神昏譫語或昏沉不語，煩熱等，可配玄參、竹葉卷心、犀角等同用，如清宮湯。

【用量用法】　1.5～3g，煎服，或沖茶飲。

魚腥草————

【性味歸經】　辛，微寒。入肺經。

【功能】　清熱解毒，消癰排膿，利尿通淋。

【配伍應用】　清解肺經之熱毒，可用於痰熱壅肺而致的發熱，咳吐膿痰，如肺癰等。由於魚腥草有較好的抗生作用，近年來曾試用於肺炎、肺膿腫、支氣管炎、泌尿道感染、皮膚感染、膿腫等的治療，並取得了一定療效。可配清熱、解毒、涼血、止咳化痰等類藥同用。

【用量用法】　15～30g，煎服。

貫　眾————

【性味歸經】　苦，微寒，有小毒。入肝、脾經。

【功能】　清熱解毒，涼血止血，殺蟲。

【配伍應用】　可用於防治瘟疫。治溫熱疫病，可配伍清熱、解毒、涼血等類藥同用，如大青葉、板藍根、竹葉、銀花、連翹等，如抗毒湯對流行性感冒、流行性 B 型腦炎、病毒性肺炎、流行性腮腺炎等有一定療效。

預防瘟疫（如麻疹、流行性感冒、流行性 B 型腦炎等），可以研末單服或煎服，亦可將適量貫眾浸入水缸中，食用其水。

【用量用法】　10～15g，煎服。

【注意事項】　虛寒證及孕婦不宜用。

柴　胡————

【性味歸經】　苦、微寒。入肝、膽經。

【功能】　和解表裡，退熱，疏肝，升舉陽氣。

【配伍應用】　常用於少陽病寒熱往來，胸脇滿悶，口苦咽乾，目眩，脈弦等。和解表裡常配黃芩，解肌透邪常配葛根。方例：小柴胡湯、普濟消毒飲、柴胡白虎湯、柴葛解肌湯、消斑青黛飲、大柴胡湯、三消飲。

【用量用法】　3～10g，煎服。

【注意事項】　陰虛發熱及肝陽上亢者忌用。

白　薇————

【性味歸經】　苦、鹹，寒。入肝、胃經。

【功能】　清熱涼血，利尿，解毒。

【配伍應用】　本品清熱涼血，善清血分邪熱，清熱而不

傷陰，且可益陽，因而對溫熱病初期、極期或後期津傷而有餘熱者均可使用。溫病初起，發熱惡風，頭痛頭昏，口乾舌紅等，可配辛涼解表藥等同用，如金銀花、薄荷、連翹、菊花等；溫熱病極期，熱入營血出現高熱者，可配清熱涼血藥等同用，如生地、大青葉、連翹、犀角、生石膏、玄參等；在溫熱病恢復期，由於熱傷陰津，餘熱未清而出現夜熱早涼，午後低熱，咽乾口渴等症時，可配清虛熱，滋陰津藥等同用，如青蒿、知母、地骨皮、乾地黃、沙參等。

白薇雖可清血熱，但其清熱涼血之力不及生地、犀角等，清熱解毒之力不及黃連、黃芩、大青葉等。所以，臨床上用於溫熱病熱盛極期者極少。而正是因為它性緩而益陰，所以多用於清虛熱。

【用量用法】　3～12g，煎服，或入丸散。

【注意事項】　血分無熱或脾胃虛寒者不宜用。

青　蒿————

【性味歸經】　苦，寒。入肝、膽經。

【功能】　清熱退蒸，祛暑治瘧，涼血止血。

【配伍應用】　治溫熱病後期，高熱雖退，但陰分伏熱，夜熱早涼，熱退無汗等，可配鱉甲、知母、丹皮等同用，如青蒿鱉甲湯；治溫熱病邪入少陽經，寒熱如瘧，熱重寒輕等，可配黃芩、竹茹等，如蒿芩清膽湯；治瘧疾可單用或配入小柴胡湯加減使用。

白薇與青蒿都能退虛熱，但有所不同。青蒿清肝膽虛熱，主要是由「清透」之性起作用。即一方面是清熱涼血，主要是由「清透」之性起作用，另一方面主要是把血分伏熱引至氣分透解而出；青蒿對無汗之虛熱骨蒸尤為有效，對骨蒸盜汗亦可使用，但須配伍滋陰、斂汗等藥為宜。白薇清肝胃虛熱，主要

是由清熱涼血，益胃生津，其涼血之力大於青蒿；又可清陽明邪熱，可用於溫熱病高熱不退等；兼入沖、任二脈，清沖、任血熱，對月經先期及胎前產後之虛熱有一定療效；對其他原因引起的低熱也有一定療效。

【用量用法】　3～10g，煎服，或鮮品10～30g絞汁服。

玳　瑁────────

【性味歸經】　甘，寒。入心、肝經。

【功能】　清熱解毒，平肝鎮驚。

【配伍應用】　治溫熱病發熱，煩躁不安，高熱神昏譫語，痙厥抽搐及小兒高熱驚風等，可配犀角、牛黃、安息香、朱砂等同用，如至寶丹。

玳瑁清心熱之力近似犀角，清瀉肝火之力近似羚羊角，力雖較弱，但價格較之便宜，藥源較多。

【用量用法】　3～6g，入丸散。

荷　葉────────

【性味歸經】　苦、澀，平。入心、肝、脾經。

【功能】　清熱解暑，升陽止血，化濕。

【配伍應用】　用於暑溫、暑濕等。治暑溫，常配銀花、西瓜翠衣、扁豆花等，如清絡飲。

【用量用法】　3～10g，煎服。

三、泄瀉、痢疾用藥

人　參────────

【性味歸經】　甘、微苦，溫。入脾、肺經。

【功能】　補益脾胃，補元氣，固脫，生津。

【配伍應用】　主要由補益脾胃而治脾虛泄瀉。可以治療久瀉、久痢之人脾胃兩虛，元氣大傷，出現精神不振，氣短乏力，語聲低微，食慾不振，食後腹脹等症；中氣不足及中氣下陷而運化無力所致的泄瀉；元氣不足，中氣虛弱抗病力低下，而感受濕熱疫毒之邪所致的瀉痢。總之，不論其先虛後病，久病後虛或由虛而病（指泄瀉），都應注意補其不足，伐其有餘。不過，在補的時機，攻、補的主次以及補的緩峻等方面，要根據具體病情而定。配方如：人參健脾丸、人參豆蔻散、八珍散、四維散、四君子湯、生薑瀉心湯、半夏瀉心腸、香砂六君子湯、溫脾湯、溫胃湯、大溫中飲、人參烏梅湯、十味香薷飲、十四味建中湯等。

人參可用黨參代用。但若出現元氣衰微，虛極欲脫，脈微欲絕之欲脫或已脫危象時，則應仍以人參為宜。

【用量用法】　5～10g，宜文火另煎，將藥汁對入其他藥湯中飲服。

【注意事項】　胃腸有實邪，無氣虛證者忌用。反藜蘆，畏五靈脂。服人參不宜喝茶和吃蘿蔔，以免影響藥力。

白　朮————

【性味歸經】　甘、苦，溫。入脾、胃經。

【功能】　補脾益氣，躁濕利水，和中。

【配伍應用】　治脾胃虛弱之泄瀉，消化不良，腹脹食少等症。氣虛為主可配黨參（重症用人參或加大黨參用量）、甘草等，如四君子湯；虛寒為主者，可配乾薑、肉桂等，如扶脾丸。其他方劑如：溫胃飲、痛瀉要方、藿香正氣散、香砂六君子湯、五苓散、大橘皮湯、人參健脾丸、八珍散、十四味健中湯、十味香薷飲等。治痢疾方劑中亦有配伍，取其健脾燥濕之

力，如枳實導滯丸、丁香散等有配伍。

生用則補脾而燥性甚弱，米泔水制後燥性全無；土炒後燥性加強，可補脾止瀉；炒焦後其溫燥性增強，可用於脾濕有寒者。

人參、白朮均能補氣。人參為大補元氣之品，補脾肺之元氣，多用於補元氣。救虛脫。白朮專補脾氣，加強運化之力以生氣，炒後補脾止瀉的效果較好。

【用量用法】　5～15g，煎服。健脾止瀉炒焦用。

【注意事項】　本品燥濕傷陰，只適用於中焦有濕之症，脾胃陰虛、濕熱吐瀉者慎用。

山　藥————

【性味歸經】　甘，平。入脾、腎經。

【功能】　健脾止瀉，補肺益腎。

【配伍應用】　治脾虛泄瀉。對久泄、久痢出現脾虛證者亦可使用。常配人參（或黨參）、白朮、茯苓、神曲、麥芽、山楂等，如小兒健脾丸。另外，參苓白朮散、人參烏梅湯等方劑中亦有配伍。

山藥炒後可以加強健脾止瀉之力。

【用量用法】　10～30g，煎服；碾末吞服，每次 5～10g。健脾止瀉宜炒黃用。

【注意事項】　濕熱實邪者忌用。

升　麻————

【性味歸經】　辛、甘，微寒。入肺、脾、胃經。

【功能】　升陽舉陷，清熱解毒，解表透疹。

【配伍應用】　升麻可升陽舉陷，治久瀉、久痢等中氣下陷證。《本草綱目》言其可治「久瀉，下痢後重」。可配黨

參、黃芪、柴胡等，如補中益氣湯，治中氣虛弱，久瀉久痢等症。亦可配葛根、白芍等，如升麻葛根湯，治陽明表熱下痢及麻疹初發。

柴胡與升麻都有升陽舉陷的作用，但柴胡還有和解少陽、疏肝解鬱的作用，升麻還可透解肺胃之邪毒，宣發陽明肌腠之邪。用於升舉陽氣時，二藥常配合使用。

炙升麻，升陽舉陷的作用較好，而生品解表透邪的作用為優。

【用量用法】　3～10g，煎服。升陽止瀉宜炙用。

【注意事項】　熱盛火熾、陰虛火旺、氣逆吐衄及癲狂者等均忌。

乾　薑

【性味歸經】　辛，熱。入心、肺、脾、胃經。

【功能】　溫中回陽，溫肺化痰。

【配伍應用】　本品溫中，暖脾胃而治脾胃虛寒之吐瀉，腹部冷痛，口淡納差，瀉物稀薄等。單用有一定療效，如《千金方》治中寒水瀉，《本草綱目》治水瀉均為單用取效。

亦可配高良薑，治中寒吐瀉，如二薑丸；若中寒有虛，脾胃虛寒者，則可配補脾益氣藥同用，如黨參、白朮、甘草等，如理中丸；如果中陽虛衰，下利清穀，四肢厥冷，脈細欲絕者，乾薑可溫中回陽，常配附子、甘草、蔥白等，如白通湯、通脈四逆湯等。

另外，四維散、白通加豬膽汁湯、生薑瀉心湯、半夏瀉心湯、扶脾丸、駐車丸、溫脾湯等方劑中亦有配伍。

【用量用法】　3～10g，煎服。

【注意事項】　陰虛有熱、熱證及孕婦忌用。

附　子————————

【性味歸經】　辛，熱，有毒。入心、脾、腎經。

【功能】　回陽救逆，溫中止痛，散寒除濕。

【配伍應用】　治脾陽不振、脾胃有寒而出現的泄瀉，大便稀薄，手足不溫，腹部冷痛等症，可配乾薑、人參（或黨參）、白朮、甘草等，如附子理中湯。另如四維散、白通加豬膽汁湯、溫脾湯等方劑中亦有配伍。

【用量用法】　3～15g，煎服，宜先煎 30～60 分鐘。

【注意事項】　陰虛內熱、諸火熱證及孕婦忌用。

肉　桂————————

【性味歸經】　辛、甘，大熱。入腎、脾、肝經。

【功能】　溫中補陽，散寒止痛，除冷積。

【配伍應用】　用於中焦有寒或脾腎陽虛而致的中焦運化失調之泄瀉，腹痛等症，可配附子、乾薑、茯苓等同用。如：桂苓丸、人參豆蔻散、大溫中飲、大橘皮湯、扶脾丸、溫脾湯、七氣湯等方劑中均有配伍。

肉桂與附子均可補陽，壯命門之火，散寒止痛及溫中而治虛寒泄瀉。但附子走十二經，回陽救逆，逐寒燥濕之力卓著，作用迅速，偏入氣分；肉桂性較和緩，直達下焦，引火歸元，抑肝扶脾，散寒止痛的效果較好，偏入血分。兩藥常同用。

乾薑溫中散寒，主要是溫補脾陽；肉桂不但可溫中散寒，還可溫壯腎陽，脾腎雙補。

【用量用法】　2～5g，煎服，入煎劑宜後下；每次 1～2g 碾末沖服，或入丸散。

【注意事項】　陰虛火旺、實熱證及孕婦忌用。

茯 苓————

【性味歸經】　甘、淡。入心、脾、腎經。

【功能】　健脾和胃，利水滲濕。

【配伍應用】　本品健脾、利濕、和中，治脾虛濕盛之泄瀉，便溏。可配黨參、白朮、山藥、神曲、陳皮等，如香砂六君子湯、參苓白朮散、四君子湯等。其他如十味香薷飲、八珍湯、扶脾丸、五苓散、枳實導滯丸等方劑中亦在配伍。

【用量用法】　10～15g，煎服。

豬 苓————

【性味歸經】　甘、淡，平。入脾、腎、膀胱經。

【功能】　滲濕利水。

【配伍應用】　治濕盛泄瀉，可配茯苓、白朮、澤瀉等，如五苓散治水濕內停引起的水腫、泄瀉。

豬苓、茯苓均能利水。豬苓是滲濕利水藥，主要用於治療各種水腫，利水而無補益。茯苓健脾利水，利水作用比豬苓小，但有健脾作用，一般健脾利濕止瀉多用茯苓而不用豬苓。

【用量用法】　5～10g，煎服。

【注意事項】　陰虛、無濕者忌用。

益智仁————

【性味歸經】　辛，溫。入脾、腎經。

【功能】　溫脾止瀉，補腎固精，攝涎縮尿。

【配伍應用】　治脾胃虛寒之嘔吐泄瀉，腹部冷痛等症，常配白朮、砂仁、木香、茯苓、黨參等同用。單用本品煎服亦有一定療效。

【用量用法】　3～6g，煎服。

【注意事項】　濕熱泄瀉忌用。

骨碎補————————

【性味歸經】　苦，溫。入肝、腎經。

【功能】　補腎止瀉。

【配伍應用】　本品補腎而治腎虛久瀉。單用有一定療效，如《本草綱目》用本品研末，納入豬腎中煨熟吃，治久瀉痢。亦可配肉豆蔻、吳茱萸、五味子、山藥、赤石脂等同用。

【用量用法】　10～20g，煎服，或丸散。

補骨脂————————

【性味歸經】　辛、苦，大溫。入腎經。

【功能】　溫脾止瀉，補腎壯陽，固精縮尿。

【配伍應用】　本品溫補脾腎，固澀止瀉，治脾腎陽虛之五更泄瀉或久瀉不止。可配肉豆蔻、五味子、吳茱萸等，如四神丸治脾腎虛寒，五更泄瀉、久瀉。另如：二神丸、加味四神湯等方中亦有配伍。

【用量用法】　5～10g，煎服。

五味子————————

【性味歸經】　酸，溫。入肺、腎經。

【功能】　斂肺滋腎，固澀止瀉，補腎澀精。

【配伍應用】　本品酸澀收斂，溫而不燥，且斂肺滋腎。治腎虛久瀉、五更瀉，可配溫補脾腎藥，如四神丸等。

補骨脂和五味子都可以補腎止瀉，但補骨脂偏於溫補腎陽，五味子偏於滋養腎陽；補骨脂主要由補脾腎之陽，固本而止瀉，五味子主要由滋腎納氣，攝腎固澀而止瀉。

【用量用法】　2～6g，煎服；碾末服，每次 1～3g。

【注意事項】　有表邪及實熱證忌用。

金櫻子—————

【性味歸經】　酸、澀，平。入腎、膀胱、大腸經。
【功能】　澀腸止瀉，澀精益腎。
【配伍應用】　用於脾虛腸滑之久瀉久痢，可配人參（或黨參）、白朮、山藥、五味子等同用，如秘元煎。單用本品熬膏或加等量冰糖熬膏服用亦有一定療效。
【用量用法】　6～18g，煎服，或入丸散。
【注意事項】　實熱實邪者忌用。

訶　子—————

【性味歸經】　苦、酸、澀，溫。入肺、大腸經。
【功能】　溫腸止瀉。
【配伍應用】　治久瀉久痢，可配木香、黃連、甘草等，如訶子散。配乾薑、陳皮、罌粟殼，可治虛寒泄瀉、久瀉久痢、脫肛等症，如訶子皮散。

訶子雖然可治虛瀉久瀉，但並無補益作用，只不過以止瀉而止虛損，收澀而斂肺氣。因其下氣之力大於收斂，如果久用、多用，反能耗氣。
【用量用法】　3～10g，煎服，煨熟後用。
【注意事項】　氣虛之人不宜多用久用；實熱證及濕熱瀉痢亦當忌用。

赤石脂—————

【性味歸經】　甘、澀，溫。入胃、大腸經。
【功能】　澀腸止瀉，固澀止血。
【配伍應用】　治久瀉久痢，甚或滑泄不禁，久瀉脫肛等

症，可配乾薑、粳米等，如桃花湯，溫中澀腸，治久瀉久痢，腹痛喜按，舌淡脈弱等。另外，大桃花湯、赤石脂禹餘糧湯等方劑中亦有配伍。

【用量用法】　10～20g，煎服，或入丸散服。

【注意事項】　瀉痢初起，大腸有實熱者均忌用。孕婦慎用。

禹餘糧————

【性味歸經】　甘、澀，平。入脾、胃、大腸經。

【功能】　澀腸止瀉。

【配伍應用】　治久瀉或久痢，甚或滑泄不禁，久瀉脫肛等症，常與赤石脂配伍使用，如赤石脂禹餘糧湯。

【用量用法】　10～20g，煎服。

【注意事項】　同赤石脂。

罌粟殼

【性味歸經】　澀，平。入肺、大腸、腎經。

【功能】　澀腸止瀉。

【配伍應用】　治泄瀉不止、久瀉久痢、脫肛等症，可配人參（或黨參）、白朮、肉豆蔻、白芍、當歸等同用，如養臟湯。

赤石脂、禹餘糧、罌粟殼都可澀腸止瀉。但赤石脂入血分，達下焦，偏治陽虛下血，腸氣不斂而瀉痢者；禹餘糧入營分，固下元，偏治陰虛下利膿血，入腸固澀止瀉；罌粟殼入氣分，斂肺氣，偏治肺氣不斂而滑瀉、腹痛者。

【用量用法】　3～10g，煎服。

【注意事項】　咳嗽或瀉痢初起，有邪火及有積滯者忌用。另外，本品含咖啡等麻醉藥性成分，不可多用、久用。

芡　實————————

【性味歸經】　甘、澀，平。入脾、腎經。

【功能】　補脾止瀉，益腎固精。

【配伍應用】　治脾虛泄瀉，久瀉久痢，可配黨參、白朮、神曲、山藥等同用。

【用量用法】　10～15g，煎服。

【注意事項】　大小便不利者不宜用。

蓮　子————————

【性味歸經】　甘、澀，平。入心、脾、腎經。

【功能】　補脾止瀉，養心益腎。

【配伍應用】　治脾虛泄瀉、久瀉久痢等症，可配黨參、白朮、茯苓、砂仁、神曲、扁豆等同用，如小兒健脾丸、參苓白朮散、人參烏梅湯等方劑中有配伍。單用亦可，如《本草綱目》及《丹溪心法》治久痢、虛瀉，蓮子肉炒研為末，陳倉米煎湯送服。

【用量用法】　10～15g，煎服。

石蓮子————————

【性味歸經】　苦，寒，入心，脾，腎經。

【功能】　補脾止瀉。

【配伍應用】　功同蓮子，但味苦性寒，清利濕熱，專治噤口痢，可單用，如《本草綱目》用石蓮子炒研為末，陳倉米調服治噤口痢。亦可配人參（或黨參）、黃連、石菖蒲等同用，如開噤散、參連開噤散等方劑中均有配伍。

【用量用法】　3～10g，煎服。

砂　仁————

【性味歸經】　辛，溫。入脾、胃經。

【功能】　健脾化濕，行氣寬中，溫脾止瀉。

【配伍應用】　治脾胃虛寒之瀉痢。有時在治療濕熱瀉痢時亦少佐砂仁，以達行氣寬中，消脹止痛，醒脾消食的目的。香砂六君子湯、小兒健脾丸、縮脾飲等方劑中有配伍。

【用量用法】　3～6g，煎服，宜後下。

【注意事項】　陰虛津虧、濕熱瀉痢者忌用。

肉豆蔻————

【性味歸經】　辛，溫，有小毒。入脾、胃、腎經。

【功能】　澀腸止瀉，溫中行氣。

【配伍應用】　治脾胃虛寒之久瀉久痢，腹痛腹脹等症。煨後去油可增強溫中止瀉作用。可配黨參、白朮、訶子、罌粟殼等同用，如養臟湯。治五更泄配補骨脂、五味子、吳茱萸等，如四神丸。另外，人參豆蔻散等方劑中亦有配伍。

肉豆蔻與補骨脂均能止瀉，但補骨脂偏補腎陽，多用於脾腎陽虛之泄瀉；肉豆蔻偏於溫脾燥濕，多用於脾胃虛寒之泄瀉。

【用量用法】　煎服 5～10g；入丸散每次 1.5～3g。煨熟用可增強溫中止瀉作用。

【注意事項】　實熱證忌用。

木　香————

【性味歸經】　辛、苦，溫。入肝、脾、胃經。

【功能】　和胃健脾，行氣止痛，芳香化濕，調暢氣機。

【配伍應用】　治瀉痢、嘔吐、腹痛等症。煨熟後用，其

止瀉作用加強，但行氣作用減弱。治濕熱瀉痢可配苦寒藥同用。配方如：木香檳榔丸、六合定中丸、芍藥湯、訶子散、周氏回生丹、養臟腸、香砂六君子湯、香連丸等。

【用量用法】　3～10g，煎服，煨熟用於止瀉。

【注意事項】　血虛氣弱、陰虛有熱者不宜用。

藿香

【性味歸經】　辛、苦，溫，有小毒。入肝、胃、脾、腎經。

【功能】　溫中止痛，降逆止嘔。

【配伍應用】　用於治療中焦虛寒之泄瀉，食積瀉痢，腹痛，嘔吐等症。又因有暖腎作用，可用於脾腎虛寒之五更泄瀉。配方如：四神丸，戊己丸、木瓜湯等。

【用量用法】　5～10g；鮮品加倍，煎服。

【注意事項】　濕熱瀉痢、陰虛有熱者忌用，孕婦慎用。

吳茱萸

【性味歸經】　辛、苦，溫，有小毒。入肝、胃、脾、腎經。

【功能】　溫中止痛，降逆止嘔。

【配伍應用】　用於治療中焦虛寒之泄，食積瀉痢，腹痛，嘔吐等症。又因有暖腎作用，可用於脾腎虛寒之五更泄瀉。配方如：四神丸、戊己丸、木瓜湯等。

【用量用法】　1.5～5g，煎服。

【注意事項】　濕熱瀉痢、陰虛有熱者忌用，孕婦慎用。

枳實、枳殼

【性味歸經】　苦，微寒。入脾、胃經。

【功能】 行氣消積，行痰。

【配伍應用】 枳實和枳殼的性味功能基本相同。不過枳實的行氣之力更強，破氣消積勝於枳殼。枳殼另可入肺肝二經，行氣力緩，多用以行氣消脹，理氣寬中，除裡急後重。

方例：枳實導滯丸、香連化滯丸、人參健脾丸、四逆散、消導二陳湯。

木香行腸胃氣滯，其力較緩，用於理氣消脹，治濕熱氣滯之裡急後重須配寒涼藥。枳實、枳殼行氣之力比木香大，消積導滯作用較強，其性微寒，治濕熱氣滯之裡急後果效果較好，但治濕熱瀉痢常須配清熱燥濕等類藥以治本；枳實、枳殼則用以疏暢氣機，除裡急後重。

【用量用法】 3～10g，煎服。

【注意事項】 虛寒瀉痢、無積滯者忌用，孕婦慎用。

車前子————

【性味歸經】 甘，寒。入腎、膀胱經。

【功能】 清熱利濕。

【配伍應用】 治水瀉及暑濕瀉痢。方例：車前子散、加味膈下逐瘀湯、大分清飲等。

【用量用法】 5～10g，布包入煎劑。

【注意事項】 無濕熱者不宜用。

荷 葉————

【性味歸經】 苦、澀，平。入心、肝、脾經。

【功能】 清熱解暑，升發清陽。

【配伍應用】 治脾虛泄瀉或暑濕泄瀉等。單用有一定療效。脾虛者，可配補中健脾藥同用，如黨參·白朮、扁豆、茯苓等；治暑濕泄瀉可配滑石、甘草、藿香等同用。隨證擬方加

減。例如：扶脾丸中雖無荷葉直接入藥，但用荷葉包裹諸藥燒飯為丸，是利用了荷葉的辟穢、升清之氣。另如清暑化濕湯中亦有配伍。

【用量用法】　3～10g，煎服。

薏苡仁————

【性味歸經】　甘、淡，涼。入脾、肺、腎經。

【功能】　健脾止瀉，清熱利濕。

【配伍應用】　治脾虛泄瀉，有濕者更宜。常配白朮、茯苓、山藥、黨參等同用，如參苓白朮散。

薏苡仁炒後可增強其燥濕止瀉的作用。

薏苡仁與茯苓的功用相似，但薏苡仁能清熱，可消癰排膿，利濕作用平緩；茯苓性平，淡滲利濕作用勝於薏苡仁，入心經而有寧心安神作用。

【用量用法】　10～30g，煎服，健脾止瀉炒用。

【注意事項】　陰虛內熱、諸火熱證及孕婦忌用。

扁　豆————

【性味歸經】　甘，微溫。入脾、胃經。

【功能】　健脾止瀉，消暑化濕。

【配伍應用】　適於脾虛泄瀉和暑濕吐瀉等證的治療。單用有一定療效，但多配伍使用。常配黨參、白朮、茯苓、山藥、香薷等同用。

方例：十味香薷飲、小兒健脾丸、四味香薷飲、參苓白朮散、溫胃飲、扁豆湯、香薷散等。

【用量用法】　10～20g，煎服，健脾止瀉宜炒用。

原蠶沙————————

【性味歸經】 甘、辛，溫。入肝、脾經。

【功能】 和胃化濕，祛風除濕。

【配伍應用】 治療腸胃濕濁內盛，氣血鬱滯，或外感寒濕之邪所致吐瀉、腹痛、霍亂轉筋等證。可配木瓜、半夏、薏苡仁等同用，如蠶矢湯等。

【用量用法】 5～10g，煎服。

【注意事項】 陰虛內熱、諸火熱證及孕婦忌用。

木 瓜————————

【性味歸經】 酸、澀，溫。入肝、脾、胃經。

【功能】 化濕和胃。

【配伍應用】 治中焦濕盛的泄瀉，嘔吐，腹痛及霍亂轉筋等症。可配吳茱萸、茴香、甘草、紫蘇等同用，如木瓜湯及扁豆湯、人參烏梅湯、十味香薷飲等。

【用量用法】 6～12g，煎服。

明 礬————————

【性味歸經】 酸、澀，寒。有小毒。入肺、脾、胃經。

【功能】 燥濕祛痰，澀腸止瀉，止血收斂。

【配伍應用】 治久痢、久瀉及便血等症。可配五倍子、訶子皮等同用，如玉關丸。

【用量用法】 內服1～3g，入丸散，不入煎劑。

【注意事項】 不宜多服、久服。

百草霜————————

【性味歸經】 辛，溫。入肺、胃、大腸經。

【功能】　澀腸止瀉。

【配伍應用】　治瀉痢。對輕症傷食泄瀉，單味用米汁送服；挾濕熱者，可配黃連同用（聖惠方）。

【用量用法】　1～3g，沖服。

五倍子————————

【性味歸經】　酸，平。入肺、腎、大腸經。

【功能】　澀腸止瀉。

【配伍應用】　治久瀉、久痢、脫肛等症。單用有一定療效。亦可配訶子皮、枯礬等同用，如玉關丸、周氏回生丹中亦有配伍。

【用量用法】　1.5～6g，入丸散服。

【注意事項】　有濕熱積滯者忌用。

烏　梅————————

【性味歸經】　酸，平。入肝、脾、肺、大腸經。

【功能】　澀腸止瀉，和胃安蛔，生津止渴。

【配伍應用】　治久瀉久痢。常配黨參、蒼朮、訶子肉、木香等同用，如固腸丸。另如：人參烏梅湯、四維散、扶脾丸等方劑中亦有配伍。

烏梅與五倍子均味酸性平，有澀腸止瀉作用。但五倍子性平偏寒，有降火作用，入腎經，還可澀精而治滑泄；烏梅還有安蛔殺蟲、生津止渴作用。

【用量用法】　3～10g，煎服，止瀉炒炭用。

【注意事項】　有實邪者忌用。

石榴皮————————

【性味歸經】　酸、澀，溫，有小毒。小胃、大腸經。

【功能】　澀腸止瀉，殺蟲。

【配伍應用】　治久瀉、久痢、便血、脫肛等症。單用有效，亦可配黃連、阿膠、黃柏、乾薑、當歸等同用，如黃連湯。

【用量用法】　3～9克煎服。

【注意事項】　有積滯者不宜用。

胡　椒————

【性味歸經】　辛，熱。入胃、大腸經。

【功能】　溫中散寒，行氣止痛。

【配伍應用】　治胃寒吐瀉。單用有一定療效。如受寒腹痛泄瀉，可研粉放膏藥貼臍部有一定療效。《證治准繩》用本品配綠豆治吐利屬寒證者。

【用量用法】　2～4g，煎服；碾末吞服，每次 0.5～1g。

【注意事項】　陰虛內熱者忌服。若調味多用久食，則耗氣傷陰，發瘡損目。

葛根————

【性味歸經】　甘、辛，涼。入脾、胃經。

【功能】　解肌退熱，升陽止瀉。

【配伍應用】　升提胃中清陽之氣而治中焦虛弱所致的泄瀉。若脾虛泄瀉兼有肌熱者則更為適宜。若治濕熱瀉痢應配伍黃連、黃芩等清熱燥濕藥。方例：葛根芩連湯。

生葛根退熱作用較好，煨葛根止瀉作用較強。

【用量用法】　10～20g，煎服，或入丸散，止瀉宜煨用。

黃　連————

【性味歸經】　苦，寒。入心、胃、大腸經。

【功能】　清熱燥濕，瀉火解毒。

【配伍應用】　治胃腸有濕熱而致的泄瀉、疾痢，單用有一定療效，但多配伍使用。方例：香連丸、小兒健脾丸、甘草瀉心湯、木香檳榔丸、戊己丸、四味香薷飲、白頭翁湯、生薑瀉心湯、半夏瀉心腸、連朴飲、駐車丸、枳實導滯丸、黃連湯、黃連阿膠湯、葛根芩連湯等。

黃連參與治療瀉痢的方劑很多，適應證也很廣，實證、虛證、急性、慢性，從輕證瀉痢到疫毒痢、禁口痢，幾乎都可以治，只是配合不同而已。

【用量用法】　2～10g，煎服，或入丸散。

【注意事項】　無濕熱之瀉痢不宜單用黃連。

黃　芩————

【性味歸經】　苦，寒。入心、肺、膽、大腸經。

【功能】　清熱燥濕，瀉火解毒。

【配伍應用】　治腸胃濕熱而致的泄瀉、痢疾。如配芍藥、甘草、大棗而治濕熱下痢的黃芩湯。另如，枳實導滯丸、葛根芩連湯、香連化滯丸、生薑瀉心湯、半夏瀉心湯、子芩湯、甘草瀉心湯等方劑中亦有配伍。

【用量用法】　3～10g，煎服，或入丸散。

【注意事項】　脾胃虛寒及無濕熱實火者忌用。

黃　柏————

【性味歸經】　苦、寒。入腎、膀胱、大腸經。

【功能】　清熱燥濕，瀉火解毒。

【配伍應用】　治濕熱痢疾及泄瀉。方例：白頭翁湯、木香檳榔丸、子芩湯、黃連阿膠湯等。

黃連、黃芩、黃柏性味均為苦寒，都有清熱燥濕的作用，

都可治濕熱瀉痢。但黃連長於清中焦之濕熱，黃芩長於清上焦之濕熱，黃柏長於清下焦之濕熱。黃連還能瀉心胃之火，治心火亢盛，除煩熱；黃芩還能瀉肺火而解肌熱，清少陽邪熱而治寒熱往來等症；黃柏還能瀉腎火，清熱而堅腎益陰，治陰虛火旺等證。

【用量用法】　3～10g，煎服，或入丸散。

【注意事項】　虛寒瀉痢忌用。

胡黃連————

【性味歸經】　苦，寒。入肝、胃、大腸經。

【功能】　清熱燥濕，退勞熱。

【配伍應用】　治濕熱瀉痢及小兒疳痢等。如配龍骨、枯礬等治小兒疳痢的胡黃連散。

胡黃連性雖苦寒，功能清熱燥濕，但其力與黃連比，甚為平緩，主要用於下焦濕熱、陰虛發熱及小兒疳痢、疳熱等。一般濕熱痢多用黃連而鮮用胡黃連。

【用量用法】　3～10g，煎服。

大　蒜————

【性味歸經】　辛，溫。入脾、胃、肺經。

【功能】　健胃，解毒，殺蟲。

【配伍應用】　治腸炎、痢疾。能抑制或殺滅多種腸道致病菌。

【用量用法】　內服6～15克（生食、煨食或搗汁服均可）。治阿米巴痢疾：《中藥大辭典》用10%大蒜浸出液70～100毫升（37～38℃）作保留灌腸。每日一次，六次為一療程。同時配合吃生紫皮大蒜每日一顆，分三次吃。

【注意事項】　生食不可過量。

秦　皮

【性味歸經】　苦、澀，寒。入大腸、肝、膽經。

【功能】　清熱燥濕。

【配伍應用】　用於泄瀉痢疾屬濕熱證者，可配白頭翁、黃連、白芍、木香等同用，如白頭翁湯。

【用量用法】　10～12g，煎服，或入丸散。

【注意事項】　腸胃無濕熱者忌用。

苦　參

【性味歸經】　苦，參。入肺、大腸、小腸經。

【功能】　清熱燥濕，殺蟲止癢。

【配伍應用】　治濕熱痢疾。單用有一定療效，如《本草綱目》單用本品治血痢。亦可配木香、甘草，如香參丸治泄瀉、痢疾。另如：參連散等方劑中亦有配伍。

【用量用法】　3～10g，煎服，或入丸散。

【注意事項】　肝腎虛寒、無濕熱者忌用。另外，多服久服傷腎，供參考。

馬齒莧

【性味歸經】　酸，寒。入胃、大腸經。

【功能】　清熱利濕，涼血解毒。

【配伍應用】　治熱痢、血痢、濕熱泄痢等。單用有一定療效。也可作痢疾的預防藥服用。

【用量用法】　30～60g；鮮品加倍，煎服。

金銀花

【性味歸經】　甘，寒。入肺、胃、心經。

【功能】 清熱解毒。

【配伍應用】 治熱毒鬱滯中焦所致的熱毒泄痢。如白頭翁加金銀花、生地、赤勺等治疫毒痢。亦可加入其他治濕熱泄痢的方劑中以治療熱毒較重的泄痢。

【用量用法】 10～15g，煎服。

白頭翁————

【性味歸經】 苦，寒。入胃、大腸經。

【功能】 清熱解毒，涼血止痢。

【配伍應用】 治腸胃熱毒鬱滯所致的熱毒下痢，下利赤白、血多膿少，裡急後重等症。可配黃連、黃柏、秦皮等同用，如白頭翁湯。

白頭翁及黃連均為治療痢疾的重要藥物，其不同點是黃連清熱燥濕的作用較大，對濕熱泄痢的療效很好；而白頭翁能清熱涼血，除腸胃之熱毒，清大腸之血熱，對熱毒下痢、赤痢效果較好。臨床上黃連對細菌性的腸炎、痢疾效果較好，白頭翁對阿米巴痢疾的療效較好，也可治菌痢。

【用量用法】 6～15g，煎服。

【注意事項】 虛寒痢及血中無熱之痢疾忌用。

鴉膽子————

【性味歸經】 苦，寒，有毒。入大腸、肝、膽經。

【功能】 清熱，殺蟲。

【配伍應用】 本品對阿米巴原蟲有殺滅或抑制作用，可用於阿米巴痢疾的治療。

【用量用法】 每次5～20粒，每日3次。因其對胃腸刺激較大，去殼後要裝入膠囊或用龍眼肉包好吞下。

【注意事項】 本品毒性較大，對胃腸黏膜有刺激作用，

對肝、腎有一定毒性，嚴重中毒者可出現呼吸急促，體溫下降，肌無力，昏睡，昏迷，驚厥等症，甚至可致死。

脾胃虛弱者、孕婦及幼兒忌用。原有其他胃腸疾患及肝腎功能不良者不宜用。

白　芍

【性味歸經】　苦，酸，微寒。入肝、脾經。

【功能】　柔肝止痛，養血斂陰。

【配伍應用】　治瀉痢腹痛。雖然白芍對瀉、痢有一定的直接治療作用，但臨床上極少單獨用白芍治療瀉痢，多配伍使用，而且在配方中多取其和營緩急、柔肝止痛的作用，例如芍藥湯。治療肝旺脾虛泄瀉時，取其柔肝止痛，平肝而扶脾的作用，例如痛瀉要方。其他配方如：四逆散、戊己丸、十四味建中湯、八珍散、七氣湯、香連化滯丸、養臟湯等。

【用量用法】　5～10g，煎服。

【注意事項】　胸滿、胃寒者均不宜用。反藜蘆。

檳　榔

【性味歸經】　苦、辛，溫。入脾、胃、大腸經。

【功能】　降氣通滯，殺蟲消積。

【配伍應用】　治瀉痢後重、食積等症。可配芍藥、黃連、木香、黃芩、大黃、甘草等，如芍藥湯。另如大橘皮湯、木香檳榔丸、香連化滯丸、實脾散等方劑中亦有配伍。

【用量用法】　6～15g，煎服。

【注意事項】　氣虛下陷者忌服。

蒼　朮

【性味歸經】　辛、苦，溫。入脾、胃經。

【功能】 健脾止瀉。

【配伍應用】 治濕困脾陽所致的泄瀉，腹脹，噁心嘔吐，食慾不振等症，可配厚朴、橘皮、甘草等同用，如平胃散、胃苓湯及清暑化濕湯、不換金正氣散、小兒至寶丹。

【用量用法】 5～10g，煎服。

石菖蒲————

【性味歸經】 辛，溫。入心、肝、脾經。

【功能】 化濕和中，開竅除痰。

【配伍應用】 治濕熱疫毒傷胃所致的噤口痢，常配黃連、人參（或黨參）、石蓮子、茯苓、陳皮等，如開噤散。

【用量用法】 5～8g；鮮品加倍，煎服。

木槿皮————

【性味歸經】 甘，平。入脾、大腸經。

【功能】 清熱利濕。

【配伍應用】 內服可治濕熱痢疾。可單用或配清熱燥濕藥同用。

【用量用法】 3～10g，煎服。

薤 白————

【性味歸經】 苦、辛，溫。入肺、胃、大腸經。

【功能】 溫中下氣，理氣寬胸。

【配伍應用】 治瀉痢後重。對濕熱瀉痢後重則須配清熱燥濕類藥，如黃連、黃柏等。對胃腸氣滯而致泄痢後重者，單用有一定療效。《本草綱目》單用本品同米煮粥食之，治赤白痢。亦可配入方劑中使用，如可配入四逆散煎服，治大腸氣滯，瀉痢後重等。

【用量用法】　5～10g，煎服。

【注意事項】　氣虛無滯者不宜用。

赤　芍──────

【性味歸經】　苦，微寒。入肝、脾經。

【功能】　清熱涼血，活血散瘀。

【配伍應用】　治血痢及腸風下血。

【用量用法】　1～15g，煎服，或入丸散。

四、黃疸用藥

茵陳蒿──────

【性味歸經】　苦、辛，微寒。入肝、膽、脾經。

【功能】　清熱，利濕，利膽，退黃。

【配伍應用】　本品為治療黃疸的要藥，不同配伍，可治療多種原因引起的黃疸。治濕熱陽黃，可配大黃、梔子等同用，如茵陳蒿湯；若治陽虛濕陰黃，可配附子、乾薑等同用，如茵陳四逆湯。還有茵陳尤附湯、茵陳五苓散、茵陳玉露飲、茵陳附子乾薑湯、茵陳麻黃湯、茵陳散等亦有配伍。

【用量用法】　10～30g，煎服。

金錢草──────

【性味歸經】　苦，寒。入胃、大腸、肝經。

【功能】　清熱，瀉火，解毒，行瘀，通便。

【配伍應用】　治濕熱黃疸，可配茵陳、梔子等，如茵陳蒿湯。另如大黃硝石湯、瀉心湯亦有配伍。

【用量用法】　30～60g；鮮者加倍，煎服。

大　黃————

【性味歸經】　苦，寒。入胃、大腸、肝經。

【功能】　清熱，瀉火，解毒，行瘀，通便。

【配伍應用】　治濕熱黃疸，可配茵陳、梔子等，如茵陳蒿湯。另如大黃硝石湯、瀉心湯亦有配伍。

【用量用法】　3～12g，煎服。

【注意事項】　無濕熱火毒者不宜用。

梔　子————

【性味歸經】　苦，寒。入心、肝、肺、胃經。

【功能】　清熱，利濕，解毒，涼血。

【配伍應用】　治濕熱黃疸，可配茵陳、大黃等，如茵陳蒿湯。另如大分清飲、大黃硝石湯、梔子柏皮湯等方劑中亦有配伍。

　　茵陳、梔子、大黃雖然都有治療黃疸的功用，但茵陳清利濕熱退黃疸的作用最大；梔子雖有退黃作用，但須與茵陳配伍，主要利用其清利三焦濕熱的作用；大黃退黃主要利用其泄降瘀熱的作用。所以，茵陳蒿湯中以茵陳為主藥，用量應偏大。

【用量用法】　3～12g，煎服。

虎　杖————

【性味歸經】　苦、酸，涼。入肝經。

【功能】　熱利濕，活血解毒。

【配伍應用】　治濕熱黃疸，單味煎服有效，亦可配茵陳、梔子、金錢草等同用。

　　虎杖、茵陳都可用於治療黃疸，但虎杖利濕的作用明顯，

活血作用為茵陳所無，且有祛風濕、通經絡的作用。茵陳清除脾胃肝膽濕熱作用較好，可治各種黃疸，古今視其為治黃疸之要藥。

【用量用法】　10～30g，煎服。

龍膽草——————

【性味歸經】　苦，寒。入肝、膽經。

【功能】　清熱利濕，瀉肝膽實火。

【配伍應用】　治濕熱黃疸，常配茵陳、梔子、黃柏等同用。

【用量用法】　3～6g，煎服。

【注意事項】　肝膽無實火者忌用。

黃　芩——————

【性味歸經】　苦，寒。入心、肺、膽、大腸經。

【功能】　清熱燥濕，瀉火解毒，安胎。

【配伍應用】　治濕熱黃疸，可配茵陳、大黃等同用。方例：瀉心湯、茵陳散。

【用量用法】　3～10g，煎服。

黃　柏——————

【性味歸經】　苦，寒。入腎、膀胱、大腸經。

【功能】　清熱燥濕，瀉火解毒。

【配伍應用】　治濕熱黃疸，可配梔子、茵陳等。方例：梔子柏皮湯、大黃硝石湯。

【用量用法】　3～10g，煎服。

【注意事項】　無濕熱及火毒者忌用。

敗醬草————

【性味歸經】 苦，平。入胃、大腸、肝經。

【功能】 清熱解毒，散瘀排膿。

【配伍應用】 治濕熱黃疸，可配茵陳、梔子、黃柏、山藥、甘草等同用。

【用量用法】 6～15g，煎服。

【注意事項】 長時間大量服用應注意白細胞減少傾向，必要時減量或停用。

玉米鬚————

【性味歸經】 甘，平。入肝、腎、膀胱經。

【功能】 利膽，利水，降壓，降糖。

【配伍應用】 治多種黃疸，單用有一定療效。常配茵陳、梔子等同用。

【用量用法】 10～20g，煎服。

白茅根————

【性味歸經】 甘，寒。入肺、胃、膀胱經。

【功能】 清熱利濕，涼血止血。

【配伍應用】 治濕熱黃疸，可配茵陳、黃柏、地耳草等同用。

【用量用法】 15～30g；鮮品加倍，煎服。

苦　參————

【性味歸經】 苦，寒。入肺、大腸、小腸經。

【功能】 清熱燥濕，殺蟲止癢。

【配伍應用】 治濕熱黃疸，可配龍膽草、梔子、黨參、

豬膽汁等同用。

【用量用法】 3～10g，煎服。

秦　艽————

【性味歸經】 苦、辛，平。入胃、肝、膽經。

【功能】 祛風濕，退黃疸，除虛熱。

【配伍應用】 治濕熱黃疸。《本草綱目》：「黃疸煩渴之病須之，取其去陽明之濕熱也。」《藥性本草》：「療酒黃黃疸，解酒毒，去頭風。」

【用量用法】5～10g，煎服。

萹　蓄————

【性味歸經】 苦，寒。入膀胱經。

【功能】 清熱，祛濕，利尿，殺蟲。

【配伍應用】 治濕熱黃疸，可配茵陳、梔子等同用。

【用量用法】 10～15g，煎服。

紫　草————

【性味歸經】 苦，寒。入心、肝經。

【功能】 涼血，利濕，解毒，透疹。

【配伍應用】 治濕熱黃疸，可配金錢草、玉米鬚、梔子等同用。

【用量用法】 3～12g，煎服，或入散劑。

赤小豆（紅豆）————

【性味歸經】 酸，平。入心，小腸經。

【功能】 清熱利濕，解毒排膿。

【配伍應用】 治濕熱黃疸，一般多用於輕症患者。方

例：麻黃連翹赤小豆湯。

【用量用法】 10～30g，煎服。

鬱　金————————

【性味歸經】 辛、苦，寒。入心、肝、肺經。

【功能】 疏肝利膽，行氣活血，清心涼血。

【配伍應用】 疏肝利膽，可用於黃疸的治療，一般多作輔佐藥使用。常配茵陳、梔子等。因其有疏肝解鬱的作用，對黃疸有肝氣鬱結者效果較好。

【用量用法】 6～15g，煎服。

五、食慾不振用藥

紫蘇葉————————

【性味歸經】 辛，溫。入肺、脾經。

【功能】 發表散寒，理氣寬中，健胃止嘔，解魚、蟹毒。

【配伍應用】 治脾胃氣滯所致的消化不良，食慾不振，胸脘滿悶，噁心嘔吐等。因蘇葉有發表散寒的作用，所以用於外感風寒兼有脾胃氣滯，食慾不振等症狀者，尤為適宜。方例：香蘇散。如有胃熱，可配黃連等同用。

蘇梗寬胸順氣的作用更優於蘇葉，如欲寬中順氣和胃止嘔、增進食慾，可梗葉齊用。

【用量用法】 3～12g，煎服。

生　薑————————

【性味歸經】 辛，微溫。入肺、胃、脾經。

【功能】 發表散寒，溫中止嘔，調味開胃。

【配伍應用】 多用作食物調味品，在方劑中也常加入薑棗（如補益劑中較多見）以增進食慾。方例：二神丸、越鞠保和丸，另如八珍湯、平胃散、異功散等方劑中常少加薑棗，以調味開胃。

【用量用法】 3～12g，煎服，或搗汁沖服。

芫 荽

【性味歸經】 辛，溫。入肺、胃經。

【功能】 發汗透疹，健胃消食。

【配伍應用】 為飲食調味品，芳香開胃，增進食慾。

【用量用法】 單用9～15克煎服，亦可配其他健脾消食藥同用。

【注意事項】 不可過量食用。

黃 連

【性味歸經】 苦，寒。入心、胃、大腸經。

【功能】 清熱燥濕，瀉火解毒。

【配伍應用】 治胃腸有濕熱所致的食慾不振，脘腹滿悶，噁心嘔吐等。方例：三黃枳朮丸、三補枳朮丸、升陽益胃湯、肥兒丸、枳實導滯丸。

【用量用法】 2～10g，煎服，或入丸散服。

【注意事項】 黃連雖然有除胃濕熱而健胃消食，但其性寒而燥，久服過服反可傷胃，脾胃虛寒者不宜用。

龍膽草

【性味歸經】 苦，寒，入肝、膽經。

【功能】 瀉肝膽實火，清利濕熱。

【配伍應用】　其味苦性寒，可清利濕熱，少量使用有一定的健胃作用，可用於食慾不振，腹脹等。

如果有肝膽濕熱證而累及脾胃所致的食慾不振等（如傳染性肝炎），可以按一般劑量用，如使用時間較長，還可以根據具體情況配以膚脾、消食之類的藥品。

【用量用法】　3～6g，煎服，或入丸散服。

【注意事項】　過量使用，反而傷胃，甚至可致噁心嘔吐。

胡黃連————

【性味歸經】　苦，寒。入肝、胃、大腸經。

【功能】　清熱燥濕，消疳。

【配伍應用】　治小兒疳積之腹脹，食慾不振，午後潮熱等症。方例：肥兒丸。

【用量用法】　3～10g，煎服，或入丸散服。

藿　香————

【性味歸經】　辛，微溫。入脾、胃、肺經。

【功能】　解暑化濕，理氣，和中，止嘔，止痛。

【配伍應用】　治濕困脾陽所致的食慾不振，疲乏無力等症。方例：扶脾丸、排氣飲。

【用量用法】　5～10g，煎服。

佩　蘭————

【性味歸經】　辛，平。入脾、胃經。

【功能】　醒脾開胃，化濕解暑。

【配伍應用】　治濕濁困脾所致的食慾不振。因可解暑，對暑濕之發熱，納呆，頭痛胸悶等亦有良效。

佩蘭醒脾化濕的作用比藿香好，藿香發表、理氣、和中作用比佩蘭強。

【用量用法】　5～10g，煎服。

扁　豆────

【性味歸經】　甘，微溫。入脾、胃經。

【功能】　健脾，化濕，消暑。

【配伍應用】　治脾虛所致的食慾不振，泄瀉等。因有化濕作用，對脾虛濕滯者更為適宜。另外，對於需要調養脾胃的虛弱病人，適當加用白扁豆，則補而無飽悶之弊，初服補劑之人，更為適宜。方例：參苓白朮散。

【用量用法】　5～15g，煎服。

蒼　朮────

【性味歸經】　辛、苦，溫。入脾、胃經。

【功能】　健脾，燥濕。

【配伍應用】　治濕困脾陽，運化失司所致的食慾不振，脘腹脹悶及泄瀉等。方例：平胃散。

【用量用法】　5～12g，煎服。

附　子────

【性味歸經】　辛，熱，有毒。入心、脾、腎經。

【功能】　回陽救逆，溫中止疼，散寒除濕。

【配伍應用】　常用於陽虛各證。若脾陽虛，則運化無力，可出現消化力差，納呆，怕冷，甚至泄瀉，水腫等。方例：附子溫中湯。

【用量用法】　3～15g，煎服，先煎30～60分鐘。

【注意事項】　見泄瀉、痢疾節。

肉　桂————

【性味歸經】　辛、甘，大熱。入腎、脾、肝經。

【功能】　溫中散寒，溫補腎陽，宣通血脈。

【配伍應用】　治脾腎陽虛，運化失司而致的食慾不振、腹痛泄瀉等。可配附子、乾薑、茯苓及健脾消食類藥等。若單純脾陽虛而致的食慾不振，飲食不化，脘腹冷痛等可配白朮、乾薑、神曲、茯苓等，如扶脾丸。

【用量用法】　2～5g，煎服，應後下；碾末沖或入丸散，每1～2g。

【注意事項】　見泄瀉節。

乾　薑————

【性味歸經】　辛，熱。入心、肺、脾、胃經。

【功能】　溫中散寒。

【配伍應用】　治脾胃虛寒而致的食慾不振，脘腹冷痛，或有吐瀉等。方例：扶脾丸、木香化滯湯。另外消穀丸、神曲丸內配有炮薑。

【用量用法】　3～10g，煎服。

小茴香————

【性味歸經】　辛，溫。入肝、腎、脾、胃經。

【功能】　散寒，和胃，理氣，止痛，溫腎。

【配伍應用】　治脾胃虛寒的脘腹冷痛，食慾減退，或有嘔吐等。小茴香是常用的食物調味品，可增進食慾。可配生薑、神曲等使用。但小茴香偏入下焦，溫腎散寒，疏肝理氣，善治下腹疼痛、寒疝疼痛等。

【用量用法】　3～8g，煎服。

丁 香

【性味歸經】 辛，溫。入胃、脾、腎經。

【功能】 溫中降逆，溫腎助陽。

【配伍應用】 治脾胃虛寒所致食慾不振，吐瀉等。方例：丁香散。

【用量用法】 2～5g，煎服。

【注意事項】 脾胃無虛寒者不宜用。

花 椒

【性味歸經】 辛，溫。歸肺，胃經。

【功能】 溫中健胃。

【配伍應用】 有健胃作用，多作食物調味品。

【用量用法】 2～5g，煎服。

【注意事項】 胃中有熱者不宜用。

胡 椒

【性味歸經】 辛，溫。歸肺、胃經。

【功能】 溫中健胃。

【配伍應用】 多作食物調味品使用，少量能增進食慾。

【用量用法】 2～4g，煎服；碾末吞服，每次 0.5～1g。

蜂 蜜

【性味歸經】 甘，平。入肺，脾、大腸經。

【功能】 補中，潤肺，潤腸通便，緩急止痛。

【配伍應用】 對病後虛損，身體虛弱而出現的食慾不振，倦怠乏力等脾胃虛弱的輕症病人，有平補脾胃，增進食慾的作用。單用有一定療效，但多作滋補劑的蜜丸或收膏用。

【用量用法】　15～30g，沖服，或入丸、膏劑服。
【注意事項】　見咳節。

茯　苓

【性味歸經】　甘、淡，平。入心、脾、腎經。
【功能】　健脾和胃，利水滲濕，寧心安神。
【配伍應用】　治脾虛有濕所致的食慾不振，脘腹滿悶，或有泄瀉，水腫等。脾虛無濕之食慾不振亦可使用，但用量宜偏小或酌配它藥同用。方例：四君子湯、異功散、保和丸、茯苓厚朴湯等許多方劑中有配伍。
【用量用法】　10～15g，煎服。

石菖蒲

【性味歸經】　辛，溫。入心、肝、脾經。
【功能】　化濕和中，開胃，開竅豁痰。
【配伍應用】　用於中焦濕阻所致的食慾不振，胸腹脹悶，或有腹痛吐瀉等；對噤口痢不食亦有化濕開胃之功，多配伍使用。方例：開噤散。
【用量用法】　5～8g，煎服。
【注意事項】　表虛多汗者忌用。

木　香

【性味歸經】　辛、苦，溫。入肝、脾、胃經。
【功能】　健胃消食，溫中和胃，行氣止痛。
【配伍應用】　治中寒氣滯所致的消化不良，食慾不振，脘腹脹痛等症。方例：木香大安丸、木香化滯湯、肥兒丸、排氣飲。
【用量用法】　3～10g，煎服。

橘　皮————

【性味歸經】　辛、苦，溫。入脾、肺經。

【功能】　理氣健脾，燥濕化痰。

【配伍應用】　治中焦氣滯引起的消化不良，食慾不振等。方例：人參健脾丸、大溫中丸、三補枳朮丸、三黃枳朮丸、木香大安丸、木香化滯湯、平胃散、異功散、扶脾丸、啟脾丸、保和丸。

【用量用法】　3～10g，煎服。

枳　實

【性味歸經】　苦，微寒。入脾、胃經。

【功能】　破氣消積，除痞，行痰。

【配伍應用】　利用不同配伍，可治胃腸有積滯而致的胸腹脹滿，食慾不振，大便不暢或有瀉痢等。（單味只適於濕熱積滯）方例：香砂枳朮丸、枳實導滯丸、枳朮丸、木香化滯湯、木香大安丸、三黃枳朮丸、三補枳朮丸、人參健脾丸。

【用量用法】　3～10g，煎服。

厚　朴————

【性味歸經】　苦、辛，溫。入脾、胃、大腸經。

【功能】　溫中下氣，止痛，化濕。

【配伍應用】　治中焦寒滯或食積所致的腹脹，食慾不振或疼痛等。方例：茯苓厚朴湯、排氣飲、平胃散。

【用量用法】　3～10g，煎服。

砂　仁————

【性味歸經】　辛，溫。入脾、胃經。

【功能】　健脾化濕，行氣寬中，醒脾消食。

【配伍應用】　治脾胃虛寒氣滯所致的食慾不振，脘腹脹痛，食積不消或有瀉泄等。方例：香砂枳朮丸、參苓白朮散、木香大安丸。

【用量用法】　3～6g，煎服。

白豆蔻————

【性味歸經】　辛，溫。入肺、脾、胃經。

【功能】　化濕，行氣，暖胃，消滯，開胃消食。

【配伍應用】　治中焦寒濕氣滯所致的脘腹脹悶或疼痛，食慾不振或食積不消，或有嘔吐呃逆等症。方例：木香分氣丸。

【用量用法】　3～6，煎服。

甘　松————

【性味歸經】　辛、甘，溫。入脾、胃經。

【功能】　醒脾開胃，行氣止痛。

【配伍應用】　治脾胃寒滯所致脘腹脹悶不舒，食慾不振等。可配砂仁、麥芽、神曲等同用。

【用量用法】　3～6g，煎服。

佛　手————

【性味歸經】　辛、苦、酸，溫。入肝、胃經。

【功能】　理氣止痛，健胃止嘔。

【配伍應用】　治肝胃氣滯所致的脘腹脹痛，食慾不振，消化不良，噯氣，甚至噁心嘔吐等。可配砂仁、陳皮、香橼、藿香等同用。

【用量用法】　3～10g，煎服。

香　櫞

【性味歸經】　苦、辛、酸，溫。入肝、脾、肺經。

【功能】　理氣，舒肝，寬中，化痰，健脾。

【配伍應用】　治肝氣鬱滯，肝胃不和而致的胸脇滿悶，食慾不振、胃痛，甚而噁心嘔吐等。方例：木香分氣丸。

【用量用法】　3～10g，煎服。

人　參

【性味歸經】　甘、微苦，溫。入脾、肺經。

【功能】　補氣固脫，補益脾肺。

【配伍應用】　治脾肺氣虛所致的氣短乏力，食慾不振等。人參可大補元氣，補脾肺之氣，能使脾之虛弱的運化功能得到恢復，食慾不振等症自除。方例：啟脾丸、異功散、四君子湯、升陽益胃湯、人參健脾丸、八珍湯。

【用量用法】　5～10g，煎服。

【注意事項】　見瀉痢節。

太子參

【性味歸經】　甘、平。入肺、脾經。

【功能】　補氣健脾，養胃生津。

【配伍應用】　治脾胃氣虛之食慾不振，疲乏無力等。補力不及人參、黨參。

【用量用法】　10～30g，煎服。

黃　芪

【性味歸經】　甘，微溫。入脾、肺經。

【功能】　補中益氣，固表止汗。

【配伍應用】　治脾胃虛弱之食慾不振，倦怠乏力等症。生黃芪偏於走表，如欲補脾益氣，宜炙用。方例：升陽益胃湯、八珍散。

黃芪補氣之力比人參、黨參小，但大於太子參；其溫升之性及固表之力是人參所不及的。

【用量用法】　10～15g，大劑量可達60g，煎服。

山　藥

【性味歸經】　甘，平。入脾、腎經。

【功能】　補脾，補肺，益腎，止瀉。

【配伍應用】　治脾胃虛弱之食慾不振，消化不良，體倦乏力等，對小兒脾虛消化不良尤為適宜。方例：啟脾丸、薯蕷丸、參苓白朮散、肥兒丸。

山藥補氣養陰，補脾健胃。主要作用為培補中氣，也能強腎固精。補力平緩，不燥不膩，是補脾開胃之劑中常用之品。

【用量用法】　10～30g，大量60～250g。研末吞服，每次6～10g，健脾止瀉宜炒黃用。

白　朮

【性味歸經】　甘、苦，溫。入肺、胃經。

【功能】　補脾，和中，燥濕。

【配伍應用】　治脾胃虛弱，運化不健所致消化不良、食慾不振、脘腹悶脹、乏力等。方例：八珍湯、人參健脾丸、三補枳朮丸、四君子湯、異功散、啟脾丸、枳朮丸、香砂枳丸、大健脾丸、歸脾湯。

白朮能健脾開胃，益氣生血，是補益後天之本的要藥。又有燥濕作用，對脾虛有濕者尤為適宜，燥濕之力弱於蒼朮。

【用量用法】　5～15g，煎服。補脾止瀉宜炒焦用。

甘　草

【性味歸經】　甘，平，入脾、肺經。

【功能】　補脾和胃，緩急止痛，調和百藥。

【配伍應用】　可配伍補脾益氣藥同用，治療脾胃氣虛食慾不振。

【用量用法】　2～10g，煎服。

【注意事項】　海藻、白及、芫花、甘遂反甘草。

大　棗

【性味歸經】　甘，溫。入脾、胃經。

【功能】　補中益氣，調和藥性。

【配伍應用】　治脾胃虛弱所致食慾不振，病後虛損及少食乏力等。可配黨參、黃芪、白朮等同用。在許多滋補劑中加入大棗或生薑、大棗，能調補脾胃，矯味開味，增加食慾。

【用量用法】　3～12枚，煎服。

黃　精

【性味歸經】　甘，平，入脾、肺經。

【功能】　補脾益氣。

【配伍應用】　治脾胃虛弱所致食慾不振等。可配黨參、山藥、白朮等同用。

【用量用法】　10～20g；鮮品30～60g，煎服。

【注意事項】　凡有濕滯之消化不良不宜用。

飴　糖

【性味歸經】　甘，微溫。入脾、胃、肺經。

【功能】　補脾益氣。

【配伍應用】 治脾虛食少，氣短乏力等。方例：小建中湯。

【用量用法】 30～60g，入湯劑分二三次溶化服，也可熬膏或為丸服。

肉豆蔻————

【性味歸經】 辛，溫，有小毒。入脾、胃、腎經。

【功能】 溫中行氣，澀腸止瀉。

【配伍應用】 治脾胃虛寒所致食慾不振，脘腹脹痛等。方例：肥兒丸、二神丸。

【用量用法】 3～10g，煎服；丸、散劑每次 1.5～3g。煨熟用增強溫中作用。

萊菔子————

【性味歸經】 辛、甘，平。入肺、胃經。

【功能】 消食，下氣，化痰。

【配伍應用】 治中焦氣滯所致食積不化，食慾不振，脘腹脹悶等。方例：木香化滯湯。

【用量用法】 6～10g，煎服。

山 楂————

【性味歸經】 酸、甘，微溫。入脾、胃、肝經。

【功能】 消食化積，止瀉。

【配伍應用】 治食積不化，食慾不振，脘腹脹滿等。方例：保和丸、香砂枳朮丸、木香化滯湯、三補枳朮丸、大山楂丸。

【用量用法】 10～15g，大劑量 30g，煎服。

神　曲

【性味歸經】　甘、辛，溫。入脾、胃經。

【功能】　消食，健脾，和胃。

【配伍應用】　治食積不化，食慾不振，脘腹脹滿，或有泄瀉。方例：消穀丸、保和丸、枳實導滯丸、肥兒丸、扶脾丸。

【用量用法】　6～15g，煎服。

麥　芽

【性味歸經】　甘，微溫。入脾、胃經。

【功能】　消食健胃。

【配伍應用】　治飲食積滯所致消化不良，食慾不振，脘腹脹悶等。方例：消穀丸、香砂枳朮丸、肥兒丸、三補枳朮丸、人參健脾丸。

【用量用法】　10～15g，大劑量 30～120g，煎服。

穀　芽

【性味歸經】　甘，溫。入脾、胃經。

【功能】　健脾開胃，消食和中。

【配伍應用】　治脾虛消化不良，食慾不振，或食積不化，消化不良，食慾不振。方例：大健脾丸。

【注意事項】　10～15g，大劑量 30g，煎服。

雞內金

【性味歸經】　甘，平。入脾、胃、小腸、膀胱經。

【功能】　健脾消食，化結石。

【配伍應用】　治食積不化，消化不良，食慾不振等。方

例：雞湯。

　　萊菔子消食積，且善順氣開鬱，下氣除脹；山楂消食積，偏於消肉積，且能行氣活血；神曲消食積，偏於消穀積，且有助於金石藥之「消化」吸收；穀芽亦善消穀積，但消食之力較麥芽、神曲緩和；麥芽善消麥面之積，且能助胃氣；雞內金健脾胃，消食之力甚強，且可治小兒疳積。以上各藥炒後消食之力均可加強。

　　【用量用法】　3～10g，煎服；碾末服1～3g。

六、嘔吐用藥

半　夏————————

　　【性味歸經】　辛，溫，有毒，入脾、胃經。

　　【功能】　降逆止嘔，燥濕化痰，消痞散結。

　　【配伍應用】　治痰飲或濕邪阻滯中焦以及其他原因所致的嘔吐有一定療效。半夏雖然性溫，但適當配伍寒涼藥，亦可用於胃熱嘔吐。臨床上因證的寒熱虛實不同而適當加以配伍，可以治療多種嘔吐。如治胃寒停飲而致嘔吐的藿香半夏湯；治熱證嘔吐的黃連橘皮竹茹半夏湯；治痰氣鬱結，胸悶嘔吐的半夏厚朴湯；治乾嘔吐逆的半夏乾薑散；治胃氣不和，嘔吐下利的半夏瀉心湯；治心下支飲，嘔吐不渴的小半夏湯；治腳氣喘氣，嘔吐不食的半夏湯；治疫後胃寒，嘔吐泛酸的半夏的藿香湯等等。

　　生半夏毒性較大，炮製後可降低其毒性。各種制半夏都有一定的止嘔作用，但以薑半夏止嘔吐作用最大。

　　據現代研究報導，半夏有抑制嘔吐中樞的作用。

　　【用量用法】　5～10g，煎服。

【注意事項】 血證、陰虛血少、津液不足及孕婦均忌用。反川烏、草烏及附子。

生　薑————————

【性味歸經】 辛，微溫，入肺、胃、脾經。
【功能】 溫胃止嘔，散寒解表。
【配伍應用】 治胃寒嘔吐，尤其對外感風寒兼有噁心，嘔吐的效果甚好。常與半夏配伍。其他止嘔吐藥用薑制後可增強其止嘔作用，如薑汁炒竹茹、薑制半夏等。單用有效。配方如：治中寒嘔吐之溫胃飲；治熱病後期嘔吐之蘆根飲；治心下支飲，嘔吐之小半夏湯；治痰逆嘔惡之丁沉透膈湯；另如平胃散、二陳湯、丁香柿蒂湯、不換金正氣散、大半夏湯等有止嘔吐作用（主要作用不一定是止嘔）的方劑中均有配合。

煨生薑（濕紙包生薑入火煨熟）的溫中止嘔作用比生薑大，而辛散解表作用大減，臨床主要用於胃寒嘔吐，腹痛。
【用量用法】 3～10g，煎服，或搗汁沖服。

乾　薑————————

【性味歸經】 辛，熱。入心、肺、脾、胃經。
【功能】 溫中回陽，溫肺化痰，止嘔。
【配伍應用】 適於中焦虛寒所致的嘔吐。如半夏乾薑散、半夏瀉心湯、理中丸、乾薑黃芩黃連人參湯等方劑中均有配伍。
【用量用法】 3～10g，煎服。

紫蘇葉　紫蘇梗————————

【性味歸經】 辛，溫。入肺、脾經。
【功能】 行氣寬中，發表散寒，止嘔。

【配伍應用】　本品是辛溫發表類藥，但能行氣寬中，健胃理氣止嘔。所以，感冒風寒，兼有嘔吐的最為適宜。亦可用於其他原因所致的脾胃氣滯，噁心嘔吐等症。香蘇散、木香流氣飲、藿香正氣散等方劑中都有配伍。

　紫蘇梗的行氣寬中、理氣止嘔作用大於紫蘇葉，而解表散寒的作用小於紫蘇葉。紫蘇梗還可用於妊娠嘔吐、腹脹及胎動不安等症。臨床上紫蘇用以和胃止嘔，為梗葉同用。

　紫蘇與生薑雖然都是辛溫解表藥，都有止嘔作用，但紫蘇主要是理氣和胃以治嘔，生薑主要是溫胃散寒以治嘔；紫蘇主要用於氣滯嘔吐，生薑主要用於胃寒氣逆嘔吐。

【用量用法】　蘇葉 3～10g；蘇梗 5～10g，煎服。

【注意事項】　不宜久煎。

藿　香

【性味歸經】　辛，微溫。入脾、胃、肺經。

【功能】　理氣和中，解暑化濕。

【配伍應用】　用於氣滯，濕阻中焦所致的嘔吐。單用有一定療效，但多配伍使用。如藿香半夏湯、藿香正氣散、半夏藿香湯、木香調氣散、不換金正氣散、勻氣散等方劑中均有配伍。

　本品不論是暑濕困阻中焦，還是內傷濕滯，中焦失和之嘔吐均可使用，不過要注意適當配伍，選擇適當的方劑並隨症加減。

【用量用法】　3～10g，煎服。

【注意事項】　陰虛無濕及脾胃虛弱之嘔吐忌用。

吳茱萸

【性味歸經】　辛、苦，溫，有小毒。入肝、胃、脾、腎

經。

【功能】　溫中止痛，降逆止嘔。

【配伍應用】　治中寒吐瀉及肝火犯胃，肝胃失調之嘔吐。配方如：吳茱萸湯、丁香吳茱萸湯、左金丸等。

本品主要用於脾胃虛寒和肝胃失和之嘔吐。治脾胃虛寒時應配伍適當補脾益氣的藥，如人參（或黨參）、大棗等；治肝火犯胃，肝胃失和時應適當配伍寒涼藥，如黃連等。這是因為本品只能溫中、和胃、降氣，而不能補虛；只能疏肝利氣，調和肝胃，和胃止嘔，而不能制肝火之故。

半夏主要治胃氣不和，中焦濕滯嘔吐；生薑主要用於胃寒氣逆嘔吐；紫蘇主要用於氣滯嘔吐；吳茱萸主要用於脾胃虛寒，肝氣上逆之嘔吐。

【用量用法】　1.5～5g，煎服。

【注意事項】　陰虛有熱者忌用，孕婦慎用。

橘　皮

【性味歸經】　辛、苦，溫。入脾、肺經。

【功能】　理氣健脾，燥濕化痰。

【配伍應用】　治脾肺氣滯而致的噁心，嘔吐，腹脹，胸悶等。如治胃寒氣滯，嘔吐酸水可配白朮、半夏、砂仁、厚朴等，如香砂養胃丸；治胃虛有熱之嘔吐可配竹茹、生薑、甘草、人參等，如橘皮竹茹湯；胃有濕之嘔吐，可配茯苓、蒼朮、藿香等，如不換金正氣散；胃虛嘔吐可配乾薑、升麻、黃芪、人參等，如丁香吳茱萸湯。另外，丁沉透膈湯、梔連二陳湯、香砂六君子湯、平胃散、二陳湯、半夏藿香湯等有止嘔作用的方劑中均有配伍。

【用量用法】　3～10g，煎服。

【注意事項】　內有實熱者慎用。

砂 仁────

【性味歸經】 辛，溫。入脾、胃經。

【功能】 行氣寬中，溫胃止嘔，健脾化濕。

【配伍應用】 治脾胃虛寒所致的嘔吐，常配半夏、陳皮、藿香、白朮等同用。配方如：香砂六君子湯、香砂養胃丸、小七香丸、丁香透膈湯、木香調氣散、勻氣散等。

本品為溫胃、行氣之健脾止嘔藥，溫胃而燥性和緩，行氣而不破氣傷中，因而對脾胃虛寒之嘔吐、腹脹、腹痛等有較好療效。

【用量用法】 3～6g，煎服，宜後下。

【注意事項】 陰虛及有實熱者不宜用。

白豆蔻────

【性味歸經】 辛，溫，入肺、脾、胃經。

【功能】 行氣，暖胃，化濕，止嘔。

【配伍應用】 治中焦寒濕氣滯，脾胃虛寒之嘔吐，噁心，胸腹滿悶，不思飲食等症。單用有一定效果，但多配伍其他溫中、燥濕、下氣等類藥同用，如砂仁、丁香、生薑、半夏、藿香、陳皮等。配方如：丁沉透膈湯、木香調氣散、勻氣散、香砂養胃丸、豆蔻散等。

砂仁與白豆蔻都有理氣寬中的作用，都可用於噁心嘔吐，脘腹疼等症。但白豆蔻止嘔作用大於砂仁，砂仁暖胃化濕作用稍大於白豆蔻。白豆蔻偏用於治中、上二焦的寒濕氣滯之嘔吐、胸悶等症，砂仁偏用於中、下二焦寒濕凝滯之嘔吐、瀉痢、腹脹等症。

【用量用法】 3～6g，煎服，宜後下。

【注意事項】 肺胃火盛者忌用。

草豆蔻————————

【性味歸經】　辛，溫。入脾、胃經。

【功能】　健脾燥濕，濕中止嘔。

【配伍應用】　治中焦寒濕鬱滯而致的嘔吐，可與藿香、砂仁、陳皮、高良薑、生薑法等同用。配方如丁香吳茱萸湯等。

【用量用法】　3～6g，煎服，宜後下。

【注意事項】　非寒濕鬱滯之嘔吐慎用。

肉豆蔻————————

【性味歸經】　辛，溫，有小毒。入脾、胃、腎經。

【功能】　溫中行氣，澀腸止瀉。

【配伍應用】　治脾胃虛寒所致嘔吐、腹脹、久瀉等。單用有一定療效，如《普濟方》用肉豆蔻研末，薑湯送服，治霍亂吐瀉。本品多配伍使用，常配木香、砂仁、薑半夏、藿香、厚朴等，如丁沉透膈湯。

本品有小毒，用前需去油為宜。另外，用於溫中行氣，開胃消脹止嘔時，劑量應偏小（3～6g），用於止瀉劑量應稍偏大（9～12g）。

【用量用法】　3～12g，煎服。

【注意事項】　有實熱者忌用。

草　果————————

【性味歸經】　辛，溫。入脾、胃經。

【功能】　燥濕散寒，祛痰截瘧。

【配伍應用】　治中焦寒濕停滯而嘔吐，腹脹，脘腹疼痛，食慾不振等症，常配蒼朮、藿香、砂仁、厚朴、半夏、良

常用中藥性味功能速查

薑等同用。配方如：丁沉透膈湯、木香流氣飲等。

　　草果與草豆蔻都可溫中燥濕而止嘔，但草果辛溫燥烈之性勝於草豆蔻，善化中焦寒濕鬱伏之濁邪；草豆蔻溫燥之性較弱，重於健胃燥濕，行氣開鬱，止嘔消脹。白豆蔻燥濕作用又不如草豆蔻，行氣之力亦小於草豆蔻，偏用於行氣寬膈，和胃止嘔。

　　【用量用法】　3～6g，煎服。

　　【注意事項】　陰虛有熱及中虛無寒濕者忌用。

丁　香─────

　　【性味歸經】　辛，溫。入胃、脾、腎經。

　　【功能】　溫中降逆，暖腎助陽，下氣止痛。

　　【配伍應用】　用於胃寒，胃氣不降而致的嘔吐呃逆及小兒胃寒吐乳等症。治胃寒嘔吐可配砂仁、吳茱萸、半夏、生薑、陳皮等。治呃逆嘔吐可配柿蒂、吳萸等。如丁香柿蒂湯、丁沉透膈湯、丁香吳茱萸湯、小七香丸、木香調氣散、木香流氣飲等方劑中均有配伍。

　　【用量用法】　2～5g，煎服。

　　【注意事項】　熱證者忌用。

高良薑─────

　　【性味歸經】　辛，溫。入脾、胃經。

　　【功能】　溫中止嘔，散寒止痛。

　　【配伍應用】　治胃寒嘔吐、胃脘痛等症。單用有一定療效，多配伍益氣和胃、溫中止嘔等類藥物使用，如砂仁、大棗、生薑等。配方如：冰壺湯等。

　　高良薑與生薑都可以溫中、止嘔、止痛。生薑走表，善祛外寒；高良薑走裡，重在散內寒，止痛。生薑雖然對外感風寒

而頭痛，嘔吐的效果較好，但稍加配伍，可以治多種原因引起的嘔吐，臨床上應用很廣；而高良薑在臨床上多用於止痛、止嘔作用比生薑差。

【用量用法】　3～10g，煎服。

【注意事項】　熱證者忌用。

蓽　撥（蓽茇）————————

【性味歸經】　辛，熱。入胃、大腸經。

【功能】　溫中散寒，行氣止痛。

【配伍應用】　治因胃寒引起的嘔吐，泄瀉，腹痛，可配高良薑、肉桂等同用，如大己寒丸。

蓽撥散胃腸之寒，其辛香走竄之力甚強，對胃腸寒冷之嘔吐，脘腹滿痛，走竄腹痛效果好。肉豆蔻雖然也可散腸胃之寒，但肉豆蔻性較平緩，又具澀腸作用，適於脾胃虛寒之嘔吐、久瀉、久痢等。

【用量用法】　2～5g，煎服。

【注意事項】　胃腸實熱之證及陰虛火旺者忌用。

蓽澄茄————————

【性味歸經】　辛，溫。入脾、胃、腎經。

【功能】　暖脾腎，降逆氣，行氣止痛。

【配伍應用】　治胃寒嘔吐、疼痛、呃逆、瀉痢等症。單用有一定療效，亦可配吳茱萸、半夏、陳皮、川椒、生薑等。

本品與蓽撥作用相近，但本品止嘔作用大於蓽撥，蓽撥止瀉作用大於蓽澄茄。溫胃降逆止嘔作用與吳茱萸相近，但其力較之為弱。

【用量用法】　2～5g，煎服。

【注意事項】　胃熱、陰虛火旺者忌用。

伏龍肝————

【性味歸經】 辛,微溫。入脾、胃經。

【功能】 溫中止嘔,收斂止血。

【配伍應用】 治脾胃虛寒性嘔吐及妊娠惡阻等症。單用有效,亦可配其他溫中止嘔藥同用。

【用量用法】 15～20g,布袋包先煎。或用 60～120g 煎湯代水。

【注意事項】 熱嘔及陰虛吐血者不宜用。

香 櫞————

【性味歸經】 苦、辛、酸,溫。入肝、脾、肺經。

【功能】 理氣寬中,健脾化痰。

【配伍應用】 治肝氣鬱滯、肺脾氣滯所致的嘔吐、胸悶腹脹、脇痛、胃痛等症。可配半夏、厚朴、砂仁、香附、生薑等同用。

【用量用法】 3～10g,煎服。

【注意事項】 無氣滯者忌用。

佛 手————

【性味歸經】 辛、苦、酸,溫。入肝、胃經。

【功能】 理氣和中,舒肝解鬱。

【配伍應用】 治肝胃不和之嘔吐,脘腹脹痛,納少等,可配半夏、陳皮、砂仁、白蔲、香櫞等同用。

佛手與香櫞作用相近,但佛手的止嘔作用大一些,香櫞的化痰作用大一些。佛手與陳皮都可健脾理氣以止嘔,但佛手對肝氣犯胃引起的嘔吐效果較好,陳皮對脾胃氣滯或肺胃氣滯引起的嘔吐效果較好,陳皮的燥濕化痰作用也大於佛手。

【用量用法】　3～10g，煎服。

木　香————

【性味歸經】　辛、苦，溫。入肝、脾、胃經。

【功能】　溫中和胃，行氣止痛。

【配伍應用】　治中寒氣滯之嘔吐，脘腹脹痛及瀉痢等症。單用有一定療效，多配伍使用。常配砂仁、良薑、藿香、半夏等同用。如木香調氣散、木香流氣飲、勻氣散、香砂六君子湯、內疏黃連湯、丁沉透膈湯等有止嘔作用的方劑中均有配伍。

木香配以寒涼藥，亦可治熱證嘔吐，如內疏黃連湯。

本品的止嘔作用比較小，臨床上多用於調理氣機，行氣消脹。有時在滋補藥中少量用一點木香，有暢和氣機的作用，使滋補藥的膩滯腸胃的副作用得以消除，如歸脾湯中的木香即有此作用。

【用量用法】　3～10g，煎服。

【注意事項】　血虛氣弱、陰虛有熱者不宜用。

厚　朴————

【性味歸經】　苦、辛，溫。入脾、胃、大腸經。

【功能】　溫中下氣，止嘔。

【配伍應用】　治寒濕停滯中焦所致的嘔吐，胸腹滿悶等症，可配藿香、半夏、陳皮、木香等同用。如平胃散、丁沉透膈湯、木香流氣飲、不換金正氣散、連朴飲、香砂養胃丸、藿香正氣散等方劑中均有配伍。

厚朴用薑汁炒後止嘔效果較好。

【用量用法】　3～10g，煎服。

【注意事項】　虛證及孕婦慎用。

旋復花

【性味歸經】 苦、辛，鹹，微溫。入肺、肝、胃經。

【功能】 降逆下氣，止嘔。

【配伍應用】 治呃逆、嘔吐，可配生薑、半夏等藥同用，如旋復代赭石湯。

【用量用法】 3～10g，布包煎。

【注意事項】 體虛腸滑者不宜服。

沉 香

【性味歸經】 辛、苦，溫。入肺、脾、腎經。

【功能】 溫中降氣，和胃止嘔。

【配伍應用】 治胃失和降，胃寒氣滯濕阻所致的嘔吐，呃逆，脘腹脹痛，胸痞等症，常配半夏、丁香、藿香、陳皮、木香等同用。配方如：丁沉透膈湯等。

旋復花降脾肺痰飲上逆之氣，沉香降腎氣虛寒，脾胃濕滯上逆之氣。

【用量用法】 1～1.5g，研末沖服，亦可用原藥磨汁服。

【注意事項】 氣虛下陷、陰虛火旺者忌用。

佩 蘭

【性味歸經】 辛，平。入脾、胃經。

【功能】 醒脾化濕，和胃止嘔，祛暑辟濁。

【配伍應用】 治濕阻中焦所致的噁心嘔吐，泄瀉等症，可配藿香、半夏、陳皮等同用。

佩蘭與藿香作用相近，但藿香的發散力較強，所以，散暑濕表邪多用藿香而少用佩蘭。藿香的止嘔作用也大於佩蘭。佩蘭性較平緩，醒脾化濕作用較好，對濕鬱中焦，濕熱鬱蒸而口

黏膩不爽，多涎苔垢者效果較好。

【用量用法】　5～10g；鮮品加倍，煎服。

【注意事項】　血虛氣虛者慎用。

枇杷葉————

【性味歸經】　苦，平。入肺、胃經。

【功能】　降逆止嘔。

【配伍應用】　用於胃氣上逆之噁心嘔吐或胃熱嘔吐。可配半夏、茅根、生薑、檳榔等，如枇杷葉散。

【用量用法】　10～15g，煎服。

【注意事項】　寒證者慎用。

竹　茹————

【性味歸經】　甘，涼。入肺、胃經。

【功能】　清熱止嘔，化痰開鬱。

【配伍應用】　治濕熱嘔吐可配黃連、半夏等；虛熱嘔吐可配黨參（或人參）、大棗、生薑、甘草等。配方如：黃連橘皮竹茹半夏湯、橘皮竹茹湯、蘆根飲等。

半夏與竹茹均有化痰止嘔的作用，但半夏溫燥，燥濕化痰而止嘔；竹茹甘涼，清熱化痰而止嘔。

竹茹和枇杷葉均可治胃熱嘔吐，但枇杷葉多用於肺胃之風熱實火，胃氣上逆所致的嘔吐；竹茹多用於肺胃之虛熱痰濁所致的嘔吐。

【用量用法】　6～10g，煎服。

【注意事項】　寒濕之證及便溏者忌服。

黃　連————

【性味歸經】　苦，寒。入心、胃、大腸經。

【功能】 清熱燥濕，止嘔。

【配伍應用】 治胃腸有濕熱所致的嘔吐，可配竹茹、吳茱萸、半夏、生薑、厚朴等。如連朴飲、連理湯、半夏瀉心湯、梔連二陳湯等方劑中有配伍。

【用量用法】 2～10g，煎服，或入丸散。

【注意事項】 無濕熱實火者不宜用。

蘆　根

【性味歸經】 甘，寒。入肺、胃經。

【功能】 清熱生津，清胃止嘔，清肺瀉熱。

【配伍應用】 治胃熱嘔吐，反胃等，常配竹茹、生薑等同用。如蘆根飲。

竹茹多用於胃熱有濕者，蘆根多用於胃熱而津虧者。

【用量用法】 15～30g；鮮品加倍，煎服。鮮品可搗汁服。

白茅根

【性味歸經】 甘，寒。入肺、胃、膀胱經。

【功能】 清熱生津，清胃止嘔，涼血利尿。

【配伍應用】 治胃熱嘔吐，可配蘆根、竹茹等。

茅根與蘆根都可清熱，但茅根主走血分，蘆根則走氣分。

【用量用法】 15～30g；鮮品加倍，以鮮品為佳，煎服。

石　斛

【性味歸經】 甘、淡，微寒，入肺、胃經。

【功能】 滋陰養胃，清熱生津。

【配伍應用】 對胃陰不足而致的乾嘔，胃脘疼痛等，本品有一定療效。可配藿香、陳皮、枳殼、扁豆等同用。如治病

後熱壅嘔吐的石斛清胃散。

【用量用法】　6～15g；鮮品加倍，入湯劑宜先煎。

扁　豆————

【性味歸經】　甘，微溫。入脾、胃經。

【功能】　脾，化濕，消暑。

【配伍應用】　治暑濕嘔吐，腹瀉，腹痛等症。可配香薷、厚朴、藿香、白豆蔻等同用。配方如：香薷飲、十味香薷飲等。

本品補脾而不膩滯，化濕而不燥烈，對脾虛有濕或病後初補者也常配用本品，能健脾開胃，調養正氣而無飽悶之弊。

治暑濕宜生用，健脾開胃宜炒用。

【用量用法】　10～20g，煎服。

代赭石————

【性味歸經】　苦、甘，寒。入肝、胃、心包經。

【功能】　鎮逆降氣，平肝瀉火，涼血止血。

【配伍應用】　治肝胃氣逆所致的嘔吐，噫氣呃逆，噎膈反胃等症，可配旋復花、半夏、生薑、大棗等同用，如旋復代赭湯。

代赭石和旋復花同可降逆止嘔，但旋復花偏降肺胃之逆氣，代赭石偏降肝胃之逆氣。旋復花微溫，入氣分，代赭石性寒，入血分。

【用量用法】　10～30g，煎服。

【注意事項】　虛寒證及孕婦忌用。

七、便秘用藥

大黃────

【性味歸經】　苦，寒。入胃、大腸、肝經。

【功能】　攻積通便，清熱瀉火，解毒，行瘀。

【配伍應用】　治胃腸積滯，大便秘結，尤適於熱結便秘者。若無實熱，反而為寒積者，應適當配用溫裡藥同用。

方例：九制大黃丸、大承氣湯、大陷胸湯、大黃甘草湯、大黃附子湯、三物備急丸、小承氣湯、五仁潤腸丸、木香檳榔丸、牛黃解毒片、枳實導滯丸、厚朴三物湯、麻子仁丸、溫脾湯、增液承氣湯等。

【用量用法】　3～12g，煎服。便秘欲攻下者，宜生用。

【注意事項】　非實、無熱之證忌用，孕婦忌服。

芒硝────

【性味歸經】　鹹、苦，寒。入胃、大腸經。

【功能】　瀉熱通便，潤燥軟堅。

【配伍應用】　治實熱積滯所致大便燥結不利或不通者，常配大黃同用。方例：大承氣揚、大陷胸湯、新加黃龍湯、增液承氣湯。

【用量用法】　10～15g，沖入藥汁內，或開水溶化後服。

【注意事項】　孕婦忌用。

番瀉葉────

【性味歸經】　甘、苦，寒。入大腸經。

【功能】　導瀉實熱，導滯通便。

【配伍應用】 治便秘，對熱結便秘或腸燥便秘均有效。因其性寒瀉熱，對熱結便秘更為適宜。手術前用本品代替西藥作清腸劑，效果良好。單用有效，量大有峻瀉作用。亦可配其他瀉下藥同用，以增強療效。單用本品劑量過大，易產生噁心，嘔吐，腹痛等副作用。一般劑量也可出現腹痛，但輕而緩和。

本品攻下作用勝於大黃，瀉熱解毒作用不及大黃，且無行瘀及清瀉血熱作用。

【用量用法】 緩下 1.5～3g，攻下 5～10g，用開水泡服。入湯劑後下。

【注意事項】 虛證、經期、孕婦、乳母及痔瘡較重者均忌用。

枳 實————

【性味歸經】 苦，微寒。入脾、胃經。
【功能】 破氣消積，通便，行痰。
【配伍應用】 治胃腸積滯所致腹脹便秘。方例：大承氣揚、小承氣湯、厚朴三物湯、麻子仁丸。
【用量用法】 3～10g，煎服。

厚 朴————

【性味歸經】 苦、辛，溫。入脾、胃、大腸經。
【功能】 溫中下氣，燥濕消痰，消積通滯。
【配伍應用】 治食積氣滯所致的腹脹，便秘。方例：大承氣湯、小承氣湯、厚朴三物湯、麻子仁丸。

枳實、厚朴雖有通便的作用，但其力不及芒硝、大黃；枳實、厚朴偏於理氣，消痞除滿，芒硝、大黃偏於攻下，潤燥除實。

【用量用法】 3～10g，煎服。

蘆 薈————————

【性味歸經】 苦，寒。入肝、胃、大腸經。

【功能】 瀉熱通便，涼肝明目，殺蟲消積。

【配伍應用】 治熱結便秘或習慣性便秘，對便秘兼有肝經實熱者更為適宜。方例如：當歸龍薈丸。

【用量用法】 1～2g，宜入丸散，不入湯劑。

【注意事項】 本品刺激性較大，且有破血作用，胃弱者及孕婦均當忌用。

甘 遂————————

【性味歸經】 苦，寒，有毒。入脾、肺、腎經。

【功能】 瀉水逐飲，通利二便，消腫散結。

【配伍應用】 本品屬峻下藥，治二便不利，水腫脹滿及大便不通之重證（如單純性腸梗阻），常配大黃、芒硝等同用。方例：大陷胸湯、甘遂通結湯。

【用量用法】 入丸散，每次 0.5～1g。

【注意事項】 甘遂的峻下逐水作用較強，一般便秘或大便不通輕症者不可妄用；體虛者及孕婦忌用。反甘草。

大 戟————————

【性味歸經】 苦，寒，有毒。入肺、脾、腎經。

【功能】 瀉水逐飲，通利二便，消腫散結。

【配伍應用】 大戟亦屬峻下藥，雖能通利二便，但目的是為了逐水，能使上中下三焦之水通過二便逐出體外。芫花亦屬此類。一般便秘不用。

【用量用法】 1.5～3g，煎服。散劑每次 1g。

【注意事項】　同甘遂。

牽牛子————

【性味歸經】　辛，苦，寒，有毒。入肺、腎、大腸經。
【功能】　瀉下逐水，通利二便，祛痰殺蟲。
【配伍應用】　治水腫、氣滯便秘。對三焦氣滯，濕熱鬱結之便秘較為為適宜。方例如：禹功散、萬應丸、木香檳榔丸等。

　　牽牛子雖然也有逐水作用，但相對於其他逐水藥來說功力較弱。但其瀉下作用比番瀉葉、芒硝要強。
【用量用法】　3～10g，打碎入煎劑；散劑每次1.5～3g。
【注意事項】　體虛者及孕婦忌用。

巴　豆————

【性味歸經】　辛，熱，有大毒。入胃、大腸、肺經。
【功能】　瀉寒積，逐痰行水。
【配伍應用】　本品屬強力峻下之藥，專治寒積便秘，腹痛脹滿之重症而氣血未衰者。方例：三物備急丸。
【用量用法】　內服0.1～0.3g，多入丸散。
【注意事項】　多製成巴豆霜使用，以減其毒。本品毒劇性猛，易劫傷陰液，輕症便秘、體虛之人及孕婦均忌用。畏牽牛子。

火麻仁————

【性味歸經】　甘，平。入脾、胃、大腸經。
【功能】　潤腸通便，生津止渴。
【配伍應用】　治腸燥便秘，尤其對老人、病後、產婦、

體弱者等由於津液不足而致的腸燥便秘更為適宜。

方例：五仁潤腸丸、麻子仁丸。

【用量用法】 10～30g，煎服。

鬱李仁————

【性味歸經】 辛、苦、甘，平。入脾、大腸、小腸經。

【功能】 潤腸通便，利水消腫。

【配伍應用】 治腸燥便秘。方例：五仁丸、五仁潤腸丸、麻仁丸。

其潤下作用比火麻仁稍強。

【用量用法】 5～12g，煎服。

【注意事項】 鬱李仁多用則耗津液，陰液虧虛者及孕婦不宜多用。

蜂　蜜————

【性味歸經】 甘，平。入肺、脾、大腸經。

【功能】 潤肺補中，潤腸通便，止咳，緩急。

【配伍應用】 治腸燥便秘，對年老、體虛、津液不足者更為適宜。單用有效。煎熟後潤下作用減弱，而主要用於補中。

【用量用法】 15～30g，沖服，或入丸劑、膏劑。

【注意事項】 見咳嗽節。

柏子仁————

【性味歸經】 甘，平。入心、肝、脾經。

【功能】 養心安神，潤腸通便。

【配伍應用】 治腸燥便秘，對陰虛血少、老人、產後血虛而致的便秘尤為適宜；又有養心安神作用，多用於陰虛血

少，心神不安又有腸燥便秘者。方例：五仁丸、五仁潤腸丸。
柏子仁的通便作用比火麻仁小。

【用量用法】　10～18g，煎服。

杏　仁————

【性味歸經】　苦，溫，有小毒。入肺、大腸經。

【功能】　止咳平喘，潤腸通便。

【配伍應用】　治腸燥便秘，對於肺氣不降而致的氣秘及老人、虛人、產婦之腸燥便秘均有一定療效。

方例：五仁丸、麻子仁丸。

【用量用法】　3～10g，煎服，宜後下。

瓜　蔞————

【性味歸經】　甘、苦，寒。入肺、胃、大腸經。

【功能】　清肺化痰，潤腸通便，寬胸利氣。

【配伍應用】　治腸燥便秘，對肺及大腸有熱，津液不足及老人津少腸燥等所致的腸燥便秘均有效。瓜蔞仁的潤腸通便作用勝於全瓜蔞、瓜蔞皮。常配火麻仁、鬱李仁、杏仁等同用。

【用量用法】　瓜蔞仁 10～15g，煎服。

【注意事項】　見咳喘節。

胖大海————

【性味歸經】　甘、淡，寒。入肺、大腸經。

【功能】　潤腸通便，清肺利咽。

【配伍應用】　治熱結便秘，對熱結便秘並出現頭痛，咽喉疼痛，目赤等症狀者有較好療效。單用開水泡飲對便秘輕症有良效；亦可配清熱、潤腸通便藥同用。

【用量用法】 3～5枚，沸水泡服或煎服。

知　母————————

【性味歸經】 苦，寒。入肺、胃、腎經。

【功能】 滋陰潤燥，清熱瀉火。

【配伍應用】 治陰虛大便燥結，方例：育陰煎。該藥通便作用較弱，若便秘較重，可根據具體情況配其他通便藥同用。

【用量用法】 6～12g，煎服。

決明子————————

【性味歸經】 甘、苦，微寒。入肝、腎經。

【功能】 潤腸通便。

【配伍應用】 治腸燥便秘或熱結便秘。單用有一定療效，但作用緩和。若熱結便秘內熱較重者，當配清熱、瀉火、通便藥同用。

【用量用法】 10～15g，煎服。

生　地————————

【性味歸經】 甘、苦，涼。入心、肝、腎經。

【功能】 清熱涼血，滋陰潤燥。

【配伍應用】 治熱病傷陰而致的津虧腸燥便秘或陰虛火旺，津血虛少而致的虛秘等。方例：育陰煎、固本丸、五仁潤腸丸、新加黃龍湯、增液承氣湯、增液湯等。

【用量用法】 10～30g，煎服，或以鮮品搗汁入藥。

紫　草————————

【性味歸經】 苦，寒。入心、肝經。

【功能】　涼血活血，解毒透疹，利大腸。

【配伍應用】　治便秘，多用於痘疹透發不暢，血熱毒盛而兼有便秘者，單純用於一般便秘者極少。

【用量用法】　3～10g，煎服，或作散劑。

秦　艽

【性味歸經】　苦、辛，平。入肝、膽經。

【功能】　祛風濕，退虛熱，利二便。

【配伍應用】　可用於內有濕熱，大便秘結者，如濕熱黃疸兼有便秘者；也可用於骨蒸勞熱，腸燥便秘等。但通便作用甚小。

【用量用法】　5～10g，煎服。

皂　莢

【性味歸經】　辛，溫，有小毒。入肺、大腸經。

【功能】　祛痰，開竅，通便。

【配伍應用】　治大便秘結。可用於中風大便秘結者。也有用於治療蛔蟲性腸梗阻之報導。方例：萬應丸。

【用量用法】　1.5～5g，煎服；焙焦存性，研粉吞服，每次0.6～1.5g。

【注意事項】　虛證、咯血者（或有咯血傾向者）、孕婦均忌用。

桃　仁

【性味歸經】　苦、甘，平。入心、肝、大腸經。

【功能】　活血祛瘀，潤燥滑腸。

【配伍應用】　治腸燥便秘，對老人、虛人、產婦等因血少津虧而致的腸燥便秘有一定療效。通便作用緩而弱，有活血

作用，不宜過量，多配伍使用。方例：五仁丸、五仁潤湯丸。

【用量用法】　6～10g，搗碎，煎服。

【注意事項】　孕婦忌用。

肉蓯蓉————

【性味歸經】　甘、鹹，溫。入腎、大腸經。

【功能】　補腎壯陽，潤腸通便。

【配伍應用】　治腸燥便秘，其溫潤之性對虛寒性便秘較為適宜。單用有一定療效，亦可配火麻仁等同用。

【用量用法】　10～20g，煎服。

【注意事項】　有實熱或虛火者不宜用。

鎖　陽————

【性味歸經】　甘、溫。入肝、腎經。

【功能】　補腎壯陽，潤腸通便，益精養血。

【配伍應用】　治腸燥便秘，對血虛津枯腸燥之便秘有一定療效。單用有效，亦可配火麻仁、當歸、熟地等同用。

【用量用法】　10～15g，煎服。

胡桃仁————

【性味歸經】　甘，溫。入肺、腎經。

【功能】　補肺益腎，潤腸通便。

【配伍應用】　治腸燥便秘，對老人、虛者因津液虧虛而致的腸燥便秘、習慣性便秘有一定療效。可單用或配其他潤腸通便藥同用。

【用量用法】　10～30g，煎服，潤腸通便宜去皮用。

當　歸

【性味歸經】　甘、辛，溫。入心、肝、脾經。

【功能】　補血，潤腸。

【配伍應用】　治血虛腸燥便秘。方例：五仁潤腸丸。當歸通便作用緩而弱，多配伍使用。

【用量用法】　5～15g，煎服。

何首烏

【性味歸經】　苦、甘、澀，微溫。入肝、腎經。

【功能】　補肝腎，益精血，通便。

【配伍應用】　治血虛津少、精血不足而致的腸燥便秘，單用或配其他通便藥同用均有良效。

【用量用法】　10～30g，煎服。

桑椹子

【性味歸經】　甘、酸，寒。入肝、腎經。

【功能】　滋陰養血，補肝腎，潤腸。

【配伍應用】　治腸燥便秘，對陰虛血少、津虧而致的腸燥便秘有效。常單味熬膏服或配生地、火麻仁等同用。

【用量用法】　10～15g，煎服；桑椹膏 15～30g，用開水沖服。

天門冬

【性味歸經】　甘、微苦，寒。入肺、腎經。

【功能】　滋陰潤燥。

【配伍應用】　治腸燥便秘，對陰虛津少而致的腸便秘有一定療效。方例：固本丸。

【用量用法】 6～15g，煎服。

麥門冬（麥冬）───────

【性味歸經】 甘、微苦，寒。入心、肺、腎經。

【功能】 清心潤肺，養胃生津，養陰潤燥。

【配伍應用】 治腸燥便秘，對陰津虧乏之腸燥便秘有一定療效。方例：五仁潤腸丸、固本丸、育陰煎、新加黃龍湯、增液承氣湯。

【用量用法】 10～15g，煎服。

玄　參───────

【性味歸經】 苦、鹹，寒。入肺、胃、腎經。

【功能】 滋陰潤燥，瀉火解毒。

【配伍應用】 治腸燥便秘，對熱病耗傷津液而致的津枯便秘有一定療效。方例：增液承氣湯、新加黃龍湯。

【用量用法】 10～15g，煎服，或入丸散。

萊菔子───────

【性味歸經】 辛、甘，平。入肺、胃經。

【功能】 消食導滯，下氣化痰，通便。

【配伍應用】 治飲食積滯而致的腹脹便秘。可用本品治療手術後因麻醉而引起的腹脹，不食，便秘等（多用於非胃腸道手術後），以促進腸蠕動的恢復。

【用量用法】 6～10g，煎服。

檳　榔───────

【性味歸經】 苦、辛，溫。入脾、胃、大腸經。

【功能】 下氣通便，殺蟲破積，利水。

【配伍應用】　治食積、蟲積而致的腹脹、便秘。方例：麻仁丸、萬應丸、木香檳榔丸、木香流氣飲。

【用量用法】　6～15g，煎服。

牛蒡子

【性味歸經】　辛、苦，寒。入肺、胃經。

【功能】　疏風，透疹，解毒，利咽，通利二便。

【配伍應用】　治血熱便秘，但通便作用較小，多配清熱瀉火通便之藥同用。

【用量用法】　6～10g，煎服，或入丸散。

八、咳嗽、哮喘用藥

川貝母　浙貝母————

【性味歸經】　苦、甘，涼。入肺經。

【功能】　潤肺止咳，化痰散結。

【配伍應用】　川貝母潤肺化痰而止咳，其性味苦涼，有輕微清熱作用，可輕泄肺熱。多用於肺熱燥咳，虛勞久咳，痰熱咳嗽等。單用有一定療效·方例：貝母散、貝母栝蔞散、百合固金丸、半貝丸、橘紅丸等。

浙貝母性味苦寒，作用與川貝母基本相同，但其性寒而微有辛散作用，可用於風熱外感咳嗽之實證，清火散結力較川貝母為強，止咳作用偏於清肺化痰止咳；川貝母性較平緩，無發散作用，止咳作用偏於潤肺化痰止咳。

【用量用法】　3～10g，煎服；研細末沖服，每次1～1.5g。

【注意事項】　有寒或濕痰、痰飲及脾胃虛弱者忌用。反

烏頭。

胖大海————

【性味歸經】　甘、淡，寒。入肺、大腸經。

【功能】　清肺熱，利咽喉，潤腸通便。

【配伍應用】　治肺熱咳嗽，音啞，便秘等。輕症，可單味開水泡服；病情重者可配伍清化熱痰藥等同用。

【用量用法】　3～5枚，沸水泡服或煎服。

半　夏————

【性味歸經】　辛，溫，有毒。入脾、胃經。

【功能】　燥濕化痰，降逆止嘔，消痞散結。

【配伍應用】　本品燥濕化痰，可用於濕痰咳嗽，咳喘痰多而清稀，痰飲等，可配陳皮、茯苓、甘草等同用，如二陳湯，對風痰寒痰亦可使用，方如半夏白朮天麻湯、半夏丸等。本品性雖溫燥，但配伍清熱、潤肺等化痰藥亦可治熱痰或燥痰咳嗽，方如清氣化痰丸等。半夏消痰止咳，其性善降，所以常配伍降氣、定喘等藥以治咳逆、痰喘及哮喘等，方如蘇子降氣湯、射干麻黃湯、定喘湯、小青龍湯等。

另外，小青龍加石膏湯、半夏湯、半夏厚朴湯、導痰湯、參蘇飲、橘紅丸、竹瀝達痰丸、六君子湯、茯苓丸、杏蘇散等有治咳嗽、哮喘作用的方劑中均有配伍。

【用量用法】　5～10g，煎服。

【注意事項】　生半夏毒性較大，多外用。內服須炮製。薑半夏多用於止嘔；清半夏、法半夏多用於燥濕化痰，健脾胃。但清半夏燥性較小，適於體弱及寒濕較輕者；半夏曲多用於化痰消食開鬱。禁忌：見嘔吐節。

天南星————————

【性味歸經】　苦、辛，溫，有毒。入肝、肺、脾經。

【功能】　燥濕化痰，祛風定驚，消腫散結。

【配伍應用】　治痰濕咳嗽。天南星毒性較大，口服須炮製，經白礬水浸泡，再與生薑共煮，切片曬乾，即為制南星，有燥濕化痰的作用。生南星研末，與牛膽汁加工製成的南星稱膽南星。膽南星性味苦涼，有清熱化痰作用，可用於痰咳、痰喘。方例：導痰湯、清氣化痰丸等。

南星和半夏都有燥濕化痰的作用，但半夏偏於化脾胃之濕痰，並能止嘔；南星偏於祛經絡之風痰。半夏用於治療咳喘，用途甚廣；南星雖然用於咳嗽的治療，但臨床上的使用較半夏少，而多用於中風、驚風、癲癇的治療。

【用量用法】　制南星 3～10g，煎服；膽南星：1.5～6g，煎服；生南星多入丸散，每次 0.3～1g。

【注意事項】　燥咳者或孕婦忌用。

前　胡————————

【性味歸經】　苦、辛，微寒。入肺經。

【功能】　疏風清熱，降氣化痰。

【配伍應用】　治肺熱咳嗽氣實痰多者。對風熱感冒之咳嗽痰多更為適宜。方例：杏蘇散、敗毒散、參蘇飲、茯苓丸、桔梗湯。

前胡降氣化痰及疏風清熱的作用還可用於因外感風熱所致的咳嗽喘滿，氣結痰喘或痰閉喘咳屬熱證實證者。方例：蘇子降氣湯。

【用量用法】　6～10g，煎服。

【注意事項】　陰虛咳嗽、寒飲咳嗽不宜用。

竹　茹

【性味歸經】　甘，涼。入肺、胃經。

【功能】　清熱化痰，滌痰開鬱，和胃止嘔。

【配伍應用】　治肺熱咳嗽，痰多黃稠及胃熱嘔吐等症。
可配清化熱痰藥同用。

【用量用法】　6～10g，煎服。

竹　瀝

【性味歸經】　甘，寒。入心、肝、肺經。

【功能】　清熱豁痰，祛痰透絡，潤燥利便。

【配伍應用】　治肺熱咳嗽或痰熱壅肺所致咳嗽喘促等
症。單用有一定療效。方例：竹瀝達痰丸。

　　竹茹善清肺胃之痰熱，以治嘔逆及咳嗽。竹瀝善除心、
胃、肝經之痰熱、風痰而治驚風、癲狂、中風偏癱、高熱神昏
等。清熱之力比竹茹強大。

【用量用法】　30～50g，沖服。

【注意事項】　寒嗽、寒痰及中虛便溏者忌用。

瓜　蔞

【性味歸經】　甘、苦，寒。入肺、胃、大腸經。

【功能】　清熱化痰，寬胸降氣，潤腸通便，消腫療癰。

【配伍應用】　治肺熱咳嗽，痰多黃稠，咯痰不爽等症。
方例：貝母栝蔞散、桔梗湯（桔梗湯內為瓜蔞皮）。若治停飲
積痰，胸滿喘急，可配半夏、枳實、桔梗等，如瓜蔞實丸；若
治痰熱壅肺而咳嗽、喘促，可配知母、浙貝母、黃芩、梔子、
桑白皮、五味子等，如二母寧嗽湯；若治痰濁凝結於胸之胸
痛，喘息，不得平臥，可配薤白、半夏等，如栝蔞薤白白酒

湯、栝蔞薤白半夏湯等。

瓜蔞皮偏於降氣寬胸，亦可清熱化痰；瓜蔞仁偏於潤肺降痰，潤腸通便。

【用量用法】 全瓜蔞 10～20g；瓜蔞皮 6～12g，煎服。

【注意事項】 寒飲及虛寒泄瀉者忌用。反川烏、草烏。

天竺黃————

【性味歸經】 甘，寒。入心、肝、膽經。

【功能】 清熱化痰，涼心定驚。

【配伍應用】 治小兒痰熱咳喘，痰多，痰閉喘急等。治痰熱咳喘可配清熱解毒、降氣化痰等類藥如黃連、黃芩、貝母、瓜蔞等同用；治痰閉喘急可配僵蠶、黃連、青黛、麝香等同用，方如天竺黃丹。

【用量用法】 3～6g，入湯劑；研末吞服，每次 0.6～1g。

海浮石————

【性味歸經】 鹹，寒。入肺、腎經。

【功能】 清肺化痰，軟堅通淋。

【配伍應用】 可用於痰熱咳嗽，頑痰黏稠不易咳出者，常配膽星、貝母、陳皮、白芥子、木通等同用。配杏仁、滑石、薄荷等可治小兒風溫燥熱，咳嗽痰喘。方如海浮石滑石散。

【用量用法】 6～10g，煎服。

海蛤殼————

【性味歸經】 鹹，寒。入肺經。

【功能】 清熱化痰

【配伍應用】　治痰熱喘嗽等症。如黛蛤散。

【用量用法】　10～15g，海蛤粉包煎；入丸散服，每次1～3g。

礞　石————

【性味歸經】　鹹，平。入肝、肺、胃經。

【功能】　除痰，下氣，鎮痙。

【配伍應用】　治頑痰內結，咳逆喘急等症。方例：礞石滾痰丸、竹瀝達痰丸等。

【用量用法】　煎服，6～10g；入丸散劑，每次1.5～3g。

【注意事項】　非實證痰積、體弱或孕婦均忌用。

白芥子————

【性味歸經】　辛，溫。入肺、胃經。

【功能】　豁痰利氣，溫胃散寒，消腫散結。

【配伍應用】　本品能利肺氣，寬胸膈，化寒痰，豁痰涎，消水飲，散痰結，治寒痰凝滯於肺所致的咳嗽氣喘，胸脇滿悶，痰多清稀等症，可配蘇子、萊菔子等同用，如三子養親湯。亦治痰飲結聚胸脇，氣喘咳逆，滿悶胸痛等症，常配甘遂、大戟等同用，如控涎丹等。

【用量用法】　3～10g，煎服。

【注意事項】　肺虛久嗽，乾咳及陰虛炎旺之勞嗽忌用。

皂　莢————

【性味歸經】　辛，溫，有小毒。入肺、大腸經。

【功能】　祛痰止咳，通竅搜風。

【配伍應用】　消頑痰，行痰滯，治頑痰阻塞氣道，痰黏

不易咯出，咳嗽痰稠，喘氣胸滿等症。單用有一定療效。

方例：皂莢丸、冷哮丸等。

【用量用法】 1.5～5g，煎服；焙焦存性，研粉吞服，每次 0.6～1.5g。

【注意事項】 虛證咳嗽、咯血及孕婦忌服。

鐘乳石————

【性味歸經】 甘，溫。入肺、腎經。

【功能】 溫肺止咳，壯陽，通乳。

【配伍應用】 治寒嗽痰喘，可配麻黃，杏仁等。治虛勞喘咳可配山藥、苡仁、百合、山藥、黨參、鱉甲、貝母、天冬、桑白皮等。

【用量用法】 10～20g，煎服。

杏 仁————

【性味歸經】 苦，溫，有小毒。入肺、大腸經。

【功能】 止咳平喘，潤腸通便。

【配伍應用】 杏仁有散風寒，降肺氣，潤燥化痰而止咳平喘等作用，治風寒犯肺，咳嗽氣喘，常配半夏、蘇葉、前胡等同用，如杏蘇散。如果風熱犯肺，熱邪壅肺，可配麻黃、石膏、甘草，如麻杏石甘湯治肺熱喘咳。治肺虛咳喘須配伍適當的補益類藥同用，如配人參、蛤蚧等，方例：人參蛤蚧散。

另如：麻黃湯、厚朴麻黃湯、定喘湯、大陷胸湯、橘紅丸、止嗽化痰丸、加味瀉白散、清燥救肺湯、清氣化痰丸、桔梗湯、桑菊飲等方劑中均有配伍。

甜杏仁性味甘平，無毒，可用於虛證喘咳。

杏仁辛宣苦降，以降為主，所以在治療外感咳嗽時必須配用辛散解表藥。但又因其有一定的宣散作用，治療陰虛燥咳時

又須配伍養陰潤燥藥同用。

　　川貝母止咳，主要是清化熱痰、燥痰；杏仁止咳平喘，主要是宣散、降氣、祛痰而治風寒喘咳。

　　【用量用法】　3～10g，煎服，宜後下。

　　【注意事項】　氣虛咳嗽、陰虛咳嗽慎用。杏仁有小毒，不可過量使用。

桔　梗————

　　【性味歸經】　苦、辛，平。入肺經。

　　【功能】　宣肺祛痰，疏風解表，升提利咽。

　　【配伍應用】　本品宣通肺氣，祛痰止咳。治風寒咳嗽，痰液稀白，頭痛胸悶，鼻塞流涕等症，常配蘇葉、荊芥、杏仁、半夏等同用；治風熱咳嗽，可配桑葉、菊花、薄荷、連翹、杏仁等。方例如桔梗湯、人參黃芪散、加味瀉白散、清化湯、清肺抑火丸、止嗽散、參蘇飲等。

　　杏仁和桔梗都可用於咳嗽，但杏仁偏於宣降肺氣而化痰止咳，而桔梗則偏於宣升肺氣而祛痰止咳。

　　【用量用法】　3～10g，煎服。

　　【注意事項】　虛證咳嗽、乾咳、有咳血傾血者不宜用。

紫　菀————

　　【性味歸經】　苦，溫。入肺經。

　　【功能】　化痰止咳，潤肺降氣。

　　【配伍應用】　本品可化痰止咳，降肺氣，定喘逆，潤肺開鬱，治咳嗽氣喘，咯痰不爽等症。治外感咳嗽，久咳不止，咯痰不爽　，可配百部、荊芥、白前、桔梗、陳皮等，方如止嗽散；治虛勞咳嗽，或有膿血，可配人參、桔梗、黃芪、鱉甲、地骨皮、半夏等，方如人參黃芪散；治痰熱壅盛，咳嗽喘

急者，可配黃芩、丹皮、陳皮、桔梗、天冬、麻黃、石膏等，方如百花定喘丸。另如橘紅丸、止嗽化痰丸等方劑中亦有配伍。

本品溫而不熱，潤而不燥，寒咳、熱咳、久咳、虛咳以及勞嗽咯血者均可使用，是止咳化痰的常用藥物。本品蜜炙後潤肺作用較好，適於久咳、乾咳、勞嗽血痰等症。

【用量用法】 5～10g，煎服。

款冬花

【性味歸經】 辛，溫。入肺經。

【功能】 溫肺化痰，止咳平喘，消痰下氣。

【配伍應用】 治咳嗽、哮喘。久咳不止者，常配紫菀，方如紫菀散；外寒內熱，哮喘咳嗽者，常配麻黃、白果、桑白皮、蘇子、杏仁、黃芩等，如定喘湯。另如橘紅丸、冷哮丸、止嗽化痰丸、百花定喘丸等方劑中均有配伍。

款冬花同紫菀一樣，性雖屬溫，但不熱不燥，適當配伍，對寒咳、熱咳、久咳、勞咳有較好的治療作用。紫菀的祛痰作用較好，款冬花的鎮咳作用較好，故兩藥常配合使用。

【用量用法】 5～10g，煎服。

【注意事項】 肺陰不足，火熱咳嗽者忌用。

百 部

【性味歸經】 甘、苦，微溫，有小毒。入肺經。

【功能】 潤肺，止咳，殺蟲。

【配伍應用】 治咳嗽（肺結核、百日咳、支氣管炎等）。外感咳嗽者，可配紫菀，桔梗、荊芥、白前等，方如止嗽散；肺癆咳嗽，痰中帶血者，可配天冬、麥冬、生地、熟地、沙參、川貝、阿膠、三七等，方如月華丸。它如百部散等

方劑中亦有配伍。

【用量用法】　5～10g，煎服。

白　前————

【性味歸經】　辛，甘，微溫。入肺經。

【功能】　宣降肺氣，祛痰止咳。

【配伍應用】　本品降肺之逆氣，祛痰之阻塞，可治肺氣壅實，氣逆咳喘，痰多咳嗽，胸膈滿悶等症。方例：白前湯、止嗽散等。

白前與前胡都可降氣祛痰，但前胡微寒，白前微溫；前胡多用於外感咳嗽，白前多用於肺壅實之喘咳。

【用量用法】　3～10g ，煎服。

【注意事項】　氣虛喘咳不宜用。

桑白皮————

【性味歸經】　甘、寒。入肺、脾經。

【功能】　瀉肺平喘，利水消腫。

【配伍應用】　本品瀉肺火，降肺氣以治喘咳氣逆。治肺熱喘咳，可配地骨皮、生甘草等，方如瀉白散；治肺熱咳嗽，痰黃而黏，可配前胡、貝母、麥冬、甘草、苦杏仁等，方如前胡散。另外，桔梗湯、人參定喘湯、人參黃芪散、加味瀉白散、定喘湯等方劑中亦有配伍。

【用量用法】　10～15g，煎服。

【注意事項】　肺氣虛寒咳慎用。

枇杷葉————

【性味歸經】　苦，平。入肺、胃經。

【功能】　清熱化痰，瀉肺降火，和胃降逆。

【配伍應用】　本品善治肺熱咳喘。單用有一定療效。治肺熱喘咳，痰稠黃者，可配沙參、桑白皮、梔子、黃連等，如枇杷葉膏。治溫燥傷肺，乾咳無痰，氣逆喘促者，可配葉、石膏、麥冬、人參等，如清燥救肺湯。

枇杷葉與桑白皮都能治肺熱咳嗽，但桑白皮的清熱力稍強，且能瀉肺行水；枇杷葉清肅肺胃，和胃止嘔，治咳嗽嘔噦。

枇杷葉蜜炙後，其潤肺止咳作用加強。

【用量用法】　10～15g，煎服。

【注意事項】　風寒咳嗽及寒嘔不宜用。用時須除去背面絨毛。

馬兜鈴————

【性味歸經】　苦、微辛，寒。入肺、大腸經。

【功能】　清肺降氣，止咳平喘。

【配伍應用】　治咳嗽痰喘屬肺熱者。單用有一定療效。方例：保和湯、阿膠散等。

馬兜鈴與枇杷葉都能清肺熱，止咳喘，但枇杷葉入肺、胃經，清肅肺胃，並可和胃止嘔；馬兜鈴入肺、大腸經，兼清大腸之熱，有湧吐作用，胃氣虛者服之易吐。

款冬花善治寒性咳喘，馬兜鈴偏治肺熱咳喘。

桔梗偏治外感咳喘，馬兜鈴偏治肺熱久咳熱喘。

蜜炙馬兜鈴可減弱其湧吐作用。

【用量用法】　3～10g，煎服。

【注意事項】　虛寒、風寒等寒性咳嗽者不宜用，孕婦（有孕吐者）及胃氣虛者慎用。

蘇　子————

【性味歸經】　辛，溫。入肺、大腸經。

【功能】　下氣消痰，止咳平喘。

【配伍應用】　有降肺氣，消痰阻，潤心肺，開鬱悶，止咳喘等作用，可治肺失肅降，氣逆痰滯之咳喘，胸悶等症。

方例：三子養親湯、蘇子降氣湯、小兒止嗽金丹、定喘湯、橘紅丸、華蓋散、蘇葶丸等。

白芥子、蘇子皆辛溫，止咳平喘，白芥子重在豁痰，對痰阻氣滯之咳喘效果好；蘇子重在降氣，主要用於肺氣上逆之咳喘。

萊菔子與蘇子都能降氣平喘，但萊菔子消痰作用優於蘇子，蘇子降肺氣作用大於萊菔子。

【用量用法】　5～10g，煎服。

【注意事項】　氣虛喘嗽者忌用。

葶藶子————

【性味歸經】　辛、苦，寒。入肺、膀胱經。

【功能】　祛痰逐飲，瀉肺降氣，行水消腫。

【配伍應用】　治肺氣壅滯，痰飲犯肺致肺失肅降而咳嗽多痰，氣逆喘滿者。方例：葶藶大棗瀉肺湯、蘇葶丸、大陷胸湯等。體虛者可配伍補益藥同用。如加味腎氣湯、加味理飲湯等。

葶藶子有很好的瀉肺行水作用。對水氣賁鬱於肺而喘急滿悶者，李時珍認為「非此不能除」。

【用量用法】　3～10g，煎服。

【注意事項】　肺氣虛而喘咳者及孕婦忌用。

旋復花────

【性味歸經】　苦，辛、鹹，微溫。入肺、肝、胃經。

【功能】　消痰，降氣，平喘。

【配伍應用】　治痰飲蓄積，肺氣不降，咳嗽痰多而稠，喘促氣逆者，可配桔梗、桑白皮、鱉甲、大黃等，如旋復花湯。治外感風寒，咳嗽痰多，痰喘氣急，可配前胡、荊芥、半夏等，如金沸草散。

【用量用法】　3～10g，煎服，包煎。

【注意事項】　勞嗽、燥熱咳嗽者忌用。

白　果────

【性味歸經】　甘、苦、澀、平，有小毒。入肺、腎經。

【功能】　斂肺益氣，降痰平喘。

【配伍應用】　治哮喘痰嗽（支氣管哮喘、慢性支氣管炎、肺結核等所致）屬痰熱內盛者，可配麻黃、黃芩、蘇子、杏仁款冬花等，如定喘湯。炒熟後益肺定喘作用增強。

【用量用法】　6～10g，煎服。

【注意事項】　外感咳嗽忌用。

五味子────

【性味歸經】　酸，溫。入肺、腎經。

【功能】　斂肺止咳，生津止汗，滋腎澀精。

【配伍應用】　五味子有斂肺氣，滋腎陰，納腎氣，生津止渴等作用，多用於治肺虛或肺腎兩虛之咳嗽喘促。但臨床上並不限於虛證，治療一些實證咳喘，亦常配五味子等同用。

方例：滋陰清化丸、拯陰理勞湯、麥味地黃丸、生脈散、茯苓丸、百花定喘丸、人參定喘湯、人參清鎮丸、小青龍湯、

常用中藥性味功能速查

厚朴麻黃湯、射干麻黃湯等。

五味子與白果均可斂肺止咳喘，但五味子主要作用是斂肺止咳，治咳嗽日久，或兼喘促者；白果主要作用斂肺，降痰平喘，治痰喘且咳者。

【用量用法】　2～6g，煎服；研末服，每次1～3g。

【注意事項】　外感咳嗽及實熱喘咳忌用。

人　參

【性味歸經】　甘、微苦，溫。入脾、肺經。

【功能】　補肺益脾，補氣固脫，生津安神。

【配伍應用】　大補肺氣治肺虛喘促。可用黨參代用。

方例：參蚧散、人參蛤蚧散、人參胡桃湯、人參定喘湯、清燥救肺湯等。在一些治療久咳肺虛的劑中也常使用，如麥門冬湯、異功散、生脈散、人參黃芪散等。

【用量用法】　5～10g，煎服，宜文火另煎，將參汁兌入其他藥湯內飲服；研末吞服，每次1～2g，日服2～3次。

【注意事項】　實證喘咳忌用。反藜蘆，畏五靈脂。

沙　參

【性味歸經】　甘，微寒。入肺經。

【功能】　潤肺止咳，養陰生津。

【配伍應用】　治肺陰不足所致的乾咳痰少，咽乾口渴，或痰中帶血，虛熱等症。

方例：沙參麥冬湯、桑杏湯、月華丸等。

【用量用法】　10～15g，鮮品15～30g，煎服。

【注意事項】　肺寒咳嗽痰多及風寒咳嗽者忌用。反藜蘆。

蛤　蚧

【性味歸經】　鹹，平，有小毒。入肺、腎經。

【功能】　補肺益腎，攝納腎氣，定喘止咳。

【配伍應用】　治肺腎不足，虛喘咳逆，或肺虛咳嗽，痰中帶血等症。方例：參蚧散、人參蛤蚧散等。

【用量用法】　3～7g，水煎服；研末服，每次1～2g，1日3次；浸酒服用1～2對。

【注意事項】　外感風寒及實熱喘咳忌用。

冬蟲夏草

【性味歸經】　甘，溫。入肺、腎經。

【功能】　滋肺補腎，止血化痰。

【配伍應用】　治虛勞咳嗽，痰中帶血，肺腎虛喘等。據現代研究報導，冬蟲夏草對支氣管平滑肌有明顯的擴張作用，並有鎮靜催眠及一定的抑菌（包括結核杆菌）作用。治虛勞咳嗽及腎虛氣喘，可單用或配伍適當藥物使用。因藥力緩和，須長期服用。

【用量用法】　5～10g，煎服；或與豬、雞、鴨肉等燉服。也可入丸散。

【注意事項】　咳喘屬實熱者不宜服。

紫河車

【性味歸經】　甘、鹹，溫。入肺、肝、腎經。

【功能】　大補氣血，補肺止咳，補腎益精。

【配伍應用】　治肺腎兩虛，咳嗽氣喘，痰中帶血等症。單用研末服，有一定療效。方例：河車丸。

用本品適當配伍其他藥物，對肺結核、支氣管哮喘、慢性

支氣管炎等均有一定療效。

【用量用法】 1.5～2g，研末裝膠囊吞服，每日 2～3 次。也可入丸散。

麥門冬————

【性味歸經】 甘、微苦，寒。入心、肺、胃經。

【功能】 養陰生津，潤肺止咳。

【配伍應用】 不論燥熱之邪損傷肺陰，還是陰虛內熱，灼傷肺津，麥冬都可使用。治乾咳，燥咳，痰中帶血，咽乾口渴等症。

方例：麥門冬湯、二冬膏、生脈散、沙參麥冬湯、拯陰理勞湯、滋陰清化丸、清燥救肺湯、麥味地黃丸、止嗽化痰丸、百合固金湯、橘紅丸、二冬二母湯等許多方劑裡均有配伍。

【用量用法】 10～15g，煎服。

【注意事項】 虛寒泄瀉者忌用，痰濕咳嗽者不宜用。

天門冬————

【性味歸經】 甘、微苦，寒。入肺、腎經。

【功能】 清肺止咳，潤肺化痰，養陰潤燥。

【配伍應用】 治肺熱燥咳、陰虛乾咳及勞熱咳嗽等症。肺胃燥熱，咳嗽痰少而黏稠難咯者，可配麥冬，如二冬膏；虛勞咳嗽者，可配麥冬、生地、熟地、知母、貝母、山藥等，如滋陰清化丸；陰虛咳嗽者，可配麥冬、生地、熟地、沙參、阿膠、獺肝等，如月華丸。另如：二冬二母湯、百花定喘丸、人參清鎮丸等方劑中亦有配伍。

天冬大寒，清熱潤燥之力大於麥冬，可清熱降火，滋腎陰，降腎火。麥冬潤肺清心且養胃陰，多用於肺胃陰傷，心煩口渴等症。二藥在治肺腎陰虛之咳嗽，咯血時常同用。

【用量用法】 6～15g，煎服。

【注意事項】 同麥冬。

阿　膠──────

【性味歸經】 甘，平。入肺、腎經。

【功能】 養陰潤燥，補血止血。

【配伍應用】 用於陰虛咳嗽、虛勞咯血等。

方例：阿膠散、月華丸、太平丸、清燥救肺湯、保和湯、人參定喘湯等。

【用量用法】 5～10g，用開水或黃酒化服；入湯劑應烊化沖服。

黃　精──────

【性味歸經】 甘，平。入脾、肺經。

【功能】 養陰潤肺，補中益氣。

【配伍應用】 治肺陰不足，咳嗽少痰，或燥咳無痰等症。可配其他滋陰潤燥、止咳化痰藥同用。

【用量用法】 10～20g；鮮產品 30～60g，煎服。

百　合──────

【性味歸經】 甘、苦，微寒。入肺、心經。

【功能】 潤肺止咳，滋補腎陰，清心安神。

【配伍應用】 用於陰虛燥咳，久咳不止，虛勞咳嗽等症。方例：止嗽化痰丸、百合固金湯、桔梗湯、百花定喘丸、保和湯等。

【用量用法】 10～30g，煎服。

蜂　蜜————

【性味歸經】　甘，平。入肺、脾、大腸經。

【功能】　潤肺止咳，潤腸通便，緩急止痛。

【配伍應用】　用於治療乾咳、燥咳及久咳。如二冬膏、瓊玉膏、百花膏等方劑中均有配伍。另外，因蜂蜜有滋養肺脾，調和藥性，潤肺止咳，矯味等作用，許多止咳、平喘藥用蜜炙後，除可加強其潤肺止咳作用外，還可減輕藥物的燥烈之性。熟蜜性平偏溫，偏於補中、緩急及調和諸藥。生蜜性平偏涼，偏於潤肺止咳，潤腸通便，解諸毒，和百藥。

【用量用法】　15～30g，沖服，或入丸劑、膏劑。

【注意事項】　濕熱積滯、中滿泄瀉、外感咳嗽者，不宜使用。

玉　竹————

【性味歸經】　甘，平。入肺、胃經。

【功能】　滋陰潤燥，生津止渴，柔筋強心。

【配伍應用】　治陰虛咳嗽，肺燥咳嗽，痰少而稠，咽乾口渴等症。方例：玉竹飲子、沙參麥冬湯、加減葳蕤湯等。

【用量用法】　10～15g，煎服。

知　母————

【性味歸經】　苦，寒。入肺、胃、腎經。

【功能】　清熱降火，滋陰潤燥，生津止渴。

【配伍應用】　治肺熱咳嗽及肺癆咳嗽。方例：二母丸、二母寧嗽湯、二冬二母湯、人參蛤蚧散、大補陰丸、加味瀉白散、保和湯、滋陰清化丸、小兒止嗽金丹等。

【用量用法】　6～12g，煎服。

【注意事項】　寒飲咳嗽及大便溏泄者忌用。

石　膏————

【性味歸經】　甘、辛，大寒。入肺、胃經。

【功能】　清熱瀉火，除煩止渴，止咳平喘。

【配伍應用】　清肺胃實熱，治肺熱咳喘。

方劑：麻杏石甘湯、厚朴麻黃湯、清燥救肺湯、五虎湯、二母寧嗽湯、橘紅丸、百花定喘丸等。

石膏與知母都可清肺胃之熱以治喘咳，但石膏具有清解、宣散之性，多用於肺有實熱之喘咳；知母重在清熱潤肺、滋陰降火，治肺熱燥咳、虛勞咳嗽屬陰虛有熱者。

【用量用法】　15～60g，煎服，宜生用，打碎先煎。

天花粉————

【性味歸經】　甘、微苦、酸，微寒。入肺、胃經。

【功能】　清熱生津，潤肺降火，消腫排膿。

【配伍應用】　治肺熱燥咳，咳嗽痰血等。

方例：沙參麥冬湯、貝母栝蔞散、小兒止嗽金丹、保和湯、清肺抑火丸、百花定喘丸等。

【用量用法】　10～15g，煎服，或入丸散。

【注意事項】　脾胃虛寒者慎用。天花粉有致敏和致流產作用。

地骨皮————

【性味歸經】　甘、寒。入肺、腎經。

【功能】　清肺瀉火，清熱涼血。

【配伍應用】　瀉肺火，清虛熱，治肺熱咳喘，咳嗽痰血，骨蒸勞熱等症。方例：瀉白散、加味瀉白散、人參黃芪散

等。

　　桑白皮與地骨皮都有瀉肺火而治喘咳的作用，但桑白皮主
入氣分，且可利水消腫；地骨皮主入血分，且可涼血除蒸。

　　【注意事項】　6～15g，煎服。

白茅根————

　　【性味歸經】　甘，寒。入肺、胃、膀胱經。

　　【功能】　涼血止血，清熱生津。

　　【配伍應用】　本品能清肺、胃、心經之熱，治胸熱咳
嗽，咳血等症。《本草綱目》謂其能治「肺熱喘急」。單用有
一定療效，如《聖惠方》用本品單味煎服治肺熱氣喘。

　　【用量用法】　15～30g；鮮品加倍，煎服。

荸　薺————

　　【性味歸經】　甘，寒。入肺、胃經。

　　【功能】　清熱化痰，涼血消積，生津止渴。

　　【配伍應用】　治痰熱咳嗽。單用有一定療效。配方如：
五汁飲。

　　【用量用法】　鮮品150～250g，生食或搗汁飲服。

黃　芩————

　　【性味歸經】　苦、寒。入心、肺、膽、大腸經。

　　【功能】　清熱燥濕，瀉火解毒。

　　【配伍應用】　治肺熱咳嗽。方例：茯苓丸、竹瀝達痰
丸、加味瀉白散、人參清鎮丸、二母寧嗽湯、清氣化痰丸、清
化湯、清肺抑火丸、定喘湯、百花定喘丸等。

　　常與桑白皮合用，治肺熱咳喘，故有「得桑皮泄肺火」之
說。

【用量用法】 3～10g，煎服，或入丸散。

冬瓜子————

【性味歸經】 甘，寒。入肺、胃、大腸經。

【功能】 清熱化痰，利濕，排膿。

【配伍應用】 治肺熱咳嗽，痰多咯痰不爽者。又因有消癰排膿作用，可治肺癰咳嗽膿痰。方例：葦莖湯。

【用量用法】 10～15g，煎服。

橘 皮————

【性味歸經】 辛、苦、溫。入脾、肺經。

【功能】 燥濕化痰，健脾理氣。

【配伍應用】 治痰濕咳嗽、風寒咳嗽、痰多喘嗽等。方例：二陳湯、六君子湯、導痰湯、異功散、金水六君煎、茯苓丸、橘紅丸、竹瀝達痰丸、杏蘇散、百花定喘丸、止嗽散、清化湯等。

橘紅為陳皮之外層紅色部分，性味、功能同陳皮。但燥烈辛散作用較強，化痰作用亦勝於陳皮。

方例：加味瀉白散、參蘇飲、拯陰理勞湯等。

橘絡性味甘、苦，平。入肝、肺經。理氣通絡，化痰止咳，治咳嗽胸痛，胸悶，痰中帶血等症。

【用量用法】 3～10g，煎服，或入丸散。

遠 志————

【性味歸經】 苦、辛，溫。入心、肺、腎經。

【功能】 祛痰止咳，安神益志。

【配伍應用】 有較好的祛痰作用，治咳嗽痰多，咯痰不爽等症，可配止咳祛痰藥同用。方例：肺脾益氣湯。

【用量用法】　3～10g，煎服。

厚　朴————

【性味歸經】　苦、辛，溫。入脾、胃、大腸經。

【功能】　燥濕消痰，下氣除滿。

【配伍應用】　治痰飲咳喘、痰濕咳嗽、胸滿腹脹等。

方例：厚朴麻黃湯、三一承氣湯、五膈寬中散、木香流氣飲、蘇子降氣湯、半夏厚朴湯等。

厚朴能降上逆之肺氣，能散肺部之濕氣，燥脾之濕鬱以除上犯之痰飲，燥濕下氣以消濕滯之胸腹滿悶，常用於肺氣上逆、痰濕犯肺等所致的咳喘。

【用量用法】　3～10g，煎服。

【注意事項】　虛喘、燥熱咳喘者不宜用，孕婦忌用。

沉　香————

【性味歸經】　辛、苦，溫。入肺、脾、腎經。

【功能】　降氣，調中，溫腎。

【配伍應用】　治腎氣虛寒之氣喘，也可用於實喘以降氣平逆，降痰化濁。方例：沉香降氣散、蘇子降氣湯、蘇葶滾痰丸、四磨湯、黑錫丹等。

《本經逢源》：「四磨飲、沉香化氣丸、滾痰丸用之，取其降泄也；沉香降氣散用之，取其散結導氣也；黑錫丹用之，取其納氣歸元也。」

【用量用法】　1～1.5g，研末沖服，亦可用原藥磨汁服。

【注意事項】　氣虛下陷者忌用。

代赭石————————

【性味歸經】　苦、甘、寒。入肝、胃、心包經。

【功能】　鎮逆，涼血，平肝。

【配伍應用】　治氣逆不降所致的喘息，如《本草綱目》用本品研末，米醋調服治哮喘。方例：參赭鎮氣湯。

【用量用法】　10～30g，煎服。

麻　黃————————

【性味歸經】　苦，辛，溫。入肺、膀胱經。

【功能】　宣肺平喘，發汗解表，利水消腫。

【配伍應用】　治風寒束肺，肺氣不宣而致的喘咳。麻黃適當配伍，可治多種哮喘。如配桂枝、杏仁治風寒喘咳，方如麻黃湯；配石膏、杏仁、甘草，則治肺熱喘咳，方如麻杏石甘湯；配芍藥、細辛、乾薑、五味子、半夏，則治寒飲咳喘，方如小青龍湯等。另如：三拗湯、消喘湯、人參定喘湯，小青龍加石膏湯、五虎湯，百花定喘丸、華蓋散、冷哮丸、定喘湯、厚朴麻黃湯、射乾麻黃湯等方劑中亦有配伍。

【用量用法】　1.5～10g，煎服，宜先煎。

【注意事項】　虛證喘咳及虛汗多者忌用。又因有升壓作用，高血壓患者忌用。

細　辛————————

【性味歸經】　辛、溫。入肺、腎經。

【功能】　祛痰止咳，溫肺化飲，祛風散寒，宣竅止痛。

【配伍應用】　治寒痰喘嗽，寒飲喘嗽（慢性支氣管炎、支氣管哮喘等）。方例：苓甘五味薑辛湯、小青龍湯、冷哮丸、厚朴麻黃湯、射干麻黃湯、金沸草散、半夏湯等。

麻黃、細辛均治咳喘，麻黃偏治風寒喘咳，細辛偏治痰飲喘咳。

【用量用法】　1～3g，煎服。

【注意事項】　乾咳、多汗、陰虛火旺者忌用。用量不宜大。反藜蘆。

射　干————

【性味歸經】　苦，寒，有小毒。入肺、肝經。

【功能】　清肺利咽，消積散結，瀉火解毒。

【配伍應用】　治肺熱痰結而致的咳嗽氣喘，痰涎壅盛等症。方例：射干麻黃湯。

【用量用法】　6～10g，煎服。

【注意事項】　肺無實邪者及孕婦忌用。

烏　梅————

【性味歸經】　酸，平。入肝、脾、肺、大腸經。

【功能】　斂肺止咳，生津止渴。

【配伍應用】　可治肺虛久咳。如《本草綱目》用本品配罌粟殼治久咳。

【用量用法】　3～10g，煎服。

訶　子————

【性味歸經】　苦、酸、澀，溫。入肺、大腸經。

【功能】　斂肺止咳，澀腸止瀉。

【配伍應用】　治肺虛喘咳、久咳、久咳失音等症，可配桔梗、烏梅、五味子、百合、甘草等同用。

【用量用法】　3～10g，煎服。

罌粟殼────────

【性味歸經】 澀，平。入肺、大腸、腎經。

【功能】 斂肺止咳，澀腸止瀉，止痛。

【配伍應用】 治久咳不止因肺虛者。方例：人參定喘湯、止嗽化痰丸等。

【用量用法】 3～10g，煎服，宜蜜炙。

【注意事項】 外感咳嗽者忌用。

五倍子────────

【性味歸經】 酸，平。入肺、腎、大腸經。

【功能】 斂肺止咳，止血。

【配伍應用】 斂肺氣而止咳，治肺虛久咳、咯血等症，可配五味子、罌粟殼、麥冬等同用。

【用量用法】 1.5～6g，宜入丸、散劑用。

【注意事項】 外感咳嗽忌用。

車前子────────

【性味歸經】 甘，寒。入肺、肝、腎經。

【功能】 化痰止咳，清熱利尿。

【配伍應用】 治肺熱咳嗽，痰多者，亦可用於痰濕咳嗽。

【用量用法】 5～10g，布包煎服。

香　櫞────────

【性味歸經】 苦，辛，酸，溫。入肺、脾、腎經。

【功能】 健脾化痰，理氣寬中。

【配伍應用】 治痰氣逆滿所致的咳嗽多痰，胸脇滿悶等

症。可配其他理氣、化痰、止咳藥同用。

【用量用法】　3～10g，煎服。

澤　漆————

【性味歸經】　辛、苦，涼，有小毒。入肺經。

【功能】　化痰散結，利水消腫。

【配伍應用】　治痰飲喘咳。方例：澤漆湯，治咳而脈沉，上氣，咽喉不利。

【用量用法】5～10g，煎服。也可熬膏內服。

生　薑————

【性味歸經】　辛，微溫。入肺、胃、脾經。

【功能】　發表散寒，化痰止咳，溫中止嘔。

【配伍應用】　治風寒咳嗽或痰飲喘咳。方例：金水六君煎、桔梗湯、二陳湯、杏蘇散、半貝丸、人參胡桃湯、五虎湯、半夏厚朴湯等。

【用量用法】　3～10g，煎服，或搗汁沖服。

【注意事項】　肺熱燥咳忌用。

乾　薑————

【性味歸經】　辛，熱。入心、肺、脾、胃經。

【功能】　溫肺化痰，溫中回陽。

【配伍應用】　治肺寒咳嗽或寒飲咳嗽氣喘等。方例：理中化痰丸、小青龍湯、厚朴麻黃湯、半夏湯等。

【用量用法】　3～10g，煎服。

【注意事項】　陰虛、熱咳及孕婦忌用。

西洋參————————

【性味歸經】　苦、甘、涼。入肺、脾、腎經。

【功能】　補肺降火，養胃生津，補氣養陰。

【配伍應用】　治肺陰不足之虛熱喘咳或熱病傷陰咳嗽，咯血等症。

【用量用法】　3～6g，煎服。

九、血證用藥

犀　角————————

【性味歸經】　苦、酸、鹹，寒。入心、肝經。

【功能】　涼血止血，清熱解毒，定驚。

【配伍應用】　《本草綱目》：「治吐血、衄血、下血及傷寒蓄血……。」治血熱妄行之出血，多用於溫熱病火熾熱盛，迫血妄行而引起的各種出血證。

方例：犀角地黃湯、犀角玄參湯、清瘟敗毒飲。

【用量用法】　1.5～6g，銼為細粉沖服，或磨汁服，或入丸散劑。

【注意事項】　出血不因血熱者忌用，孕婦慎用。

生　地————————

【性味歸經】　甘、苦、涼。入心、肝、腎經。

【功能】　涼血止血，清熱，養陰，生津，潤燥。

【配伍應用】　凡因血熱出血者皆可用之。鮮生地比乾生地的療效更好。單用有一定療效。

方例：犀角地黃湯、小薊飲子、保陰煎、清熱固經湯。

【用量用法】 10～30g，煎服，或以鮮品搗汁入藥。
【注意事項】 出血不因血熱者忌用，脾虛便溏及濕盛者亦當忌用。

地骨皮————

【性味歸經】 甘、寒。入肺、腎經。
【功能】 涼血止血，瀉肺火，清虛熱。
【配伍應用】 治血熱之吐血、咯血、衄血、尿血等。
方例：清心蓮子飲、瀉白散。

犀角、生地、地骨皮雖然都有涼血止血的作用。但犀角性寒，清血分邪熱，解熱毒力甚強，多用於熱病血熱妄行之出血、發斑等症。據報導，犀角臨床用於血小板減少性紫癜及肺、胃等出血取得了較好療效。生地性涼，清熱涼血之力勝於地骨皮，但清心熱之力不及犀角，並有滋陰作用，多用於熱病血熱妄行之出血、發斑（常與犀角同用）及其他血熱出血證。近代研究報導生地有止血，促進血液凝固的作用。陰虛火旺之出血證多用乾地黃，熱病血熱熾盛鮮地黃、生地炭兩者皆可用，但應注意隨症配伍用藥。地骨皮多用以退熱除蒸，治骨蒸勞熱，亦可用於虛火妄動之出血或血熱出血，如咳血、衄血、尿血等，但止血作用較差，多配伍其他止血藥同用。

【用量用法】 6～15g，煎服。
【注意事項】 血分無熱或兼外感之血證忌用。

栀 子————

【性味歸經】 苦，寒。入心、肝、肺、胃經。
【功能】 涼血止血，清熱，利濕，解毒。
【配伍應用】 治血熱妄行之咳血、吐血、衄血、尿血、便血等。方例：黃連解毒湯、栀子金花丸、清瘟敗毒飲、十灰

散、石膏湯、清熱固經湯。

【用量用法】 3～10g，煎服。

【注意事項】 血分無熱之血證及脾虛便溏者忌用。

黃　連————

【性味歸經】 苦，寒。入心、胃、大腸經。

【功能】 清熱，瀉火，燥濕，解毒。

【配伍應用】 治火熱熾盛而血妄行者，如吐血、衄血。多配伍其他涼血、止血藥物同用。方例：黃連解毒湯、大黃黃連瀉心湯、清瘟敗毒飲，芍藥黃連湯等。

【用量用法】 2～10g，煎服，或入丸散。

黃　芩————

【性味歸經】 苦，寒。入心、肺、膽、大腸經。

【功能】 清熱，燥濕，瀉火，解毒，安胎，清解少陽邪熱。

【配伍應用】 治血熱妄行而吐血、衄血、便血、崩漏者。方例：清金丸、清心蓮子飲、清熱固經湯、清瘟敗毒飲、瀉心湯、固經丸。

【用量用法】 3～10g，煎服，或入丸散。

黃　柏————

【性味歸經】 苦，寒。入腎、膀胱、大腸經。

【功能】 清熱瀉火，燥濕解毒。

【配伍應用】 本品善清下焦濕熱，瀉腎火。治便血可配槐角、地榆等，治尿血可配白茅根、生地炭等。

方例：大補陰丸、黃連解毒湯。

梔子、黃連、黃芩、黃柏都可以由清血分之熱止血，但它

們清解火熱的部位有所偏重：黃柏偏下焦，黃芩偏上（中）焦，黃連偏中焦，梔子則可瀉上、中、下三焦之熱。這四種藥常用於血熱妄行的治療，是治本之法，常配伍止血類藥同用。

【用量用法】 3～10g，煎服，或入丸散。

丹 皮————

【性味歸經】 辛、苦，寒。入心、肝、腎經。

【功能】 涼血止血，清熱，活血，化瘀。

【配伍應用】 治血熱妄行及兼有瘀滯者，如吐血、衄血、發斑、發疹等。方例：犀角地黃湯、十灰散，清經湯、清瘟敗毒飲、滋水清肝飲。

【用量用法】 6～12g，煎服，或入丸散。

【注意事項】 血分無熱之出血證及脾虛寒瀉者忌用，孕婦慎用。

赤 芍————

【性味歸經】 苦，微寒。入肝、脾經。

【功能】 涼血止血，清熱，活血，化瘀。

【配伍應用】 治血熱妄行之出血而兼有瘀滯者，如吐血、衄血、血痢、腸風下血及斑疹等，常配丹皮、生地及其他有止血作用藥物同用。方例：臟連丸。

【用量用法】 6～15g，煎服，或入丸散。

【注意事項】 血分無熱之出血證、無瘀滯者及虛寒瀉痢者忌用。孕婦慎用。反藜蘆。

大 黃————

【性味歸經】 苦，寒。入胃、大腸、肝經。

【功能】 瀉血分實熱，蕩積滯，活血行瘀。

【配伍應用】　治血熱妄行之吐血、衄血、便血（炒炭用）等。方例：瀉心湯、十灰散。

丹皮、赤芍、大黃都可治血熱妄行，都有活血祛瘀的作用。但大黃偏於攻下熱積，主要用於胃火熾盛，迫血妄行之吐血、衄血（多生用）而兼便秘者及大腸有實熱積滯之便血（多炒炭用）之證。而丹皮、赤芍屬清熱涼血藥，二者功效甚相似，不過赤芍的活血作用勝於丹皮，丹皮之涼血作用勝於赤芍，所以血熱妄行兼有瘀滯者兩藥常合用。

【用量用法】　3～12g，煎服，止血宜炒炭用。

【注意事項】　非實證出血者及孕婦忌用。

青　黛

【性味歸經】　鹹，寒。入肝、肺經。

【功能】　涼血止血，清熱解毒。

【配伍應用】　治血熱妄行之咳血、衄血、吐血及溫熱病熱毒發斑等。單用有效。方例：黛蛤散、青餅子。

【用量用法】　1.5～3g，作散劑沖服，或作丸服。

【注意事項】　血分無實熱火毒之出血者忌用。

板藍根

【性味歸經】　苦，寒。入肝、胃、肺經。

【功能】　清熱，涼血，解毒。

【配伍應用】　治血熱妄行之吐血、衄血及溫熱病熱毒發斑等症，可配生地、丹皮、犀角、白茅根等同用。

【用量用法】　10～15g，煎服，或入丸散。

大青葉

【性味歸經】　苦，寒。入心、胃、肺經。

【功能】 涼血，清熱，解毒。

【配伍應用】 治血熱吐血、衄血及熱毒發斑。溫熱病出現吐衄發斑時更為適合，常配犀角、梔子、生地、石膏等同用。方例：犀角大青湯、大青湯。

板藍根、大青葉、青黛都是清熱解毒類藥，都能清熱、涼血、解熱毒而治血熱妄行。就涼血作用來說，以青黛的作用為最，大青葉次之，板藍根更次之。治血熱吐衄、熱毒發斑的效力也以青黛為優，大青葉次之，板藍根更次之。

【用量用法】 10～15g，煎服。

石　膏————

【性味歸經】 甘、辛，大寒。入肺、胃經。

【功能】 清熱瀉火，除煩止渴。

【配伍應用】 生石膏入氣分，可清瀉肺胃實熱，《本草備要》謂之為「治發斑之要品」。治溫熱病熱毒發斑發疹，可配犀角、生地黃、黃連、梔子、黃芩、赤芍、大青葉等。

方例：清瘟敗毒飲、化斑湯、石膏湯、消斑青黛飲。

【用量用法】 15～60g，煎服，宜生用。入湯劑宜打碎先煎。

【注意事項】 無實熱者及陰斑忌用。

牛　膝————

【性味歸經】 苦、酸，平。入肝、腎經。

【功能】 活血行瘀，引血下行。

【配伍應用】 治血熱上炎所致的吐血、衄血、咯血，有引血下行之功，亦可治尿血，常配伍其他止血及活血化瘀藥同用。方例：玉女煎。

【用量用法】 6～15g，煎服。

【注意事項】　孕婦忌用。

鬱　金————

【性味歸經】　辛、苦，寒。入心、肝、肺經。

【功能】　涼血止血，行氣活血，疏肝解鬱。

【配伍應用】　治血熱吐血、衄血、尿血有瘀滯者。對於肝鬱化火，火熱迫血妄行之吐衄尤為適宜。可配梔子、丹皮、三七、生地等同用。單用亦有效，如《本草綱目》用鬱金研末服治吐血、衄血。

【用量用法】　6～12g，煎服。

【注意事項】　無瘀者不宜用，孕婦忌用。畏丁香。

蒲　黃————

【性味歸經】　甘，平。入肝、心經。

【功能】　止血，活血化瘀。

【配伍應用】　外用及內服均有止血效果，單服本品可治多種出血，如吐血、衄血、便血、痔漏出血等。

方例：小薊引子、四紅丹。

止血多用炒蒲黃，祛瘀、止痛多用生蒲黃。

【用量用法】　3～10g，煎服，包煎。

【注意事項】　血虛無瘀者不宜用生蒲黃。

三　七————

【性味歸經】　甘、微苦，溫。入肝、胃經。

【功能】　止血，散瘀定痛。

【配伍應用】　單用本品可治多種出血之證，適當配伍效果更佳，如配炒山梔、黃芩、藕節、白及、蘆根等，可治肺熱咳血；配沙參、麥冬、阿膠、側柏葉、生地、熟地等，可治陰

虛咳血;配仙鶴草、白及、烏賊骨、竹茹等,可治吐血;配大小薊、血餘炭、棕櫚炭、生石膏、牛膝、梔子等,可治胃熱鼻衄;配白茅根、小薊、木通等,可治尿血;配地榆、槐花炭、側柏葉、炒枳殼等,可治血熱便血;配熟地、黃芪、當歸炭、白朮、人參等,可治氣虛崩漏等。

方例:月華丸、化血丹。

外傷出血可研末外撒。方例:刀傷散。

【用量用法】 3～10g,煎服;研粉吞服,每次1～1.5g。

降　香

【性味歸經】 辛,溫。入心、肝、脾經。

【功能】 止血,降氣,散瘀,定痛。

【配伍應用】 治吐血、咯血等出血證有瘀滯者。治外傷出血可研末撒布。

【用量用法】 3～6g,煎服;研末吞服,每次1～2g。

【注意事項】 無瘀者慎用。

血餘炭

【性味歸經】 苦,溫。入肝、腎經。

【功能】 止血,散瘀。

【配伍應用】 治吐血、咳血、衄血、尿血、便血、牙齦出血、崩漏等症,可配其他止血藥同用。如《本草綱目》載治出血的幾種方法為:單用本品細末吹入鼻中治鼻衄;單用本品內服治尿血;配棕櫚炭、蓮蓬炭各等分研為末,每服三錢,木香湯送服治諸竅出血;配雞冠花、側柏葉治便血等。

【用量用法】 6～10g,煎服;研末服,每次1～3g。

仙鶴草————

【性味歸經】　苦、澀，平。入肺、肝、脾經。

【功能】　止血，消腫。

【配伍應用】　治各種出血證，利用不同配伍，不論其寒熱虛實，都可使用。單用有效。

【用量用法】　10～15g，大劑量可用 30～60g，煎服。

側柏葉————

【性味歸經】　苦、澀，微寒。入肺、肝、大腸經。

【功能】　止血，涼血。

【配伍應用】　本品利用不同配伍，可用於各種出血之證。但因其性微寒，有涼血止血作用，故多用於血熱出血者，若用於寒證出血，常炒炭用，並配用適當的溫性藥如薑炭、艾葉炭等。

方例：柏葉湯、十灰散、四生丸、犀角地黃丸、槐花散。

仙鶴草、側柏葉都可以用於各種出血，但仙鶴草性平（偏涼），寒證熱證出血均可使用；側柏葉性微寒，涼血止血作用較明顯（生用），因而多用於熱證出血，治寒證出血須炒炭用。仙鶴草的止血作用比側柏葉強，對全身各部出血均有良效；側柏葉對上部出血效果較好，多用於治療吐血、衄血之證。兩藥都無活血作用，對出血有瘀者均須配用活血祛瘀藥或活血止血藥。

【用量用法】　10～15g，煎服。

地　榆————

【性味歸經】　苦、酸，寒。入肝、大腸經。

【功能】　止血，涼血。

【配伍應用】　治吐血、衄血、尿血、便血、崩漏及血瘀發斑等。但本品苦降酸澀，多用於下部出血，單用有效。

方例：地榆丸、地榆甘草湯、清熱固經湯、臟連丸、平胃地榆湯。

止血宜炒炭後入藥。本品有收斂作用，對出血證兼有瘀滯者，應適當配伍活血止血藥同用。

地榆、側柏葉都治出血證，地榆偏用於下部出血，側柏葉多用於上部出血。

【用量用法】　10～15g，煎服。

【注意事項】　虛寒出血者慎用。

白茅根————

【性味歸經】　甘，寒。入肺、胃、膀胱經。

【功能】　止血，涼血。

【配伍應用】　治血熱出血，如咳血、衄血、吐血、尿血等屬熱證者，尤其對尿血療效甚佳。方例：三鮮飲、十灰散。單用本品內服有效，鮮品更好。

側柏葉、白茅根均能涼血止血，治出血證，側柏葉涼血止血，可治各種出血，如咳血、吐血、衄血最為常用；白茅根涼血止血，瀉火利尿，治血熱出血，而以治尿血效果為著。

【用量用法】　15～30g，煎服；鮮品 30～60g，搗汁服。

【注意事項】　欲減白茅根之寒性及利尿作用可炒炭使用。

棕櫚炭————

【性味歸經】　苦、澀，平。入肝、脾經。

【功能】　收澀止血。

【配伍應用】　治咳血、衄血、吐血、尿血、便血、血

淋、崩漏等症。單用有一定療效。

方例：十灰散、清熱固經湯、固沖湯、如聖散。

地榆與棕櫚炭相比，地榆清熱涼血止血，多用於血熱出血證，尤其對下焦濕熱之便血有顯效；棕櫚炭收斂止血，寒證、熱證出血均可應用。三七與棕櫚炭相比，三七止血且能散瘀，久用不留瘀，出血證初起有瘀者亦可使用；棕櫚炭止血且有較強收澀之性，出血症兼有瘀阻者不宜用，久用或過量使用可有留瘀之弊，多配伍活血化瘀之品共同使用。

【用量用法】　3～10g，煎服；研末服，每次 1～1.5g。

【注意事項】　出血初起不宜用；血證兼有瘀滯者不宜用。

花蕊石————

【性味歸經】　酸、澀、平。入肝經。

【功能】　止血，化瘀。

【配伍應用】　治出血兼有瘀滯之證，如吐血、衄血、便血、崩漏、產後血暈等兼有瘀滯者。外用止血可研細末外撒包扎。方例：花蕊石散、化血丹。

花蕊石與棕櫚炭均能止血，但棕櫚炭收澀性強，無化瘀作用，出血之初使用或久用可有留瘀之弊；花蕊石雖酸澀收斂，但有化瘀作用，對出血兼有瘀滯者效果尤佳，且可下胞衣或死胎。

【用量用法】　10～15g，煎服；研末服，每次 1～1.5g。

【注意事項】　無瘀滯者不宜用。

藕　節————

【性味歸經】　甘，澀，平。及肝、肺、胃經。

【功能】　止血，化瘀。

【配伍應用】　收澀止血，兼可化瘀。治咳血、衄血、吐血、便血、血痢、尿血、崩漏等多種出血症。單用有效。方例：小薊飲子、清熱固經湯、九炭方。

鮮品涼血止血，乾品收澀止血，炒炭可增強止血作用。

棕櫚炭與藕節相比，棕櫚炭收澀止血而無化瘀作用，不宜用於出血有瘀者，且單用、早用、過量、久用有可能澀而生瘀；藕節收澀止血而有化瘀作用，可用於出血有瘀者，且單用、早用、久用無留瘀之弊。

【用量用法】　10～15g，煎服。炒炭用於止血。

白　及

【性味歸經】　苦、甘、澀，微寒。入肺、胃經。

【功能】　止血，斂肺，消腫生肌。

【配伍應用】　治咳血、吐血、衄血（肺結核咯血、支氣管擴張咯血、胃十二指腸潰瘍出血等）。外傷出血可研末外用。《本草綱目》用白及末內服（米湯送服）治肺、胃出血。但多配伍使用，如治咳血，可配側柏葉、藕節、阿膠、杏仁等；治吐血，可配烏賊骨、三七等。白及止血且可袪瘀生新，久用而無留瘀之憂。

三七、地榆、白及都止血，但防治病症出血部位有別。三七治一切了出血，地榆偏治下焦出血，白及偏治肺胃出血。

【用量用法】　3～10g，煎服；研末服，每次 1.5～3g。

【注意事項】　反烏頭。

五倍子

【性味歸經】　酸，平。入肺、腎、大腸經。

【功能】　止血。

【配伍應用】　收斂止血，治咯血、衄血、便血、痔血、

尿血、崩漏等。單用有效。如《本草綱目》治尿血：將本品研末，鹽湯和丸如梧子大小，每次酒送服五十丸。

方例：固沖湯、玉關丸。

【用量用法】　1.5～6g，入丸散劑用。

【注意事項】　出血有瘀滯或有外感、積滯者忌用。

百草霜

【性味歸經】　辛，溫。入肺、胃、大腸經。

【功能】　止血、收斂。

【配伍應用】　治吐血、便血、衄血、崩漏等，可內服。外用：治外傷出血，吹入鼻治鼻衄。

【用量用法】　1～3g，沖服。

白　礬

【性味歸經】　酸、澀，寒。入肺、脾、胃經。

【功能】　止血，收斂。

【配伍應用】　治咯血、吐血、便血、崩漏。外用：可用於外傷出血，《本草綱目》單用本品煎水漱口治牙齦出血，枯礬末吹鼻治鼻衄。方例：玉關丸。

本品很少用於咯血、吐血者。

【用量用法】　內服1～3g，入丸散。

【注意事項】　虛證忌服。不宜久服。

大　薊

【性味歸經】　甘，涼。入肝、腎經。

【功能】　涼血止血，活血散瘀。

【配伍應用】　治咯血、衄血、吐血、尿血、月經量多、崩漏等證屬血熱者。單用有效。

常用中藥性味功能速查

方例：十灰散、大薊飲、八寶治紅丹。

炒炭後止血作用更強。

【用量用法】　10～15g；鮮品加倍，煎服。

小　薊————

【性味歸經】　甘、微苦，涼。入肝、脾經。

【功能】　涼血止血，活血化瘀。

【配伍應用】　治咳血、衄血、吐血、尿血、便血、崩漏等血分有熱者。方例：十灰散、小薊飲子。單用有效，鮮品涼血作用更強。搗爛外敷可治外傷出血。

本品與大薊作用基本相同，不過，大薊炒炭後止血效果較好，小薊生用止血效果較好。

【用量用法】　10～15g；鮮品加倍，煎服。

旱蓮草————

【性味歸經】　甘、酸，涼。入肝、腎經。

【功能】　涼血止血，補肝益腎。

【配伍應用】　治咳血、吐血、尿血、便血、崩漏等屬熱證者。外傷出血可用鮮品搗汁飲或乾品研末外敷。《醫學正傳》：鮮品配鮮車前草搗汁服治尿血。方例：七灰散。

【用量用法】　10～15g；鮮品加倍，煎服。

車前草————

【性味歸經】　甘，寒。入膀胱，小腸經。

【功能】　涼血止血，清熱利尿，祛痰止咳。

【配伍應用】　主要用於尿血，亦可用於吐血、衄血。《別錄》：「止血，鼻衄，瘀血，血瘕，下血，小便赤……」。

【用量用法】　10～15g；鮮品加倍，煎服。

苧麻根──────

【性味歸經】　甘，寒。入肝、脾經。

【功能】　止血，清熱，利尿。

【配伍應用】　治血分有熱之咯血、吐血、便血、尿血、崩漏、胎漏下血、衄血等。單用有效。方例：苧根湯。

【用量用法】　10～30g，煎服。

代赭石──────

【性味歸經】　苦、甘，寒。入肝、胃、心包經。

【功能】　涼血止血，平肝鎮逆。

【配伍應用】　治血熱妄行之吐血、衄血、月經過多等。方例：寒降湯、溫降湯。單用亦有效，如《本草綱目》用本品煅過，醋淬多次，內服治吐血、衄血、便血、崩漏等。

【用量用法】　10～30g，煎服。

【注意事項】　寒證及孕婦忌用。

貫　眾──────

【性味歸經】　苦，微寒，有小毒。入肝、脾經。

【功能】　涼血止血。

【配伍應用】　治吐血、衄血、便血、血痢、崩漏等屬熱證者。單用有一定療效，可炒炭用。方例：九炭方。

【用量用法】　10～15g，煎服，宜炒炭用。

【注意事項】　虛寒證及孕婦不宜用。

槐　角──────

【性味歸經】　苦，寒。入肝、大腸經。

【功能】　瀉熱，涼血，止血。

【配伍應用】　治便血、痔血、崩漏屬熱證者。多用於濕熱瘀結的便血、痔血、血痢等。單用有一定療效。

方例：槐角丸。

【用量用法】　10～15g，煎服。

【注意事項】　虛寒證及孕婦忌用。

槐　花————

【性味歸經】　苦，涼。入肝、大腸經。

【功能】　清熱，涼血，止血。

【配伍應用】　治吐血、衄血、便血、痔血、尿血、崩漏。用治便血者較多，治便血常配栀子用於熱盛，配荊芥穗用於風盛，配枳殼用於氣滯等。

方例：槐花散、四紅丹。

槐花、槐角作用基本相同，但槐角清熱瀉火、下降之力勝於槐花，槐花質輕可上行，其止血及清肝熱之力勝於槐角。槐花、槐角、地榆都可治下焦出血，但槐花、槐角偏治痔血、便血，地榆涼血、收斂止血力較強，對吐血及二陰出血效果均較好。此三種藥常相互配合使用，如槐榆煎、槐角丸。

【用量用法】　10～15g，煎服。止血宜炒用。

【注意事項】　虛寒證及孕婦忌用。

茜　草————

【性味歸經】　苦，寒。入肝經。

【功能】　涼血止血，化瘀活絡。

【配伍應用】　治咯血、吐血、衄血、便血、尿血、崩漏等屬血熱兼有瘀滯者。活血化瘀宜生用，止血宜炒用。因有化瘀作用，用於止血時無留瘀之弊。方例：茜根散、十灰散。

【用量用法】　10～15g，煎服。

西洋參————

【性味歸經】　苦、甘，涼。入肺、胃經。

【功能】　養陰，補肺，降火。

【配伍應用】　治肺陰不足，虛熱咯血、咳喘等。單用有一定療效，如參蛤散、人參黃芪散中的人參可以西洋參代換，以加強養陰止血作用。

【用量用法】　3～6g，另煎和服。

【注意事項】　反藜蘆。虛寒證或有表邪者不宜用。

北沙參————

【性味歸經】　甘，微寒。入肺、胃經。

【功能】　養陰潤肺，養胃生津。

【配伍應用】　治肺陰不足，虛熱咳嗽，咳血，痰中帶血，如肺結核咳血。多須配用止血藥同用。

方例：沙參麥冬湯加減（如加用茜草）、桑杏湯。

【用量用法】　10～15g；鮮品加倍，煎服。

【注意事項】　虛寒證忌用。反藜蘆。

天門冬————

【性味歸經】　甘、微苦，寒。入肺、腎經。

【功能】　養陰潤燥，潤肺滋腎，清熱化痰。

【配伍應用】　治肺腎陰虛，勞熱咳嗽、咯血、痰中帶血、衄血等。方例：滋陰降火湯、人參黃芪散。

【用量用法】　6～15g，煎服。

麥門冬────

【性味歸經】 甘，微苦，寒。入心、肺、胃經。

【功能】 滋陰潤肺，清心除煩，養胃生津。

【配伍應用】 治陰虛肺熱咳嗽，咯血，痰中帶血，衄血等。方例：滋陰降火湯、玉女煎、一陰煎。

麥冬、天冬都可滋陰清肺熱而治咳血，但天冬大寒，其滋腎清火之力勝於麥冬，而麥冬清心潤肺，生津除煩的作用優於天冬。治肺腎陰虛燥咳咯血時兩藥常同用。

【用量用法】 10～15g，煎服。

阿 膠────

【性味歸經】 甘，平。入肺、腎經。

【功能】 止血補血，養陰潤燥。

【配伍應用】 治多種出血，對虛勞咯血、痰中帶血、吐血、尿血、便血、崩漏、胎漏等有較好療效。單用有效。

方例：阿膠散、茜根散、黃土湯、月華丸，芎歸膠艾湯、四紅丹、苧根湯、消熱固經湯。止血多炒珠使用。

阿膠味甘性平，能補血、滋陰、止血，除對陰虛血少，虛火妄動之咳血、衄血、尿血等有良效外，若配涼血止血藥，可治血熱妄行之出血；配溫補藥可治虛寒證之出血。

【用量用法】 5～10g，用開水化服；入湯劑應烊化沖服，止血宜蒲黃炒。

龜板（附：龜板膠）────

【性味歸經】 鹹、甘，平。入肝、腎經。

【功能】 補血止血，滋陰潛陽，益腎強骨。

【配伍應用】 本品性平偏涼，滋陰亦且涼血，可治陰虛

火旺，血熱妄行之咳血、吐血、衄血、痔血、崩漏、月經過多等。方例：固經丸、大補陰丸。

龜板膠是用龜板熬製成，功效與龜板相同，但滋陰、補血、止血的作用更好，而通脈消症的作用不如龜板。

阿膠、龜膠均可用於止血，但阿膠的止血作用勝於龜膠，阿膠偏補肺陰，龜膠偏補腎陰。

【用量用法】 10～30g，煎服，先煎。

白 芍────────

【性味歸經】 苦，酸，微寒。入肝、脾經。

【功能】 養血斂陰，柔肝止痛。

【配伍應用】 治血虛所致的月經不調、月經過多、崩漏等。方例：一陰煎、化肝煎、芎歸膠艾湯、芍藥湯、芍藥黃連湯、芋根湯、固沖湯、犀角地黃湯。

【用量用法】 5～10g，大劑量 15～30g ，煎服，或丸散。

【注意事項】 反藜蘆。胸滿及胃寒者不宜用。

荊 芥────────

【性味歸經】 辛，溫。入肺、肝經。

【功能】 止血，祛風。

【配伍應用】 本品炒炭後，可理血止血，治多種出血，如吐血、衄血、便血、崩漏、產後血暈等。單用有一定療效。方例：止紅腸澼丸、臟連丸、槐花散。

【用量用法】 3～10g，煎服。

白 芷────────

【性味歸經】 辛，溫。入肺、胃經。

【功能】　祛風，止血。

【配伍應用】　治腸風下血、痔漏等。例如：《本草綱目》治腸風下血，單用白芷一味研細末每服二錢，米湯送服；治尿血用白芷、當歸等分細末，每服三錢，米湯送服。亦可炒炭用。

【用量用法】　3～10g，煎服。

防　風

【性味歸經】　辛、甘，微溫。入膀胱、肝、脾經。

【功能】　祛風止血。

【配伍應用】　本品炒炭用可治吐、衄、腸風下血、崩漏等多種出血證，常配地榆、槐角炭等同用。

【用量用法】　3～10g，煎服。

乾　薑

【性味歸經】　辛，熱。入心、肺、脾、腎經。

【功能】　溫經止血。

【配伍應用】　治吐血、便血、崩漏等屬虛寒證者。單用有一定療效，如《本草綱目》治吐血不止，以乾薑為末，童便調服；治血痢不止，以乾薑燒存性，研末米湯送服。

方例：如聖散。

乾薑經炮製後稱炮薑或炮薑炭，其辛熱之性大減，味苦性溫。善溫經止血。

【用量用法】　3～10g，煎服。

【注意事項】　陰虛有熱者忌用，孕婦慎用。

艾　葉

【性味歸經】　苦、辛，溫，有小毒。入脾、肝、腎經。

【功能】　溫經止血。

【配伍應用】　治吐血、衄血、便血、月經過多、崩漏等屬虛寒證者。主要用於下焦之出血，亦可用於血熱妄行之出血，但須配用涼血止血藥同用。

方例：四生丸、膠艾湯、九炭方。

【用量用法】　3～10g，煎服。止血宜炒炭用。

【注意事項】　陰虛血熱及血熱妄行均不宜單用。

伏龍肝————

【性味歸經】　辛，微溫。入脾、胃經。

【功能】　溫中攝血，收斂止血。

【配伍應用】　治吐血、便血、衄血、崩漏等證屬虛者。單用有效。方例：黃土湯。

【用量用法】　15～30g，布袋包，先煎。

【注意事項】　出血屬熱證者不宜用。

鹿　茸————

【性味歸經】　甘、鹹，溫。入肝、腎經。

【功能】　補元陽，益精血，止崩漏。

【配伍應用】　治元氣虛弱、沖任不固之虛寒崩漏。方例：鹿茸散。

【用量用法】　1～3g，研細末，1日3次分服，或入丸散劑。

【注意事項】　陰虛火旺、血熱者忌用。

鹿角膠————

【性味歸經】　甘、鹹，溫。入肝、腎經。

【功能】　補腎陽，益精血，止血。

【配伍應用】 治吐血、衄血、尿血、崩漏等由於元氣虛弱、精血不足之虛性出血證。方例：鹿角膠湯。

【用量用法】 5～10g，用開水烊化服，或入丸散膏劑。

【注意事項】 陽虛火旺者忌用。

陽起石—————

【性味歸經】 鹹，溫。入腎經。

【功能】 溫腎壯陽，止崩漏。

【配伍應用】 治腎氣虛寒所致的崩中漏下。

【用量用法】 3～6g，入丸散服。

【注意事項】 陰虛火旺者忌服。

蓮　子—————

【性味歸經】 甘、澀，平。入心、脾、腎經。

【功能】 養心益腎，止崩漏。

【配伍應用】 治心腎不交，腎氣不固之崩漏。方例：清心蓮子飲。

【用量用法】 10～20g，煎服。

蓮　鬚—————

【性味歸經】 甘、澀，平。入心、腎經。

【功能】 澀精止血，清心固腎。

【配伍應用】 治吐血、衄血、崩漏。《本草綱目》用本品配當歸、黑牽牛共研末治痔漏出血。

【用量用法】 1.5～5g，煎服。

蓮　房—————

【性味歸經】 苦、澀，溫。入心、肝經。

【功能】　止血，消瘀。

【配伍應用】　治便血、尿血、崩漏、月經過多等。如《本草綱目》單味燒存性研末，熱酒送服治月經過多；配荊芥穗各製炭等分為末，內服（米湯送服）治血崩。

炒炭後止血作用更好。

【用量用法】　5～10g，煎服。

荷　葉

【性味歸經】　苦、澀，平。入心、肝、脾經。

【功能】　散瘀止血。

【配伍應用】　治吐血、衄血、崩漏、便血、尿血等。如《本草綱目》用鮮荷葉搗汁服治吐血；配蒲黃、黃芩治崩漏。

方例：四生丸。

【用量用法】　3～10g，煎服，或以鮮品搗汁服。

禹餘糧

【性味歸經】　甘、澀，平。入脾、胃、大腸經。

【功能】　止血，澀腸。

【配伍應用】　治血痢、崩漏。如《本草綱目》用本品配赤石脂、牡蠣、烏賊骨、伏龍肝、桂心治崩漏。

【用量用法】　10～20g，煎服。

【注意事項】　實證忌用，孕婦慎用。

赤石脂

【性味歸經】　甘、澀，溫。入胃、大腸經。

【功能】　收斂，止血。

【配伍應用】　治久痢膿血、便血、崩漏等。方例：赤石脂散。

【用量用法】　10～20g，煎服，或入丸散服。
【注意事項】　實證忌用。

烏賊骨————

【性味歸經】　鹹，微溫。入肝、腎經。
【功能】　收斂，止血。
【配伍應用】治吐血、便血、崩漏。方例：固沖湯、白芷散。外用止血可研末撒，方如：刀傷散。
【用量用法】　6～12g ，煎服；研末吞服，每次1.5～3g。

龍　骨————

【性味歸經】　甘、澀、平。入心、肝、腎經。
【功能】　固澀收斂，止血。
【配伍應用】　治月經過多及崩漏等。《日華諸家本草》：「主懷孕胎漏，止腸風下血，鼻紅吐血……。」
　　方例：固沖湯、龍骨散、清帶湯。
【用量用法】　15～30g，煎服，宜先煎。

柿　霜————

【性味歸經】　甘、涼。入心、肺經。
【功能】　清肺胃之熱，止血。
【配伍應用】　治勞嗽咯血、吐血。
【用量用法】　單用沖服3～9g。

海浮石————

【性味歸經】　鹹，寒。入肺、腎經。
【功能】　清肺化痰，止血，通淋。

【配伍應用】 治肺熱咳血、咯血、咳喘等。如朱丹溪用本品配瓜蔞仁、青黛、山梔、訶子肉研末煉蜜為丸治咳嗽咳血。《本草綱目》用本品配甘草煎服治血淋、砂淋。

【用量用法】 6～10g，煎服。

山茱萸

【性味歸經】 酸，微溫、肝、腎經。

【功能】 固經止血，補益肝腎。

【配伍應用】 治婦女腎氣虛弱，沖任不固所致的月經過多或漏下不止。方例：固沖湯。

【用量用法】 5～10g，煎服，或入丸散劑。

石 韋

【性味歸經】 苦、甘，涼。入肺、膀胱經。

【功能】 清熱止血，利尿通淋。

【配伍應用】 治咯血、衄血、吐血、尿血、崩漏等屬熱證者。單用有效，配涼血止血藥同用更好。

【用量用法】 5～10g，煎服。

十、淋證、遺尿用藥

萹 蓄

【性味歸經】 苦，寒。入膀胱經。

【功能】 利尿通淋，清熱，退黃。

【配伍應用】 治淋證，淋瀝不暢，尿頻，尿急，尿痛等症，屬膀胱濕熱者。主要用於熱淋，小便不利，也可用於石淋等。單用有一定療效。

方例：八正散。

【用量用法】　10～15g，煎服。

瞿　麥

【性味歸經】　苦，寒。入心、腎、小腸、膀胱經。

【功能】　清利小腸、膀胱之濕熱，清心熱，利尿通淋，清熱，活血通經。

【配伍應用】　治淋證（熱淋、血淋、石淋）、小便不利、尿血、水腫等。

方例：八正散、石韋散、沉香散。單用亦有一定療效。

【用量用法】　10～15g，煎服。

【注意事項】　孕婦忌用。

石　韋

【性味歸經】　苦，甘，涼。入肺、膀胱經。

【功能】　上清肺經之熱，下利膀胱之濕熱，利尿通淋，清熱止血。

【配伍應用】　治熱淋、血淋及石淋等。單用有一定療效。方例：石韋散、沉香散、海金沙散。

瞿麥、萹蓄、石韋均可利尿通淋，清利濕熱，但石韋上清肺熱，下利膀胱濕熱，偏入氣分，清熱止血作用較好；萹蓄清利膀胱濕熱，兼可退黃疸；瞿麥可清利小腸、膀胱濕熱及清心熱，偏入血分，治熱重於濕者，亦治尿血，兼能破血通經。

【用量用法】　5～10g，煎服。

萆　薢

【性味歸經】　苦，平。入肝、胃、膀胱經。

【功能】　利濁通淋。

【配伍應用】　治淋濁、小便不利。方例：萆薢分清飲。多用於膏淋。

瞿麥、萆薢皆能利濕熱而通淋，但瞿麥偏治熱重於濕者，對熱淋、血淋效果較好；萆薢偏治濕重於熱者，對小便混濁，淋瀝頻數有效。

【用量用法】　10～15g，煎服。

海金沙

【性味歸經】　甘、淡，寒。入小腸、膀胱經。

【功能】　利尿通淋，清利小腸、膀胱濕熱。

【配伍應用】　偏入血分。治淋證（石淋、膏淋、熱淋等）、尿道澀痛、尿閉、小便不利、腎炎水腫等。對石淋尤有良效。單用有一定療效。方例：海金沙散。

瞿麥多用於熱淋、血淋，萆薢多用於膏淋，海金沙多用於石淋、熱淋，且止痛（尿痛）作用較好。

【用量用法】　6～12g，布包煎服。

【注意事項】　腎虛尿頻及無濕熱者忌用。

金錢草

【性味歸經】　苦、酸，涼。入肝、膽、腎、膀胱經。

【功能】　利尿排石，清熱解毒，退黃疸，利膽排石。

【配伍應用】　治熱淋、石淋等症。單用有一定療效。方例：排石湯。

海金沙、金錢草都可治石淋、熱淋，但海金沙清熱之力勝於金錢草，金錢草排石之力優於海金沙。

【用量用法】　30～60g；鮮者加倍，煎服。

車前子————————

【性味歸經】 甘，寒。入腎、膀胱經。

【功能】 清熱利尿，通淋。

【配伍應用】 治熱淋、小便不利、腎炎水腫等症。

方例：八正散、大分清飲、龍膽瀉肝湯、清心蓮子飲、萆薢分清飲。

【用量用法】 5～10g，布包煎服。

滑　石————————

【性味歸經】 甘、淡，寒。入胃、膀胱經。

【功能】 利尿通淋，瀉膀胱熱結。

【配伍應用】 治熱淋、小便不利、淋澀熱痛等。

方例：滑石散、八正散、小薊飲子、五淋散、石葦散、沉香散、海金沙散、豬苓湯。

車前子與滑石均能利尿通淋，但車前子利尿作用勝於滑石，可用於治療水腫；滑石寒滑通利而治小便不利、淋澀不適。

【用量用法】 10～15g，煎服。

豬　苓————————

【性味歸經】 甘、淡，平。入脾、腎、膀胱經。

【功能】 利水滲濕。

【配伍應用】 治淋濁及小便不利以濕邪為患者。本品性平偏涼，稍有清熱作用。治熱淋，須配萹蓄、瞿麥、滑石、澤瀉等同用。方例：大分清飲、四苓散、海金沙散、獵苓湯。

【用量用法】 5～10g，煎服。

【注意事項】 無濕邪者忌用。

澤　瀉————————

【性味歸經】　甘，寒。入腎、膀胱經。

【功能】　瀉肝、腎之火，利膀胱、三焦之濕。

【配伍應用】　治濕熱內蘊所致淋證、小便不利。

方例：大分清飲、龍膽瀉肝湯、四苓散、五苓散、海金沙散、豬苓湯。

豬苓、澤瀉皆可清瀉濕熱而治淋證、小便不利。但豬苓以滲利為主，治濕重者，易傷陰液；澤瀉對濕熱皆能清利，瀉肝、腎之火的作用勝於豬苓，透過瀉腎火而可滋陰，其本身並無補益作用，久用亦可傷陰。豬苓、澤瀉同用，利水作用可大大加強。

【用量用法】　5～10g，煎服。

茯苓　附：（赤茯苓）————————

【性味歸經】　甘、淡，平。入心、脾、腎經。

【功能】　滲濕利水，健脾，安神。赤苓：滲利濕熱。

【配伍應用】　茯苓藥用時有白茯苓、赤茯苓、茯神、茯苓皮等四種。白茯苓善滲濕利水，健脾安神；赤茯苓偏於清利濕熱；茯苓皮重在利水消腫；茯神寧心安神。一般處方上寫茯苓者，即指白茯苓而言。

赤茯苓清利濕熱而治熱淋，尿短赤，淋澀不適。

方例：五苓散、五淋散、四苓散、海金沙散、豬苓湯、清心蓮子飲、萆薢分清飲。

【用量用法】　5～15g，煎服。

木　通————————

【性味歸經】　苦，寒。入心、小腸、膀胱經。

【功能】 利尿通淋，清心降火。

【配伍應用】 治濕熱結於膀胱所致的熱淋、血淋等。

方例：導赤散、八正散、大分清飲、五淋散、石葦散、龍膽瀉肝腸。

澤瀉、木通都可以用於淋證的治療，但澤瀉偏於清利肝腎濕熱而治淋，木通偏清利心與小腸濕熱而治淋。

【用量用法】 3～6g，煎服。

【注意事項】 氣虛、遺精者及孕婦忌用。

通 草─────

【性味歸經】 甘、淡，寒。入肺、胃、膀胱經。

【功能】 清熱利水，通乳。

【配伍應用】 治淋證及小便不利因濕熱所致者。《用藥法象》謂其能「利陰竅，治五淋，除水腫癃閉」。

方例：三仁湯、小薊飲子。

木通、通草均可用於淋證，但木通清熱之力勝於通草，清心與小腸濕熱而治熱淋、血淋等；通草的主要作用是滲濕利水，清熱作用較小，可瀉肺熱利濕氣而治熱淋、消水腫。

【用量用法】 2～5g，煎服。

燈芯草─────

【性味歸經】 甘、淡，微寒。入心、小腸經。

【功能】 清熱利尿，清心除煩。

【配伍應用】 治淋澀不適屬熱證者及小便不利、水腫等。方例：八正散、海金沙散、萆薢飲。

通草、燈芯草皆治淋，通草瀉肺熱，滲濕清熱而治淋，且可使胃氣上達而通乳，能升能降；燈芯草清心火，引熱下行，清熱滲濕而治淋，且可清心除煩。

【用量用法】　1.5～2.5g，煎服，或入丸散劑。

冬葵子──────

【性味歸經】　甘、寒。入小腸、膀胱經。

【功能】　利尿通淋，通乳，滑腸。

【配伍應用】　治熱淋、石淋、淋瀝澀痛、小便不利、水腫等。方例：石葦散、沉香散、葵子散。

車前子清熱利尿而通淋，兼能滲濕而止瀉，益肝腎，清熱而明目，化痰止咳。冬葵子利尿，滑利通竅而治淋，兼能滑腸通便，除滯通乳。

【用量用法】　10～15g，煎服。

薏苡仁──────

【性味歸經】　甘、淡，涼。入脾、肺、腎經。

【功能】　清熱利濕，健脾補肺，排膿消癰。

【配伍應用】　清熱利濕而通淋，治淋濁、小便不利、水腫等。方例：三仁湯。亦有單用本品治石淋、熱淋者，如《楊氏經驗方》單用本品煎服治沙石熱淋。

【用量用法】　10～30g，煎服。

地膚子──────

【性味歸經】　甘、苦，寒。入腎、膀胱經。

【功能】　利尿通淋，清熱除濕，止癢。

【配伍應用】　治濕熱淋證，小便不利等。可配豬苓、通草、知母、黃柏、瞿麥、枳實、冬葵子、甘草等同用。

【用量用法】　10～15g，煎服。

黃　柏――――

【性味歸經】　苦、寒。入腎、膀胱、大腸經。

【功能】　清熱瀉火，燥濕解毒。

【配伍應用】　治濕熱下注所致的淋濁，可配車前子、木通、梔子等。方例：知柏地黃丸、萆薢飲、治濁固本丸、萆薢分清飲。

地膚子與黃柏性味功用相近，地膚子清熱瀉膀胱濕熱之力不及黃柏，但能去皮膚之風，清解皮膚之濕熱，對皮膚之風疹、濕疹、濕熱瘡毒有較好治療作用。

【用量用法】　3～10g，煎服，或丸散劑服。

龍膽草――――

【性味歸經】　苦，寒。入肝、膽經。

【功能】　清熱利濕，瀉肝膽實火。

【配伍應用】　治下焦濕熱蘊結所致尿痛、尿頻、尿血、尿道灼熱感、淋澀不適等，方例：龍膽瀉肝湯。

【用量用法】　3～6g，煎服，或入丸散劑服。

梔　子――――

【性味歸經】　苦，寒。入心、肝、肺、胃經。

【功能】　清熱利濕，涼血止血，瀉火解毒。

【配伍應用】　治濕熱下注所致的熱淋、尿血等證。方例：龍膽瀉肝湯、十味導赤湯、小薊飲子。

【用量用法】　3～10g，煎服。

琥　珀――――

【性味歸經】　甘，平。入心、肝、小腸經。

【功能】 利尿通淋，鎮驚安神，活血化瘀。

【配伍應用】 治熱淋、血淋等，亦治癃閉。

方例：琥珀散。琥珀對膀胱濕熱壅滯所致的淋漓不通、小便不利、排尿澀痛有效。

【用量用法】 1.5～3g，研末沖服。不入煎劑。

【注意事項】 小便利而頻數者不宜用。

黃 芩

【性味歸經】 苦，寒。入心、肺、膽、大腸經。

【功能】 清熱燥濕，涼血止血，瀉火解毒，清熱安胎。

【配伍應用】 治濕熱下注所致的熱淋。方例：大分清飲、龍膽瀉肝湯、清心蓮子飲。

龍膽草、黃芩都可治熱淋，但龍膽草善瀉肝經濕熱而治淋；黃芩善清肺經濕熱、清心熱而治淋。

【用量用法】 3～10g，煎服，或入丸散劑服。

白茅根

【性味歸經】 甘，寒。入肺、胃、膀胱經。

【功能】 清熱利尿，涼血止血。

【配伍應用】 治濕熱淋證、尿血、小便不利、腎炎水腫等。單用有效。如《肘後方》單用本品煎服治熱淋、黃疸等。亦可配清熱利濕通淋藥同用。

【用量用法】 15～30g；鮮品加倍，煎服，鮮品搗汁飲服。

苦 參

【性味歸經】 苦，寒。入肺、大腸、小腸經。

【功能】 清熱除濕，殺蟲止癢。

【配伍應用】　治濕熱蘊結所致的小便不利，尿黃赤，尿有余瀝等。單用有一定療效。方例：當歸貝母苦參丸。

【用量用法】　3～10g，煎服，或入丸散劑服。

海浮石————

【性味歸經】　鹹，寒。入肺、腎經。

【功能】　軟堅通淋，清肺化痰。

【配伍應用】　治石淋，如《本草綱目》用本品研末，生甘草煎水調服治沙淋。亦可配金錢草、海金沙等有通淋排石作用的藥物同用。

【用量用法】　6～10g，煎服。

沉　香————

【性味歸經】　辛、苦，溫。入肺、脾、腎經。

【功能】　降氣，溫中，暖腎。

【配伍應用】　治脾腎兩虛，膀胱有熱所致氣淋屬實證者，可配石葦、瞿麥、冬葵子、滑石等清膀胱濕熱藥同用。方例：沉香散。《本草綱目》：治「小便氣淋，男子精冷」。

【用量用法】　1～1.5g，研末沖服，亦可用原藥磨汁服。

牛　膝————

【性味歸經】　苦、酸，平。入肝、腎經。

【功能】　活血通經，通淋止痛，消腫。

【配伍應用】　治熱淋、石淋、尿血、血淋、尿痛、腰痛等。治熱淋可配瞿麥、木通、萹蓄、車前子、豬苓等；治石淋可配金錢草、海金沙、木通、冬葵子、豬苓、澤瀉等；治血淋可配瞿麥、石葦、木通、白茅根等。方例：牛膝湯。

【用量用法】　6～15g，煎服。

【注意事項】　滑精、月經過多及孕婦忌用。

竹　葉————

【性味歸經】　甘、淡，寒。入心、胃經。
【功能】　清熱利尿，清心除煩。
【配伍應用】　治膀胱有濕熱所致熱淋，淋瀝疼痛，小便短赤等。方例：導赤散。
【用量用法】　10～15g，煎服。

虎　杖————

【性味歸經】　苦、酸，涼。入肝經。
【功能】　清熱利尿，活血解毒。
【配伍應用】　治濕熱淋濁。單用有效。亦可配其他清熱利濕藥同用。
【用量用法】　10～30g，煎服。

魚腥草————

【性味歸經】　辛，微寒。入肺經。
【功能】　清熱利尿，解毒。
【配伍應用】　治濕熱淋證，小便不利者。可配車前子、萹蓄等同用。
【用量用法】　15～30g，煎服。

蒲公英————

【性味歸經】　苦、甘，寒。入肝、胃經。
【功能】　清熱利尿，解毒。
【配伍應用】　治小便不利，溺時澀痛有灼熱者單用有一定療效。

【用量用法】　10～30g，煎服。

連　翹─────

【性味歸經】　苦，微寒。入心、膽經。
【功能】　清熱解毒，利尿通淋，消腫排膿。
【配伍應用】　治熱淋，小便不利等。可配梔子、膽草、車前子、木通等同用。
【用量用法】　6～15g，煎服。

烏　藥─────

【性味歸經】　辛，溫。入脾、肺、腎、膀胱經。
【功能】　溫腎散寒，行氣止痛。
【配伍應用】　治虛寒尿頻。可配益智仁、山藥等同用。方例：縮泉丸。
【用量用法】　3～10g，煎服。

山茱黃─────

【性味歸經】　酸，微溫。入肝、腎經。
【功能】　補肝腎，澀精止汗。
【配伍應用】　治腎虛尿頻。可配補骨脂、當歸等同用。方例：固脬湯、固陰煎。
【用量用法】　5～10g，煎服，或入丸散劑服。

益智仁─────

【性味歸經】　辛，溫。入脾、腎經。
【功能】　溫脾補腎，固精縮尿。
【配伍應用】　治腎與膀胱虛寒所致的尿頻、遺尿、遺精等。方例：縮泉丸。

【用量用法】　3～6g，煎服。

杜　仲————

【性味歸經】　甘、微辛，溫。入肝、腎經。
【功能】　補肝腎，壯筋骨。
【配伍應用】　治肝腎虛寒所致的尿頻，餘瀝不盡等。方例：菟絲於丸。
【用量用法】　10～15g，煎服。炒用療效佳。

菟絲子————

【性味歸經】　辛、甘，平。入肝、腎經。
【功能】　補腎益精、養肝明目。
【配伍應用】　治腎虛尿頻、遺尿、遺精等。
方例：菟絲子丸、鞏堤丸、無比山藥丸。
【用量用法】　10～15g，煎服。

蓮　鬚————

【性味歸經】　甘、澀，平。入心、腎經。
【功能】　精心固腎，澀精止血。
【配伍應用】　治腎虛尿頻、遺尿、遺精等。
方例：治濁固本丸。
【用量用法】　1.5～5g，煎服。

芡　實————

【性味歸經】　甘、澀，平。入脾、腎經。
【功能】　固腎澀精，補脾止瀉。
【配伍應用】　治腎虛尿頻、小便不禁、遺尿等。可配金櫻子等同用。

【用量用法】 10～15g，煎服。

沙苑子————

【性味歸經】 甘，溫。入肝、腎經。
【功能】 補益肝腎，固精明目。
【配伍應用】 治腎虛尿頻、遺尿等。方例：固脬湯。
【用量用法】 10～20g，煎服。

韭 子————

【性味歸經】 辛、甘，溫。入肝、腎經。
【功能】 溫腎固精，壯陽。
【配伍應用】 治腎虛尿頻、遺尿。單用有效。
方例：家韭子丸。
【用量用法】 5～10g，煎服，或入丸散劑服。

桑螵蛸————

【性味歸經】 甘、鹹，平。入肝、腎經。
【功能】 補腎助陽，固精縮尿。
【配伍應用】 治腎陽虛所致的尿頻、遺尿、遺精等。
方例：固脬湯、桑螵蛸散、菟絲子丸。
【用量用法】 3～10g，煎服。

金櫻子————

【性味歸經】 酸、澀，平。入腎、膀胱、大腸經。
【功能】 益腎縮尿，固精澀腸。
【配伍應用】 治腎虛尿頻、遺尿。方例：水陸二仙丹。
本品補益而固澀，可使腎及膀胱增強攝尿、約尿之功。
【用量用法】 6～18g，煎服。

【注意事項】　固澀之品，非虛證不宜用。

覆盆子————

【性味歸經】　甘、酸，平。入腎、肝經。

【功能】　補腎，固澀，縮尿。

【配伍應用】　治腎虛尿頻、遺尿。方例：五子衍宗丸。

【用量用法】　3～10g，煎服。

五倍子————

【性味歸經】　酸，平。入肺、腎、大腸經。

【功能】　固澀，縮尿，止血，解毒。

【配伍應用】　治腎虛不固，攝尿功能差所致遺尿。可配
桑螵蛸、菟絲子等同用。

【用量用法】　1.5～6g，入丸散劑服。

鹿　茸————

【性味歸經】　甘、鹹，溫。入肝、腎經。

【功能】　大補腎陽，益精血，強筋骨。

【配伍應用】　治腎陽虛弱之尿頻、遺尿等。單用銼末服
即有效，亦可配實腎縮尿之品同用。

【用量用法】　1～3g，研細末，1日3次分服。或入丸
散，隨方配製。

【注意事項】　無腎陽虛者忌用。

蛤　蚧————

【性味歸經】　鹹，平，有小毒。入肺、腎經。

【功能】　補肺腎，止喘咳。

【配伍應用】　治腎虛尿頻，餘瀝不盡等。可配人參、益

常用中藥性味功能速查

智仁等同用。

【用量用法】　3～7g，煎服；研末服，每次 1～2g。

巴戟天————

【性味歸經】　辛、甘，微溫。入腎經。

【功能】　補腎壯陽，強筋骨。

【配伍應用】　治腎虛尿頻。可配益智仁、覆盆子、山茱萸、山藥等同用。

【用量用法】　10～15g，煎服。

補骨脂————

【性味歸經】　辛、苦，大溫。入腎經。

【功能】　補腎助陽，固精縮尿。

【配伍應用】　治腎陽虛，下元不固所致尿頻、遺尿。可配益智、仁覆盆子、桑螵蛸等同用。方例：鞏堤丸。

【用量用法】　5～10g，煎服。

狗　脊————

【性味歸經】　苦、甘，溫。入肝、腎經。

【功能】　補肝腎，強筋骨，祛風濕。

【配伍應用】　治肝腎不足，腎氣不固之遺尿、尿頻等。可配菟絲子、桑螵蛸等同用。

【用量用法】　10～15g，煎服。

蓽澄茄————

【性味歸經】　辛，溫。入脾、腎經。

【功能】　溫脾暖腎，行氣止痛。

【配伍應用】　治下焦虛寒，小便頻數。可配烏藥、芡實

等同用。

【用量用法】　2～5g，煎服。

十一、消渴用藥

葛　根

【性味歸經】　甘、辛，涼。入脾、胃經。

【功能】　生津止渴，解肌退熱透疹。

【配伍應用】　治溫熱病發熱、口渴。亦可用於消渴病的治療。單用有一定療效，但多配伍使用，可配清熱、滋陰、生津等藥使用。

方例：麥門冬飲子、玉泉散。

【用量用法】　10～20g，煎服，或入丸散劑服。

石　膏

【性味歸經】　甘、辛，大寒。入肺、胃經。

【功能】　清熱瀉火，除煩止渴。

【配伍應用】　治溫熱病肺胃熱盛，高熱，汗出煩渴等症。方例：白虎湯。

【用量用法】　15～60g，煎服，內服宜生用。入湯劑宜打碎先煎。

知　母

【性味歸經】　苦，寒。入肺、胃、腎經。

【功能】　清熱降火，生津止渴，滋陰潤燥。

【配伍應用】　治溫熱病高熱煩渴及消渴病。

方例：麥門冬飲子、三消湯、人參石膏湯、二冬湯、黃連

豬肚丸。

【用量用法】 6～12g，煎服。

天花粉

【性味歸經】 甘、微苦、酸，微寒。入肺、胃經。

【功能】 清熱降火，生津止渴，潤燥，排膿。

【配伍應用】 治溫熱病傷津口渴，心煩等症。也用於消渴的治療。常配蘆根、麥冬等治熱病煩渴。方例：柴胡白虎湯、清肺抑火丸、二冬湯、三消湯、豬肚丸、消渴方。

【用量用法】 10～15g，煎服，或入丸散劑服。

【注意事項】 反烏頭。脾胃虛寒者慎用。

蘆 根

【性味歸經】 甘，寒。入肺、胃經。

【功能】 清熱生津。

【配伍應用】 治溫熱病傷津口渴及消渴。

【用量用法】 15～30g；鮮品 30～60g，煎服，或鮮品搗汁服。

生 地

【性味歸經】 甘、苦，涼。入心、肝、腎經。

【功能】 清熱滋陰，生津止渴，涼血止血。

【配伍應用】 治消渴、熱病傷津口渴。方例：消渴方、麥門冬飲子、三消湯。

【用量用法】 10～30g，煎服，或以鮮品搗汁服。

白茅根

【性味歸經】 甘，寒。入肺、胃經。

【功能】 清熱生津，涼血，利尿。

【配伍應用】 治熱病傷津，胃熱煩渴。

【用量用法】 15～30g；鮮品加倍，煎服，或以鮮品搗汁服。

綠 豆

【性味歸經】 甘，涼。入胃經。

【功能】 清熱解毒。

【配伍應用】 用於防治暑熱煩渴。可製成清涼飲料飲用。

【用量用法】 15～30g，煎服。

西 瓜

【性味歸經】 甘，寒。入肺、胃、小腸經。

【功能】 清熱解暑，止渴，利尿。

【配伍應用】 治暑熱傷津煩渴，亦可預防中暑。

【用量用法】 隨量食用。

桑 椹

【性味歸經】 甘、酸，寒。入脾、腎經。

【功能】 滋陰，養血，祛風。

【配伍應用】 治消渴或津傷之口渴。可配生地、麥冬、天花粉等同用。

【用量用法】 10～20g；鮮品加倍，煎服。

人 參

【性味歸經】 甘、微苦，溫。入脾、肺經。

【功能】 補氣，救脫，生津止渴，補肺益脾，安神。

【配伍應用】 治津傷口渴、消渴。治津傷口渴多用於熱病耗氣傷津口渴，如白虎加人參湯。治消渴，口渴多尿，方如人參石膏湯、二冬湯、竹葉石膏湯、麥門冬飲子。

【用量用法】 5～10g，宜文火另煎，將參汁對入其他藥湯內飲服。研末吞服，每次 1～2g，日服 2～3 次。

【注意事項】 見心悸、失眠節。

黃 芪

【性味歸經】 甘，微溫。入脾、肺經。

【功能】 補中益氣，固表，利水，托瘡，生肌。

【配伍應用】 治消渴。方例：滋脺飲。

人參、黃芪都是補氣藥，對氣陰兩傷的消渴病可配伍滋陰、降火、潤燥藥同用。

【用量用法】 10～60g，煎服。

山 藥

【性味歸經】 甘，平。入脾、腎經。

【功能】 補脾止瀉，補肺益腎，養陰生津。

【配伍應用】 治消渴病或陰虛津虧之口渴。本品補氣養陰，對氣陰兩虛之消渴病有一定療效。單味長期煎服可治輕型消渴。方例：滋脺飲、玉液湯。

【用量用法】 10～30g，煎服；研末吞服，每次 6～10g。

熟 地

【性味歸經】 甘，微溫。入肝、腎經。

【功能】 滋陰補腎，補血。

【配伍應用】 治消渴。方例：六味地黃丸、腎氣丸。

【用量用法】　10～30g，煎服。

沙　參————

【性味歸經】　甘，微寒。入肺、胃經。

【功能】　養胃生津，潤肺止咳。

【配伍應用】　治傷津口渴。多用於熱病傷津之咽乾口渴或燥傷肺胃之口渴等症。方例：益胃散、沙參麥冬湯。

【用量用法】　10～15g；鮮品加倍，煎服。

天門冬————

【性味歸經】　甘、微苦，寒。入肺、腎經。

【功能】　養陰潤燥，清肺止咳。

【配伍應用】　治陰虛津虧之消渴或熱病傷陰口渴。方例：二冬湯。

【用量用法】　6～15g，煎服。

麥門冬————

【性味歸經】　甘、微苦，寒。入心、肺、胃經。

【功能】　養胃生津，清心潤肺。

【配伍應用】　治津傷口渴或消渴。方例：二冬湯、三消湯、竹葉石膏湯、麥門冬飲子、黃連豬肚丸、豬肚丸。

熟地、沙參、天冬、麥冬均止喝，熟地補腎滋陰，生津止渴，且能補血生精；沙參補肺陰，養胃陰，清虛熱，生津止渴；天冬滋腎陰，清肺火，生津止渴；麥冬補肺胃之陰，生津止渴，且能清心潤肺。

【用量用法】　10～15g，煎服。

玄　參

【性味歸經】　苦、鹹，寒。入肺、胃、腎經。

【功能】　清熱滋陰，瀉火解毒。

【配伍應用】　治熱病傷津煩渴或陰虛火旺所致咽乾咽痛等症。可配石膏、知母、麥冬等同用。

【用量用法】　10～15g，煎服，或入丸散劑。

石　斛

【性味歸經】　甘、淡，微寒。入肺、胃、腎經。

【功能】　清熱，滋陰，生津，養胃，益腎。

【配伍應用】　治熱病耗傷陰津所致口乾煩渴；對陰虛內熱所致的舌乾口渴，虛熱盜汗等症亦有效。

【用量用法】　6～15g，煎服。

玉　竹

【性味歸經】　甘，平。入肺、胃經。

【功能】　滋陰潤燥，生津止渴。

【配伍應用】　治熱病傷津，口渴煩躁，亦治陰虛內熱，咽乾口渴。

玄參、石斛、玉竹皆治口渴，玄參可滋陰而降上浮之虛火，涼血而治邪熱上炎之發熱，口渴；石斛治傷津口渴，但使用過早易戀邪助濕；玉竹養陰而不戀邪，滋胃陰而不膩脾陽。

【用量用法】　10～15g，煎服。

枸杞子

【性味歸經】　甘，平。入肝、腎經。

【功能】　滋補肝腎，益精明目。

【配伍應用】　治肝腎陰虛所致消渴等。單用有一定療效。

【用量用法】　5～10g，煎服。

五味子————

【性味歸經】　酸，溫。入肺、腎經。

【功能】　斂肺補腎，生津止渴，斂汗，安神。

【配伍應用】　治津傷口渴、多汗；亦治消渴之口渴多飲。方例：生脈散、麥味地黃丸。《用藥心得十講》中治腎虛消渴用六味地黃丸方加五味、肉桂煎服，有一定療效。另如玉液湯中亦有配伍。

【用量用法】　2～6g，煎服；研末服，每次 1～3g。

五倍子————

【性味歸經】　酸，平。入肺、腎、大腸經。

【功能】　斂肺止汗，生津，澀腸，降火，止血。

【配伍應用】　治消渴。單服有一定療效。《本草綱目》用本品研末口服，治消渴。

【用量用法】　1.5～6g，入丸散劑用。

烏　梅————

【性味歸經】　酸，平。入肝、脾、肺、大腸經。

【功能】　斂肺澀腸，生津止渴，安蛔。

【配伍應用】　治虛熱煩渴或消渴。方例：玉泉丸。

【用量用法】　3～10g，煎服。

地骨皮————

【性味歸經】　甘，寒。入肺、腎經。

【功能】 清熱,涼血。

【配伍應用】 治消渴、虛熱煩渴。可配生地、知母、玉竹、五味子等同用。

【用量用法】 6～15g,煎服。

西洋參————

【性味歸經】 苦、甘,涼。入心、肺、腎經。

【功能】 補氣養陰,生津止渴,清肺火。

【配伍應用】 治熱性病耗傷氣陰所致虛煩口渴。可配麥冬、生地等同用。也可用於一般陰虛津少口渴。

【用量用法】 3～6g,另煎和服。

十二、胸痛、脅痛、腹痛及脹悶用藥

木 香————

【性味歸經】 辛、苦,溫。入肝、脾、胃經。

【功能】 行氣止痛,和胃健脾,疏肝開鬱。

【配伍應用】 主要用於胃腸氣滯所致的胃脘疼痛、脹悶、噯氣及腹痛、腹脹等症。上焦及下焦氣滯亦常用之,因木香行氣之力可達上中下三焦,主入三焦氣分,能順調諸氣,宣散一切寒凝氣滯。所以,《珍珠囊》曰:「散滯氣,調諸氣,和胃氣,泄肺氣。」《日華諸家本草》曰:「治心腹一切氣,膀胱冷痛……。」《本草衍義補遺》曰:「行肝經氣……」。

方例:香砂枳朮丸、木香檳榔丸、木香化滯湯、木香順氣丸、木香破氣散、木香調氣散、氣鬱湯、勻氣散、大橘皮湯、小兒至寶丹、十香止痛丸、丁沉透膈湯。

【用量用法】 3～10g,煎服。

【注意事項】 本品辛溫燥烈，凡陰虛火旺者慎用。

橘 皮————

【性味歸經】 辛、苦，溫。入脾、肺。
【功能】 理氣消脹，燥濕化痰。
【配伍應用】 治脾肺氣滯所致的脘腹脹滿、胸悶不暢及脘腹疼痛等症。利用其理氣健脾的作用，在一些補益劑中少佐陳皮，可免除某些補益藥的滯膩而產生的滿悶、納差等副作用。方例：排氣飲、平胃散、大橘皮湯、柴胡疏肝散、疏肝散、化肝煎、半夏溫肺湯、人參健脾丸、小兒健脾丸、保和丸、木香檳榔丸、木香化滯湯、香砂枳朮丸、五積散等。
【用量用法】 3～10g，煎服。
【注意事項】 本品辛散苦燥，溫能助熱，舌赤少津、內有實熱者慎用。

川楝子————

【性味歸經】 苦，寒，有小毒。入肝、胃、小腸經。
【功能】 理氣止痛，殺蟲止痛，清利濕熱。
【配伍應用】 治肝氣鬱滯，肝氣橫逆，肝氣犯胃所致的胸痛、脅痛、脘腹疼痛、脹悶不舒、疝痛等。如用於蟲痛，可配烏梅、川椒等。方例：金鈴子散、一貫煎、小安腎丸、導氣湯。舒肝理氣宜炒用，清熱宜生用。
【用量用法】 3～10g，煎服。
【注意事項】 本品味苦性寒，凡脾胃虛寒者不宜使用。

香 附————

【性味歸經】 辛、微苦、甘、平。入肝經。
【功能】 舒肝解鬱，行氣止痛，理氣調經。

【配伍應用】 治肝氣鬱滯所致的胸脅脹痛、脘腹疼痛、腹脹、痛經等症（如潰瘍病、胃神經官能症、慢性肝炎等出現肝氣鬱滯之證者）。方例：良附丸、柴胡疏肝散、十香止痛丸、丁沉透膈湯、小安腎丸、小烏沉湯、小七香丸、氣鬱湯、木香檳榔丸、木香破氣散、木香順氣丸、蘇合香丸、香砂枳朮丸、沉香降氣散、越鞠丸、排氣飲等。

木香和香附都可用於理氣止痛，但木香偏於行腸胃氣滯，香附偏於行肝經氣滯。

香附辛散、苦降、甘緩、香竄，性平而不寒不熱。主入肝經氣分，通行三焦，兼通十二經氣分，兼入血分而行氣，長於舒肝解鬱。《本草綱目》謂其「生則上行胸膈，外達皮膚；熟則下走肝腎，外徹腰足；炒黑則止血；得童溲浸炒則入血分而補虛；鹽水浸炒則入血分而潤燥；青鹽炒則補腎氣；酒浸炒則行經絡；醋浸炒則消積聚；薑汁炒則化痰飲。得參、朮則補氣；得歸、地則補血；得木香則疏滯和中；……得川芎、蒼朮則總解諸鬱；……得茴香、破故紙則引氣歸元；得厚朴、半夏則決壅消脹；得紫蘇、蔥白則解散邪氣；得三棱、莪朮則消磨積塊；得艾葉則治血氣，暖子宮，乃氣病之總司，女科之主帥也。」值得參考。

【用量用法】 6～12g，煎服。
【注意事項】 氣虛、陰虛或血熱者慎用。

青 皮

【性味歸經】 苦、辛、溫。入肝、膽經。
【功能】 疏肝破氣，散積化滯。
【配伍應用】 治肝氣不舒，肝氣鬱結所致胸脅脹疼，肝胃氣滯所致的脘腹疼痛，腹脹及中焦食積停滯所致脘腹脹痛，食慾不振等症。另外，亦可治肝氣鬱滯所致的疝氣疼痛。

方例：化肝煎、木香順氣丸、木香檳榔丸、丁沉透膈湯、疏肝散、疏肝理脾丸、良附丸、柴胡清肝飲、青皮丸等。

陳皮與青皮，同出一物。陳皮為老、熟之果皮；青皮為青嫩、未熟之果皮。陳皮入脾、肺二經，偏於理氣健脾，燥濕化痰，行氣之力較緩；青皮入肝、膽經，偏於疏肝破氣，散積化滯，行氣之力較猛，謂「破氣」。

香附疏肝，行氣解鬱；青皮疏肝，破氣開鬱。

【用量用法】 3～10g，煎服。

【注意事項】 無氣滯者忌用。性烈易傷氣，氣虛者應慎用，不可過用、久用。

厚 朴————

【性味歸經】 苦、辛，溫。入脾、胃、大腸經。

【功能】 溫中下氣，燥濕消痰。

【配伍應用】 本品善除胃腸滯氣，降肺脾逆氣，治寒濕停滯中焦或食積停滯於胃腸所致的胸腹脹痛，滿悶；亦治肺氣不降，痰飲阻肺所致的胸滿喘逆。方例：排氣飲、胃苓湯、厚朴溫中湯、厚朴三物湯、平胃散、五積散、木香順氣丸、不換金正氣散、大承氣湯、小承氣湯等。

【用量用法】 3～10g，煎服。

枳實（枳殼）————

【性味歸經】 苦，微寒。入脾、胃經。

【功能】 破氣消積，行痰，除痞。

【配伍應用】 本品有破結氣、行滯氣、消積滯、消脹止痛的作用，對腸胃氣滯所致的胃脘脹疼，腹痛，腹脹，食積脹痛有一定療效，亦可治療因氣結所致的堅積、痰癖。

方例：大承氣湯、小承氣湯、木香化滯湯、枳實導滯丸、

常用中藥性味功能速查

枳實理中丸、人參健脾丸、四逆散。

枳殼與枳實性味功能基本相同，枳殼力稍緩，主入肺、肝、脾經，理氣開胸止痛，寬中消脹除滿，治胸脇疼痛，脹滿不舒，食積痛脹滿悶等症。枳實多用於消堅破積，導滯通便。方例：排氣飲、五積散、大分清飲、柴胡疏肝散、疏肝理脾丸等。

【用量用法】　3～10g，煎服。

砂　仁————

【性味歸經】　辛、溫。入脾、胃經。

【功能】　行氣止痛，理氣寬中，健脾燥濕。

【配伍應用】　治脾胃氣滯所致的脘腹脹痛，胸悶，食慾不振等症。方例：香砂六君子湯、香砂枳朮丸、參苓白朮散、沉香降氣散、勻氣散、丹參飲、小兒健脾丸、木香順氣丸、木香調氣散、十香止痛丸等。

本品辛散溫燥，芳香理氣。單用本品對寒濕氣滯所致的腹痛腹脹效果較好；因其行氣力緩，燥而不烈，又有調中健脾的作用。所以對脾胃虛寒氣滯之腹痛，腹脹，胃脘痛，或有泄瀉等症也有較好療效。本品稍加配伍，對多種原因所致的氣滯腹痛，胃脘痛都可使用。

【用量用法】　3～6g，煎服，宜後下。

白豆蔻————

【性味歸經】　辛、溫。入肺、脾、胃經。

【功能】　行氣止痛，化濕消痞，溫胃止嘔。

【配伍應用】　本品可散肺部之滯氣，行脾胃之寒濕氣滯，治脾肺寒濕氣滯所致的胸悶，脘腹脹痛或有嘔吐等症。方例：丁沉透膈湯、勻氣散、木香調氣散。

【用量用法】　3～6g，煎服，宜後下。

大腹皮————

【性味歸經】　辛，微溫。入脾、胃大腸、小腸經。
【功能】　行氣寬中，利水消腫。
【配伍應用】　治中焦濕阻，腸胃氣滯所致的脘腹脹悶及胸腹積水之胸悶脹滿。方例：一加減正氣散、五皮散。
【用量用法】　3～10g，煎服。

沉　香————

【性味歸經】　辛、苦，溫。入肺、脾、腎經。
【功能】　降氣，溫中，暖腎。
【配伍應用】　治脾胃氣滯，中氣失其和降而致的胸脇脹悶，脘腹疼痛，腹脹，甚至嘔逆等症。亦治氣滯於下焦而致腹脹腹痛等症。方例：沉香降氣散、十香止痛丸、丁沉透膈湯、良附丸、蘇合香丸、暖肝煎。
【用量用法】　1～1.5g，研末沖服，亦可用原藥磨汁服。

烏　藥————

【性味歸經】　辛，溫。入脾、肺、腎、膀胱經。
【功能】　行氣止痛，暖腎散寒。
【配伍應用】　多用於下焦虛寒之氣痛，也可用於中焦寒凝氣滯所致的胸腹脹痛、胃脘冷痛，及婦女氣滯血凝或因受寒所致的腹痛、痛經等症。方例：小烏沉湯、十香止痛丸、木香破氣散、排氣飲、暖肝煎、烏沉湯。

香附、木香、烏藥皆行氣止痛，香附疏肝解鬱，偏入肝膽，多用於肝經氣滯所致胸脇疼痛、脘腹脹痛及少腹氣滯腹痛、月經不調等症。木香理氣行滯，偏於腸胃，多用於腸胃氣

滯所致的腹脹腹痛。烏藥散寒止痛，偏入肝腎，多用於寒凝氣滯之症。

【用量用法】 3～10g，煎服。

【注意事項】 氣虛有內熱者慎用。

薤　白

【性味歸經】 苦、辛，溫。入肺、胃、大腸經。

【功能】 理氣寬胸，下氣行滯，通陽散結。

【配伍應用】 治胸中陽氣不振而致胸痺，心痛徹背，胸悶胸痛（如心絞痛等），喘息等症。亦治胃腸氣滯之脘痞不舒、泄痢後重等症。

方例：栝蔞薤白半夏湯、栝蔞薤白白酒湯。

【用量用法】 5～10g，煎服。

檀　香

【性味歸經】 辛，溫。入脾、胃、肺經。

【功能】 行氣止痛，和胃止嘔。

【配伍應用】 治肺胃氣滯所致的胸腹脹痛，胃寒疼痛等症。方例：丹參飲、蘇合香丸、勻氣散、木香調氣散、十香止痛丸等。

【用量用法】 1～3g，煎服，或入丸散劑用。

香　櫞

【性味歸經】 苦、辛、酸，溫。入肝、脾、肺經。

【功能】 理氣止痛，健脾化痰，寬中。

【配伍應用】 治肝氣鬱滯所致的胸腹滿悶，脅痛，胃脘痛，甚至嘔吐等症。常配香附、烏藥、延胡索、厚朴等同用，如十香止痛丸等。

【用量用法】　3～10g，煎服。

佛　手————

【性味歸經】　辛、苦、酸，溫。入肝、胃經。

【功能】　理氣止痛，健胃止嘔。

【配伍應用】　理氣和中，舒肝解鬱，行氣定痛，可治肝胃不和所致脘痛，腹痛腹脹以及肝氣鬱滯所致胸脇脹悶疼痛等症。如配陳皮、木香、厚朴、白豆蔻、延胡索、川楝子等可治肝胃不和之胃脘痛；配川楝子、青皮、香附治肝氣鬱結之胸悶脇脹。

【用量用法】　3～10g，煎服。

荔枝核————

【性味歸經】　甘、澀，溫。入肝、腎經。

【功能】　行氣止痛，溫中祛寒。

【配伍應用】　治氣滯腹痛、胃脘痛，尤其對疝氣疼痛及睪丸墜脹疼痛效果良好。方例：荔香散。

【用量用法】　10～15g，煎服。

甘　松————

【性味歸經】　辛、甘，溫。入脾、胃經。

【功能】　理氣止痛，醒脾開胃。

【配伍應用】　治虛寒胃脘脹痛，或氣滯而胸腹脹滿，食慾不振等症。常配砂仁、木香等。如小七香丸。

【用量用法】　3～6g，煎服。

川　芎————

【性味歸經】　辛，溫。入肝、心經。

【功能】　活血行氣，袪風止痛。

【配伍應用】　本品止痛作用明顯，用途甚廣。治氣血瘀滯所致胸痛，脇肋疼痛，胃脘痛，腹痛，腹脹等症。

方例：佛手散、四物絳復湯、柴胡疏肝散、清肝湯、氣鬱湯、少腹逐瘀湯、五積散等。

另外，也可用於疏肝解鬱，如疏肝散之類。

【用量用法】　3～10g，煎服；研末服，每次1～1.5g。

【注意事項】　陰虛火旺、月經過多者忌用。

丹　參————

【性味歸經】　苦，微寒。入心、肝經。

【功能】　活血袪瘀，消腫止痛，安神寧心。

【配伍應用】　治氣血瘀滯諸證，如痛經、婦女血瘀腹痛、產後瘀滯疼痛、月經不調；肝經氣滯血瘀所致的胸痛、脇痛；血瘀氣滯所致的胃脘痛以及冠心病心絞痛等。

方例：丹參飲、丹參散、冠心蘇合丸、丹參散。

【用量用法】　5～15g，煎服。

【注意事項】　月經過多及出血證慎用。反藜蘆。

紅　花————

【性味歸經】　辛，溫。入心、肝經。

【功能】　活血通經，袪瘀止痛。

【配伍應用】　治婦女由於血瘀而致的痛經、經閉等症；瘀滯所致的胃脘痛、脇痛（如肝炎）、腹痛、腹中積塊疼痛、胸痹心痛等症。方例：桃紅四物湯、復元活血湯、沒藥散、木香化滯湯、血府逐瘀湯、膈下逐瘀湯。

【用量用法】　3～10g，煎服。

【注意事項】　無瘀者、孕婦均忌用。

桃 仁————————

【性味歸經】 苦、甘，平。入心、肝、大腸經。

【功能】 活血行瘀，潤腸通便。

【配伍應用】 治瘀血積滯所致的胸腹疼痛、悶脹、痛經、腹中瘀滯包塊疼痛、產後瘀阻腹痛。潤腸通便，治便秘腹脹等症。

方例：桃紅四物湯、牛膝散、復元活血湯、安腎丸等。

桃仁、紅花都可由活血（量輕）、破瘀（重用）而定痛。但紅花質輕，能散各處散在性瘀滯疼痛，善治心腹瘀滯疼痛；桃仁質重，偏於去局部固定有形瘀血而止痛。

【用量用法】 6～10g，煎服，搗碎入煎。

【注意事項】 無瘀者及孕婦忌用。

延胡索————————

【性味歸經】 苦、辛，溫。入肝、胃經。

【功能】 行氣止痛，活血散瘀。

【配伍應用】 凡疼痛因氣滯血瘀者皆可使用，如胸痛、脇痛、胃脘痛、婦女痛經及血瘀腹痛、疝痛、睪丸疼痛等。

方例：延胡索散、沒藥散、十香止痛丸、少腹逐瘀湯、牛膝散、金鈴子散、冠心逐瘀湯。

【用量用法】 5～10g，煎服；研末服，每次 1.5～3g。

【注意事項】 血熱氣虛、無瘀者不宜用。孕婦忌用。

鬱 金————————

【性味歸經】 辛、苦，寒。入心、肝、肺經。

【功能】 行氣解鬱，活血化瘀，疏肝解鬱，清心涼血。

【配伍應用】 治氣血鬱滯或血熱瘀滯所致的胸痛、脇

痛、脘腹脹痛、痛經等症。方例：顛倒木金散、疏肝理脾丸、加味舒肝飲、冠心逐瘀湯、虎杖二金湯等。

【用量用法】　6～12g，煎服。

【注意事項】　無瘀者及孕婦忌用。畏丁香。

薑　黃

【性味歸經】　辛、苦，溫。入心、肝經。

【功能】　行氣破瘀，通經止痛。

【配伍應用】　治氣滯血瘀所致的胸痛、脇痛、脘腹疼痛、痛經、產後瘀血疼痛等症。方例：薑黃散、升降散、木香破氣散、推氣散等。

薑黃、鬱金都能行氣、破血散瘀而止痛，但鬱金性寒，薑黃性溫，鬱金偏於活血，善治上焦血瘀氣滯所致的胸脇疼痛，薑黃行氣之力比鬱金稍強，治軀殼及肢體之氣滯血瘀所引起的疼痛，效果較好。

延胡索活血去瘀之力不及薑黃、鬱金，但止痛作用優於薑黃、鬱金，善治臟腑氣滯血瘀之疼痛。

【用量用法】　5～10g，煎服。

【注意事項】　無瘀及虛證疼痛不宜用。

莪　朮（兼述三棱）

【性味歸經】　苦、辛，溫。入肝、脾經。

【功能】　行氣破血，消積止痛。

【配伍應用】　治氣滯血瘀或食積所致的胸腹疼痛、腹脹等。臨床上用於消除症痞癖以及止其疼痛者甚多。方例：三棱湯、大七氣湯、小七香丸、木香檳榔丸、軟堅縮脾湯。

三棱與莪朮的功用基本相同，但三棱入肝脾血分，破血中之氣，其軟堅散結，消除堅積之力大於莪朮；莪朮入肝脾氣

分，破氣中之血，其破氣消積之力大於三棱。二藥常同用，以治氣血凝滯之有形積聚。

【用量用法】　3～10g，煎服。

【注意事項】　氣血虛弱、無瘀滯者及孕婦忌用。

乳　香————

【性味歸經】　辛、苦，溫。入心、肝、脾經。

【功能】　行氣活血，舒筋活絡，消腫止痛。

【配伍應用】　本品行氣活血以止痛，治胸腹諸痛因血瘀氣滯者。方例：十香止痛丸、活絡效靈丹。

【用量用法】　3～10g，煎服。

【注意事項】　無瘀滯者及孕婦忌用。

沒　藥————

【性味歸經】　苦，平。入肝經。

【功能】　活血止痛，散瘀通滯，消腫生肌。

【配伍應用】　治胸腹諸痛因血瘀氣滯者，或婦女痛經及產後腹痛因血瘀氣滯者。

方例：沒藥散、少腹逐瘀湯、活絡效靈丹。

沒藥與乳香都有活血止痛的作用，但乳香行氣之力勝於沒藥，且能舒筋活絡；沒藥散瘀之力大於乳香。兩藥常合用。

【用量用法】　3～10g，煎服。

【注意事項】　無瘀者及孕婦忌用。

牛　膝————

【性味歸經】　苦、酸，平。入肝、腎經。

【功能】　活血行瘀，舒筋止痛。

【配伍應用】　治血凝氣滯所致的痛經、症瘕及產後瘀積

常用中藥性味功能速查

腹痛等症。方例：牛膝散、血府逐瘀湯、桃仁散。

【用量用法】　6～15g，煎服。

【注意事項】　孕婦忌用。

五靈脂————————

【性味歸經】　苦、甘，溫。入肝、脾經。

【功能】　活血散瘀，通利血脈，止痛。

【配伍應用】　治胸腹疼痛因血瘀氣滯者。治胃脘痛可配蒲黃，如失笑散；治腹中積塊，痛不移位者，可配當歸、桃仁、川芎、丹皮、赤芍、延胡索等，如膈下逐瘀湯。

另如：疏肝理脾丸、十香止痛丸、少腹逐瘀湯、丹脂息痛湯等方劑中亦有配伍。

五靈脂治胸腹血瘀氣滯疼痛，屬實證者。當歸、丹參、白芍可治胸腹疼痛之虛證，且有補血作用。

五靈脂行血中氣滯，活血散瘀而行氣滯。三棱及莪朮則行氣中之血滯，行氣而破血散瘀，且有消積止痛之功。

【用量用法】　2～10g，包煎服，或丸散劑用。

【注意事項】　血虛無滯者忌用。畏人參。

降　香————————

【性味歸經】　辛，溫。入心、肝、脾經。

【功能】　降氣行瘀，止血定痛。

【配伍應用】　治胃脘氣痛及氣滯血瘀之胸痛、脇痛、腹痛等，近代用治冠心痛心絞痛取得一定療效。

方例：十香止痛丸。

【用量用法】　3～6g，煎服。

【注意事項】　陰虛內熱、便秘及血熱妄行者均忌用。

蘇　木

【性味歸經】　甘、鹹、辛，平。入心、肝、脾經。

【功能】　活血化瘀，行血祛風，止痛消腫。

【配伍應用】　治胃脘疼痛因血瘀者，可配五靈脂、蒲黃等使用；治腹疼因血瘀氣滯者，可配當歸、延胡索、白芍、丹參、木香等同用；治產後血瘀腹痛，可配桃仁、紅花、當歸、五靈脂、益母草等同用。

方例：通經丸。

【用量用法】　3～10g，煎服。

【注意事項】　無瘀及孕婦不宜用。

劉寄奴

【性味歸經】　辛、苦，平。入心、肝、脾經。

【功能】　活血通經，消食除脹。

【配伍應用】　治血瘀腹痛、痛經、產後瘀阻疼痛及食積腹脹。治血瘀腹痛可配當歸、白芍、延胡索等；治食積腹脹可配消食導滯藥同用。

【用量用法】　3～10g，煎服。

【注意事項】　孕婦忌服。

雞血藤

【性味歸經】　苦、甘，溫。入肝、胃經。

【功能】　行血補血，舒筋活絡。

【配伍應用】　本品補血、行血之力較當歸稍強，可治婦女經閉腹痛、痛經等症，常配四物湯等同用。

【用量用法】　10～25g，煎服。

水　蛭

【性味歸經】　鹹、苦，平，有毒。入肝、膀胱經。

【功能】　破血散瘀，通經消癥。

【配伍應用】　水蛭破血之力及攻堅散瘀結之力很強，是紅花、桃仁、三棱、莪朮所不及的，善治血瘀結所致的腹疼，如症瘕積聚之腹痛等。方例：奪命散、抵當丸。

【用量用法】　3～6g，煎服；焙乾研末吞服，每次0.3～0.5g。

【注意事項】　破血力峻猛，非嚴重瘀血實證不用，孕婦忌服。

虻　蟲

【性味歸經】　苦，微寒，有毒。入肝經。

【功能】　破血逐瘀，通經消症。

【配伍應用】　虻蟲破血逐瘀之力比水蛭更為峻猛，治腹中症瘕積聚腹疼等。方例：抵當丸。

【用量用法】　1～1.5g，煎服；焙乾研末吞服，每次0.3g。

【注意事項】　同水蛭。

茜　草

【性味歸經】　苦，寒。入肝經。

【功能】　行血活絡，涼血止血。

【配伍應用】　治血熱有瘀之痛經、經閉腹痛等症。可配活血、止痛藥同用。

【用量用法】　10～15g，煎服。

三 七────

【性味歸經】 甘、微苦,溫。入肝、胃經。

【功能】 散瘀消腫,止血定痛。

【配伍應用】 治有血瘀或出血留瘀之腹痛、胸痛、心痛及婦科血瘀腹痛等。治脇痛有瘀滯者(如慢性肝炎),可研粉另服,再配合治肝炎藥同用。

方例:丹脂息痛湯。

【用量用法】 3～10g,煎服;研末吞服,每次1～1.5g。

蒲 黃────

【性味歸經】 甘,平。入肝、心經。

【功能】 活血祛瘀,止痛,止血。

【配伍應用】 治有血瘀之心腹刺痛、痛經、產後瘀滯腹痛等症。

方例:失笑散、少腹逐瘀湯、十香止痛丸、疏肝理脾丸。

【用量用法】 3～10g,包煎服。

【注意事項】 無瘀者慎用。

甘 草────

【性味歸經】 甘,平。入脾、肺經。

【功能】 緩急止痛,補脾和胃。

【配伍應用】 本品有緩急止痛的作用,治胃脘痛、腹痛等。方例:芍藥甘草湯、小建中湯、四逆散等許多能治腹痛的方劑均有配伍。

【用量用法】 2～10g,煎服。

【注意事項】 反大戟、芫花、海藻、甘遂。

白　芍

【性味歸經】　苦、酸，微寒。入肝、脾經。

【功能】　柔肝止痛，養血斂陰。

【配伍應用】　是治腹痛之良藥，治肝鬱不舒所致的胸痛、脇痛，肝胃不和所致的胃脘痛，肝脾不和所致的腹痛等。

方例：芍藥甘草湯、芍藥黃連湯、石葦散、化肝煎、五積散、小建中湯、疏肝散、清肝湯、半夏溫肺湯、四物絳復湯、四逆散。

【用量用法】　5～15g，煎服。

【注意事項】　反藜蘆。

當　歸

【性味歸經】　甘、辛，溫。入心、肝、脾經。

【功能】　補血，活血止痛，調經。

【配伍應用】　治血瘀之胸腹疼痛（用量輕為補血，量重則活血，歸身偏於補血，歸尾偏於活血，全當歸補血活血，歸身量大亦出現較明顯的活血作用，歸尾量大則呈現破血作用）。方例：當歸芍藥散、當歸生薑羊肉湯、當歸四逆加吳茱萸生薑湯、芍藥黃連湯、木香化滯湯、清肝湯、芎歸膠艾湯。

【用量用法】　5～15g，煎服。

烏　梅

【性味歸經】　酸，平。入肝、脾、肺、大腸經。

【功能】　安回止痛。

【配伍應用】　本品有驅蛔作用，現代研究證實可抑制蟲體活動，甚至使其完全靜止，不但能解除因蛔蟲躁動所引起的胃、腸或膽道痙攣性疼痛，而且有利於將蛔蟲從腸胃道、膽道

排出。方例：烏梅丸。

【用量用法】　3～10g，煎服。

肉豆蔻————————

【性味歸經】　辛，溫，有小毒。入脾、胃、腎經。

【功能】　溫中，健脾，開胃，下氣消脹，行氣止痛。

【配伍應用】　治中焦虛寒氣滯所致的胃脘痛、腹疼、腹脹、消化不良等。

方例：丁沉透膈湯、四神丸。

【用量用法】　3～10g，煎服；入丸散劑每次 1.5～3g。

罌粟殼————————

【性味歸經】　澀，平。入肺、大腸、腎經。

【功能】　止痛，斂肺止咳，澀腸止瀉。

【配伍應用】　本品含有嗎啡、可待因、罌粟鹼等成分，嗎啡有很強的鎮痛、鎮咳作用，罌粟鹼對內臟平滑肌有鬆弛作用。治胃脘痛、腹痛等。單用有效。

方例：養臟湯。

【用量用法】　3～10g，煎服。

【注意事項】　因含有麻醉藥的成分，且又有收斂性，所以不宜久用或過量使用。

萊菔子————————

【性味歸經】　辛、甘，平。入肺、胃經。

【功能】　消食導滯，下氣除脹，降氣化痰。

【配伍應用】　治食積氣滯之脘腹脹悶甚至脹痛等症。

方例：保和丸、加味大承氣湯 。

【用量用法】　6～10g，煎服。

山　楂

【性味歸經】　酸、甘，微溫。入脾、胃、肝經。

【功能】　消食化積，行氣散瘀。

【配伍應用】　治肉食積瘀、胸腹脹滿及血瘀腹痛、痛經、產後瘀滯腹痛等症。方例：保和丸、獨聖散、人參健脾丸、啟脾丸、香砂枳朮丸。

【用量用法】　10～15g，大劑量30g，煎服。

神　曲

【性味歸經】　甘、辛，溫。入脾、胃經。

【功能】　消食積，健脾胃。

【配伍應用】　治消化不良，飲食積滯，脘腹脹滿。方例：保和丸、香砂枳朮丸、枳實導滯丸、越鞠丸、一加減正氣散、丁沉透膈湯、神曲丸。

【用量用法】　6～15g，煎服。

麥　芽

【性味歸經】　甘，微溫。入脾、胃經。

【功能】　消食下氣，開胃。

【配伍應用】　治食積腹脹，食慾不振等症。方例：香砂枳朮丸、人參健脾丸、丁沉透膈湯、一加減正氣散。

【用量用法】　10～15g；大劑量30～120g，煎服。

穀　芽

【性味歸經】　甘，平。

【功能】　健脾胃，消食滯。

【配伍應用】　治消化不良，脘悶腹脹等。可與其他健

脾、消導藥同用。

【用量用法】　10～15g，大劑量30g，煎服。

雞内金————————

【性味歸經】　甘，溫。入脾、胃經。

【功能】　健脾開胃，消食和中。

【配伍應用】　治消化不良，脘腹脹滿。

【用量用法】　3～10g，煎服；研末服，每次1.5～3g。

苦楝皮　使君子　檳榔　鶴虱　雷丸————————

【性味歸經】　苦，寒；甘，溫；苦、辛，溫；苦、辛，平；苦，寒。

【功能】　殺蟲止痛。

【配伍應用】　均為殺蟲藥。苦楝皮對蛔蟲、蟯蟲、鉤蟲，使君子對蛔蟲、蟯蟲，檳榔對絛蟲、蛔蟲、蟯蟲、薑片蟲，鶴虱對蛔蟲、蟯蟲、絛蟲、鉤蟲，雷丸對蛔蟲、蟯蟲、鉤蟲等，均有殺蟲止痛的作用。檳榔還有行氣除脹、消積通便等作用。

【用量用法】　苦楝皮6～15g；鮮品加倍，煎服。使君子6～10g，煎服，炒香嚼服，小兒每歲每天1粒，總量不超過20粒。檳榔6～15g，煎服。鶴虱3～10g，煎服。雷丸6～15g，宜入丸散劑用。

桂　枝————————

【性味歸經】　辛、甘，溫。入肺、心、膀胱經。

【功能】　溫經通陽，止痛。

【配伍應用】　有溫經通陽而止痛的作用。治胃寒疼痛，受風寒後腹痛，婦女寒凝氣滯或有瘀滯之腹痛、痛經、經閉腹

痛，腹內症塊疼痛，心陽虛之胸痹心痛等症。

　　方例：小建中湯、桂枝加桂湯、桂枝茯苓丸、桂枝加大黃湯、桂枝加附子湯、　溫經湯。

　　【用量用法】　3～10g，煎服。

紫　蘇

　　【性味歸經】　辛，溫。入肺、脾、胃經。

　　【功能】　理氣寬胸，發表散寒，解魚蟹毒。

　　【配伍應用】　治氣滯腹脹，胸悶；外感兼氣滯腹部脹疼，胃脘不適，噁心嘔吐；食魚蟹中毒之腹痛，吐瀉等症。

　　方例：藿香正氣散、木瓜湯、氣鬱湯。

　　【用量用法】　3～10g，煎服，不宜久煎。

細　辛

　　【性味歸經】　辛、溫。入肺、腎經。

　　【功能】　祛風散寒，止痛開竅，祛痰止咳。

　　【配伍應用】　治胸痹心痛，可配當歸、丹參、三七等；治腹部寒痛可配烏藥、木香等。方例：大黃附子湯、烏梅丸。

　　【用量用法】　1～3g，煎服。

生　薑

　　【性味歸經】　辛，微溫。入肺、胃、脾經。

　　【功能】　發表散寒，溫中和胃。

　　【配伍應用】　治胃寒脘痛，腹痛，脹滿吐瀉等症，煨用較好。方例：木瓜湯、氣鬱湯、大橘皮湯、小建中湯、十滴水、七氣湯。

　　【用量用法】　3～10g，煎服，或搗汁沖服。

蔥 白————

【性味歸經】　辛，溫。入肺、胃經。

【功能】　發表散寒，通陽解毒。

【配伍應用】　治寒凝氣滯之腹痛等。可炒熱外熨臍部，亦可配乾薑、附子等同用。

【用量用法】　3～10g，煎服。

薄 荷————

【性味歸經】　辛，涼。入肺、肝經。

【功能】　疏散風熱，理氣解鬱。

【配伍應用】　可治肝氣鬱結之胸脇脹悶及外感暑穢所致腹痛腹脹等，還可消食下氣，除脹寬胸，常配木香、神曲等同用。

【用量用法】　2～10g，煎服。

柴 胡————

【性味歸經】　苦，微寒。入肝、膽經。

【功能】　疏肝解鬱，止痛。

【配伍應用】　治肝氣鬱結所致的胸脇脹痛、腹痛等。

方例：逍遙散、柴胡疏肝散、龍膽瀉肝湯、木香化滯湯、清肝湯、疏肝散、疏肝理脾丸、柴胡清肝飲、復元活血湯、四逆散。

白芍可柔肝、緩急而止痛，柴胡疏達鬱結之肝氣，宣暢氣血。柴胡耗陰，而白芍可養血斂陰，兩藥配合使用，不但有良好的疏肝止痛作用，而且白芍還可以緩和柴胡耗陰的副作用。

柴胡疏肝氣鬱結，青皮破肝經氣結。

【用量用法】　3～10g，煎服。

牡丹皮————————

【性味歸經】　辛、苦，寒。入心、肝、腎經。

【功能】　活血化瘀癖，清熱涼血。

【配伍應用】　治血瘀之痛經、積聚之腹痛中配桂枝、茯苓、芍藥等同用，如桂枝茯苓丸；治腸癰右下腹痛，可配大黃、桃仁、冬瓜仁等，如大黃牡丹皮湯。另如：清肝湯、膈下逐瘀湯、溫經湯、牛膝散、化肝煎。

【用量用法】　6～12g，煎服。

【注意事項】　無瘀滯者及孕婦不宜用。

赤　芍————————

【性味歸經】　苦，微寒。入肝、脾經。

【功能】　活血散瘀，清熱涼血。

【配伍應用】　治血瘀之胸腹疼痛、脇肋疼痛，婦女血瘀痛經、產後瘀滯腹痛等症，多用於血熱瘀滯之證。

方例：疏肝理脾丸、少腹逐瘀湯、牛膝散。

白芍柔肝、緩急止疼，偏治血虛疼痛。赤芍活血散瘀而止痛，偏治血瘀疼痛。

桂枝溫經活血，丹皮涼血散瘀，赤芍活血化瘀。桂枝通血脈中寒滯，丹皮通血脈中之熱滯，赤芍行血中之瘀滯，三者都有一定的活血止痛作用。

【用量用法】　1～15g，煎服，或入丸散。

白頭翁————————

【性味歸經】　苦，寒。入胃、大腸經。

【功能】　清熱解毒，涼血止痢，止痛。

【配伍應用】　白頭翁除有抗菌、抗阿米巴作用外，還有

鎮痛、鎮靜和抑制腸平滑肌的作用等（動物實驗），可用於赤痢腹痛。如白頭翁湯。

【用量用法】 6～15g，煎服，或入丸散用。

絲瓜絡————

【性味歸經】 甘，平。入肺、胃、肝經。

【功能】 活血通絡，止痛。

【配伍應用】 治氣血阻滯於經絡所致的胸脇疼痛，可配鬱金、香附等。治跌打損傷之胸脇痛可配薑黃、鬱金、當歸、紅花等。

【用量用法】 10～15g，煎服。

敗醬草————

【性味歸經】 苦，平。入胃、大腸經。

【功能】 清熱解毒，散瘀排膿，止痛。

【配伍應用】 治腸癰腹痛、瀉痢腹痛、產後瘀滯腹痛。治血熱瘀滯之脘腹疼痛可配當歸、赤芍、川芎等。

【用量用法】 6～15g，煎服。

香 薷————

【性味歸經】 辛，微溫。入肺、胃經。

【功能】 解表祛暑，和脾化濕，止痛。

【配伍應用】 治外感寒邪，內有濕滯之腹痛、吐瀉等症，如香薷散。

【用量用法】 3～10g，煎服。

藿 香————

【性味歸經】 辛，微溫。入脾、胃、肺經。

【功能】　理氣和中，解暑化濕，止痛。

【配伍應用】　治濕阻中焦，脾胃氣滯之脘腹脹痛等。

方例：藿香正氣散、一加減正氣散、丁沉透膈湯、小兒至寶丹、木香調氣散、不換金正氣散。

【用量用法】　5～10g，鮮品加倍，煎服。

佩　蘭

【性味歸經】　辛，平。入脾、胃經。

【功能】　化濕，解暑。

【配伍應用】　治暑濕或其他濕滯所致的胸悶、腹痛、吐瀉等。

【用量用法】　5～10g，鮮品加倍，煎服。

扁　豆

【性味歸經】　甘，微溫。

【功能】　健脾化濕。

【配伍應用】　治暑濕腹痛、吐瀉，可配香薷、荷葉等。

【用量用法】　10～20g，煎服，健脾宜炒用。

蒼　朮

【性味歸經】　辛、苦，溫，入脾、胃經。

【功能】　燥濕健脾。

【配伍應用】　治濕困脾陽，脘腹脹悶、吐瀉等。

【用量用法】　5～10g，煎服。

木　瓜

【性味歸經】　酸、澀，溫。入肝、脾、胃經。

【功能】　和胃化濕，醒脾消食。

【配伍應用】 治中焦濕滯之腹脹、腹痛、吐瀉等。方例：木瓜湯。

【用量用法】 6～12g，煎服。

蠶　沙

【性味歸經】 甘、辛，溫。

【功能】 和胃化濁。

【配伍應用】 治濕濁阻滯中焦之腹痛、吐瀉等。方例：蠶矢湯。

【用量用法】 5～10g，煎服。

虎　杖

【性味歸經】 苦、酸，涼。入肝經。

【功能】 清熱利濕，活血通絡止痛。

【配伍應用】 本品可活血通經以止痛，治血瘀腹痛、黃疸脅痛、痛經等。

【用量用法】 10～30g，煎服。

威靈仙

【性味歸經】 辛，溫。

【功能】 祛風濕，通經絡，行氣化滯。

【配伍應用】 治婦女氣滯血凝之腹痛。可配當歸、沒藥、木香等。

【用量用法】 5～10g，煎服。

附　子

【性味歸經】 辛，熱，有毒。入心、脾、腎經。

【功能】 溫中止痛，回陽救逆。

【配伍應用】 治陰寒內盛，脾陽不振所致的胸腹冷痛、胃脘痛等。方例：附子理中丸、薏苡附子散、大黃附子湯、四逆湯、通脈四逆湯、溫脾湯。

【用量用法】 3～15g，煎服，宜先煎 30～60 分鐘。

【注意事項】 見瀉痢節。

肉　桂

【性味歸經】 辛、甘，大熱。入腎、脾、肝經。

【功能】 散寒止痛，溫補腎陽，宣通血脈，引火歸元。

【配伍應用】 治脾胃虛寒，或腎陽不足，脾陽不運所引起的腹痛、胃脘痛、疝痛等。方例：丁桂散、大已寒丸、大橘皮湯、五積散、少腹逐瘀湯、胃苓湯、暖肝煎。

附子、肉桂都有散寒止痛，溫補陽氣的作用，但附子補陽之力迅猛，多用於回陽救逆，補陽之力大於肉桂，散寒之力小於肉桂。肉桂作用緩和，且能引火歸元。附子偏入氣分，肉桂偏入血分。

【用量用法】 2～5g，煎服；研末沖服，每次 1～2g。或入丸散用。入湯劑宜後下。

【注意事項】 見瀉痢節。

乾　薑

【性味歸經】 辛，熱。入心、肺、脾、胃經。

【功能】 溫中回陽，溫肺化痰，溫胃止痛。

【配伍應用】 治脾胃虛寒所引致的脘腹冷痛、吐瀉等。方例：四逆湯、良附丸、大建中湯、三物備急丸、五積散、木香化滯湯、少腹逐瘀湯、烏梅丸、枳實理中丸、通脈四逆湯、理中丸、溫脾湯。

生薑善散外寒，乾薑善化脾寒，肉桂善逐腎寒。

【用量用法】　3～10g，煎服。

高良薑────────

【性味歸經】　辛，溫。入脾、胃經。
【功能】　溫中，散寒，止痛。
【配伍應用】　治胃脘冷痛、腹痛、疝痛等寒凝氣滯之症。方例：十香止痛丸、良附丸、高良薑散。
【用量用法】　3～10g，煎服。

吳茱萸────────

【性味歸經】　辛、苦，溫，有小毒。入肝、胃、脾、腎經。
【功能】　溫中散寒止痛，降逆下氣止嘔。
【配伍應用】　治胃寒脘腹疼痛，或治脾腎虛寒所致的腹痛泄瀉，也治肝腎虛寒之疝痛，又治肝經氣滯之脅肋疼痛及婦女寒凝氣滯之痛經。若肝經氣鬱化熱，肝火犯胃，亦可取本品配以苦寒藥同用。
　　方例：左金丸、胃關煎、木瓜湯、吳茱萸湯、導氣湯。
【用量用法】　1.5～5g，煎服。

小茴香────────

【性味歸經】　辛，溫。入肝、腎、脾、胃經。
【功能】　溫中和胃，溫腎散寒，理氣止痛。
【配伍應用】　治寒疝疼痛、脘腹冷痛及婦女寒凝氣滯之痛經等。
　　方例：小安腎丸、少腹逐瘀湯、木瓜湯、暖肝煎。
【用量用法】　3～8g，煎服。
【注意事項】　熱證及陰虛火旺者忌用。

丁　香

【性味歸經】　辛，溫。入脾、胃、腎經。

【功能】　溫中降逆，暖腎助陽，下氣止痛。

【配伍應用】　治胃脘痛、腹痛、腹脹屬寒證者。

方例：丁桂散、丁沉透膈湯、十滴水、小七香丸、木香調氣散、勻氣散。

【用量用法】　2～5g，煎服。

艾　葉

【性味歸經】　苦、辛，溫，有小毒。入脾、肝、腎經。

【功能】　溫經暖宮，散寒止痛，止血安胎。

【配伍應用】　溫經暖宮散寒。治腹中冷痛、痛經、孕婦受寒胎動腹痛等。方例：艾附暖宮丸、芎歸膠艾湯。

【用量用法】　3～10g，煎服。

【注意事項】　陰虛火旺者不宜用。

草　果

【性味歸經】　辛，溫。入脾、胃經。

【功能】　散寒燥濕，祛痰截瘧。

【配伍應用】　治寒濕停滯腸胃所致的胃脘冷痛，腹痛腹脹，滿悶以及吐瀉等。可配藿香、高良薑、厚朴、丁香、青皮等同用。

【用量用法】　3～6g，煎服。

花　椒

【性味歸經】　辛，溫，有小毒。入脾、胃、腎經。

【功能】　散寒止痛，溫中下氣，燥濕殺蟲。

【配伍應用】　治寒鬱氣滯所致的胃痛，腹痛，腹脹及蛔蟲所致的脘腹疼痛等症。

方例：大建中湯、烏梅丸、小安腎丸。

【用量用法】　2～5g，煎服。

【注意事項】　陰虛火旺者忌用。

胡　椒

【性味歸經】　辛，熱。入胃、大腸經。

【功能】　溫中散寒，行氣止痛。

【配伍應用】　治胃寒疼痛，脘腹冷痛，腹脹等。如單用本品研末調酒服治心腹冷痛。

【用量用法】　2～4g，煎服；研末吞服，每次 0.5～1g。

蓽　撥

【性味歸經】　辛，熱。入脾、胃經。

【功能】　溫中散寒，下氣止痛。

【配伍應用】　治胃寒脘腹疼痛，腹脹等。

【用量用法】　2～5g，煎服。

蓽澄茄

【性味歸經】　辛，溫。入脾、胃、腎經。

【功能】　行氣止痛，溫暖脾腎。

【配伍應用】　治胃寒疼痛、寒疝腹痛、吐瀉等，可配吳茱萸、半夏等，治疝痛可配吳萸、香附、木香等。

草果、川椒、胡椒、蓽撥及蓽澄茄都溫中止痛，但草果善治寒濕氣滯，且能截瘧；川椒善散脾腎陰冷之氣，且能殺蟲止痛；胡椒善行胃腸冷氣，止痛見長；蓽撥善散腸胃之寒，芳香走竄之性較強，治腹部走竄疼痛，且善止瀉；蓽澄茄溫化胃、

腎之冷氣，能降逆冷之氣，性比蓽撥緩和，守而不走，治固定性疼痛，止嘔。

【用量用法】 2～5g，煎服。

大　黃————

【性味歸經】 苦，寒。入胃、大腸、肝經。

【功能】 瀉熱毒，蕩積滯，活血通經。

【配伍應用】 治胃腸宿食積滯，可配厚朴、枳實、芒硝等；治胃腸濕熱積滯，下痢後重，大便不爽，腹部脹痛，可配木香、黃連等；治血瘀經閉腹痛，可配桃仁、蟅蟲等。

亦可治其他血瘀胸腹疼痛、悶脹證屬實熱者。

方例：大承氣湯、大陷胸湯、大黃附於湯、大黃硝石湯、萬應丸、小承氣揚、小兒至寶丹、溫脾湯、復元活血湯、升降散、芍藥黃連湯、枳實導滯丸。

【用量用法】 3～12g，煎服。

【注意事項】 非實證及孕婦忌用。

芒　硝————

【性味歸經】 鹹、苦，寒。入胃、大腸經。

【功能】 瀉熱通便，潤燥軟堅。

【配伍應用】 治胃腸之實熱積滯，便秘腹部脹疼。方例：大承氣湯、大陷胸湯。

【用量用法】 10～15g，煎服。

【注意事項】 非實熱證及孕婦忌用。

番瀉葉————

【性味歸經】 甘、苦，寒。入大腸經。

【功能】 瀉熱通便。

【配伍應用】　治熱結便秘之腹脹。單用有效。

【用量用法】　緩下 1.5～3g；攻下 5～10g，用開水泡服，入湯劑後下。

蜂　蜜————

【性味歸經】　甘，平。入肺、脾、大腸經。

【功能】　緩急止痛，潤燥通便，潤肺補中。

【配伍應用】　治腸燥便秘之腹脹，單用有效。可緩急而止痛，治胃痛、腹痛，常配白芍、甘草等。

【用量用法】　15～30g，沖服，或入丸膏劑。

刺蒺藜————

【性味歸經】　苦、辛，微溫。入肝、肺經。

【功能】　疏肝解鬱，祛風明目。

【配伍應用】　治肝氣鬱結之胸脇不舒，甚或疼痛者。亦治氣滯血瘀之少腹疼痛。

【用量用法】　6～10g，煎服。

麝　香————

【性味歸經】　辛，溫。入心、脾、肝經。

【功能】　開竅辟穢，活血散結，通經止痛。

【配伍應用】　治氣血瘀滯所致的胸腹疼痛。方例：蘇合香丸、七厘散。

【用量用法】　0.06～0.1g，入丸散，不宜入煎劑。

【注意事項】　孕婦忌用。

蘇合香————

【性味歸經】　甘、辛，溫。入心、脾經。

【功能】　開竅醒神，解鬱豁痰。

【配伍應用】　治氣滯胸腹滿痛及猝心痛因寒、濕或濕痰阻寒氣機而致者。方例：蘇合香丸。

【注意事項】　孕婦忌服。陰虛火旺、熱證及正氣衰弱者忌用。

石菖蒲

【性味歸經】　辛，溫，入心、肝、脾經。

【功能】　開竅除痰，化濕和中。

【配伍應用】　治濕阻氣滯所致的胸腹悶脹不適，可配鬱金、厚朴、佩蘭等同用。

【用量用法】　5～8g；鮮品加倍，煎服。

安息香

【性味歸經】　辛、苦，平。入心、肝、脾經。

【功能】　開竅辟穢，行氣活血。

【配伍應用】　治心腹疼痛因氣鬱氣滯，或氣血不和而致者。胃腸濁穢阻滯或氣血鬱滯之腹痛，亦可用本品治療。單用有效，亦可配蘇合香、丁香、香附、藿香等同用。

【用量用法】　1～5g，煎服，或入丸散。

桔　梗

【性味歸經】　苦、辛，平。入肺經。

【功能】　宣肺祛痰，散胸膈帶氣。

【配伍應用】　桔梗有宣通肺氣的作用，對於肺氣失其宣降而產生的胸滿痞悶，有宣胸快膈的作用。亦有疏通腸胃的作用，對如痢疾腹痛，裡急後重的治療方劑中適加桔梗，有利於疏通氣滯。《本經》謂其：「主胸脇痛如刀刺，腹滿……」，

《珍珠囊》謂其能除「胸膈滯氣及痛，除鼻寒」。

【用量用法】　3～10g，煎服。

蘇　子————————

【性味歸經】　辛，溫。入肺、大腸經。

【功能】　止咳平喘，利膈寬腸。

【配伍應用】　本品主要作用是止咳平喘，但是也有利膈寬腸作用，對氣滯之胸腹悶脹及氣滯便秘腹脹有一定治療作用。

【用量用法】　5～10g，煎服。

瓜　蔞————————

【性味歸經】　甘，苦，寒。入肺、胃、大腸經。

【功能】　清熱化痰，寬胸降氣，潤腸通便。

【配伍應用】　治痰濁結滯之胸悶疼痛，心痛徹背。

方例：栝蔞薤白白酒湯、栝蔞薤白半夏湯。

【用量用法】　全瓜蔞10～20g，煎服。

【注意事項】　反烏頭。

瓦楞子————————

【性味歸經】　甘、鹹、平。入肝、脾經。

【功能】　制酸止痛，消痰軟堅。

【配伍應用】　治胃酸過多之噯氣反酸，胃脘痛，常用於治療胃及十二指腸潰瘍病。如復方左金丸。

【用量用法】　10～30g，煎服，宜久煎。

蟾　酥————————

【性味歸經】　甘、辛，溫。入心、胃經。

【功能】　解毒，消腫，止痛，強心。

【配伍應用】　用於吐瀉，有辟穢止痛之功。方例：蟾酥丸。

【用量用法】　0.015～0.03g，入丸散。

十三、痺症用藥

獨　活————

【性味歸經】　辛、苦，溫。入腎、膀胱經。

【功能】　祛風勝濕，散寒止痛。

【配伍應用】　治風寒濕痺、腰膝酸痛、手足攣痛等症。方例：獨活寄生湯、羌活勝濕湯、三痺湯、蠲痺湯、養血祛風湯。

【用量用法】　3～10g，煎服。

【注意事項】　辛散溫燥之品，多能耗損人之氣血，對陰液的耗損較明顯，如長時間服用，須配用適當的藥物以減弱或抵消其副作用，如適量配用滋潤藥等。對素體氣血虛弱，津液不足者，尤應慎之。

羌　活————

【性味歸經】　辛、苦、溫。入膀胱、腎經。

【功能】　祛風勝濕，解表，止痛。

【配伍應用】　治風濕痺痛。方例：羌活勝濕湯、除濕蠲痺湯、蠲痺湯、保安萬靈丹。

羌活及獨活都能祛風勝濕，但羌活的升散力較強，對上半身的風濕痺痛效果較好；獨活的升散力小，性較和緩，對下半身的風濕痺痛效果較好。

【用量用法】　3～10g，煎服。

【注意事項】　同獨活。因其燥性較甚，血虛身痛更當忌用。

桂　枝

【性味歸經】　辛、甘，溫。入肺、心、膀胱經。

【功能】　散寒解表，溫經通陽，通痺止痛。

【配伍應用】　除用於外感表證外，還可用於風濕痺痛的治療。方例：桂枝附子湯、桂枝芍藥知母湯、麻黃湯、養血祛風湯、當歸四逆湯、白虎加桂枝湯、甘草附子湯等。

桂枝、羌活均治風濕痺痛，對全身關節的風濕痺痛，有一定治療作用。但桂枝偏於散上肢肩臂手指的風寒，羌活偏於散背脊頸項部的風寒。桂枝可以作為許多上肢病的引經藥，羌活可以作為治療許多上半身疼痛的引經藥。桂枝溫經通絡的作用優於羌活，羌活的升散燥濕的作用為桂枝所不及。

【用量用法】　3～10g，煎服。

蒼　朮

【性味歸經】　辛、苦，溫。入脾、胃經。

【功能】　祛風勝濕，散寒解表，健脾止瀉。

【配伍應用】　治風寒濕痺。配寒涼藥也可治熱痺。方例：當歸拈痛湯、除濕益蜀痺湯、二妙散、三妙丸等。

【用量用法】　5～10g，煎服。

白　朮

【性味歸經】　甘、苦，溫。入脾、胃經。

【功能】　補脾益氣，燥濕利水。

【配伍應用】　本品燥濕作用，有利於風濕病滯留於經絡

中濕氣的消除。《本經》曰：「主風寒濕痺死肌……。」

方例：麻黃加朮湯。

白朮雖可燥濕，但總的來說以補為主，對脾虛濕勝有良效。蒼朮雖也有健脾之功，但總的來說以祛風、散寒、勝濕為主，其性較燥烈，對脾濕實證，用蒼朮較好。兩藥同用，對脾虛濕困者有效。

【用量用法】 5～15g，煎服。

五加皮————

【性味歸經】 辛，溫。入肝、腎經。

【功能】 祛風濕，益肝腎，強筋骨。

【配伍應用】 凡素體肝腎兩虛，又受風寒濕邪侵襲的風濕痺痛，腰膝疼痛，關節伸屈不利，腫痛，拘攣者，均可用本品治療。

【用量用法】 5～10g，煎服。

【注意事項】 陰虛火旺者忌用。

木 瓜————

【性味歸經】 酸、澀，溫。入肝、脾、胃經。

【功能】 化濕和胃，舒筋活絡。

【配伍應用】 本品常用於濕痺的治療，對濕侵經絡所致的關節疼痛、腫脹、伸屈不利以及腰膝痠痛、沉重感，筋攣足痿等症有一定療效。

木瓜、五加皮均可治風濕侵筋所致的筋急、筋軟，但五加皮偏治風寒濕邪侵入筋脈及肝腎陽虛所致的筋骨軟弱無力；木瓜偏治濕邪侵筋所致的攣急。

【用量用法】 6～12g，煎服。

防　己

【性味歸經】　苦、辛，寒。入膀胱、肺經。

【功能】　祛風除濕，利水清腫。

【配伍應用】　治風濕痹痛。方例：防己湯、宣痹湯、滲濕湯、五痹湯。

防己、木瓜均治風濕痹痛，但木瓜性溫，化濕，舒筋活絡，偏治濕痹，對筋攣足痿有良效；防己性寒，祛風除濕，通絡止痛，治風濕痹痛。木瓜有收澀作用，小便不利者不宜單用；防己利水消腫，善治水腫、小便不利。

【用量用法】　5～10g，煎服。

【注意事項】　陰虛及無濕熱者忌用。

防　風

【性味歸經】　辛、甘，微溫。入膀胱、肝、脾經。

【功能】　祛風勝濕，止痛，解表。

【配伍應用】　治風寒濕痹。方例：三痹湯、當歸拈痛湯、防風湯、羌活勝濕湯、獨活寄生湯。

防風除發汗解表外，最主要的功能是祛全身內外之風邪，又能勝濕，對風濕侵及經絡筋骨所致的風寒濕痹，骨節酸痛，筋急攣痛有較好的治療作用。

防風、羌活都能祛風勝濕。但防風以祛風為主，羌活祛濕作用優於防風；防風主周身之風；防風微溫性緩，羌活辛溫燥烈。

防風祛風止痛，發汗力弱；桂枝溫經止痛，發汗力大於防風。

【用量用法】　3～10g，煎服。

常用中藥性味功能速查

細　辛

【性味歸經】　辛，溫。入肺、腎經。

【功能】　祛風散寒，止痛宣竅，溫肺祛痰。

【配伍應用】　本品祛風、散寒、止痛，可以用於風寒濕痹的治療。

方例：獨活寄生湯、當歸四逆湯、五痹湯、三痹湯。

【用量用法】　1～3g，煎服。

【注意事項】　用量不宜過大。

蠶　沙

【性味歸經】　甘、辛，溫。入肝、脾經。

【功能】　祛風除濕，活血定痛。

【配伍應用】　治風濕痹痛。方例：宣痹湯。

蠶沙、細辛都可宣痹止痛，但蠶沙祛風濕，活血通絡，善治風濕滯於肌內而致的疼痛；細辛祛風寒，通利關節，善治風寒濕邪滯於肝腎二經而致筋骨疼痛。

【用量用法】　5～10g，煎服。

威靈仙

【性味歸經】　辛，溫。入膀胱經。

【功能】　祛風除濕，通絡止痛。

【配伍應用】　本品味辛性溫，善於宣散走竄，宣通十二經，行氣祛風，除濕痹，可治風寒濕痹，關節疼痛、伸屈不利，肌肉酸痛或麻木不仁等症。方例：神應丸、加減風靈湯。

獨活辛散溫通作用不及威靈油，偏行下焦，善治腰以下之風濕痹痛；威靈仙走經通絡，無處不到，善治全身關節疼痛。

【用量用法】　10～30g，煎服。

【注意事項】　氣血虛弱而無風寒濕邪者忌用。

秦　艽————

【性味歸經】　苦、辛，平。入胃、肝、膽經。

【功能】　祛風勝濕，舒筋止痛。

【配伍應用】　秦艽潤而不燥，善祛風除濕，舒筋止痛，治風濕痺痛。方例：獨活寄生湯、滲濕湯、蠲痺湯、養血祛風湯、防風湯。

威靈仙辛散溫通之力較強，能耗傷氣血。秦艽為散藥中之緩者，善搜營血中風濕之邪。

秦艽、獨活均對下半身風濕痺痛效果較好，但獨活用於風寒濕邪所致的痺痛，秦艽除可用於一般的風濕痺通外，還善治風濕熱痛。

【用量用法】　5～10g，煎服。

海風藤————

【性味歸經】　辛、苦，微溫。入肝經。

【功能】　祛風濕，通經絡。

【配伍應用】　治風寒濕痺，關節不利，肌肉疼痛，腰膝酸痛，筋脈拘攣等症。方例：蠲痺湯等。

海風藤、威靈仙都能祛風勝濕，但威靈仙辛散溫通力較強，耗傷氣血的副作用較大；海風藤辛散溫通之力較弱，但耗傷氣血的副作用較小。

【用量用法】　6～12g，煎服。

桑寄生————

【性味歸經】　苦、甘，平。入肝、腎經。

【功能】　祛風濕，補肝腎，強筋者，養陰血，通經絡。

【配伍應用】　治風寒濕痹，腰膝酸痛，筋骨痿弱，尤其對慢性風濕痹痛，有肝腎不足，血虛筋脈失榮者，效果較優。

方例：獨活寄生湯。

【用量用法】　10～20g，煎服。

豨薟草————

【性味歸經】　苦，寒。入肝、腎經。

【功能】　祛風濕，通經絡，止痹痛。

【配伍應用】　治風濕痹痛，腰膝酸軟無力，四肢麻木等症。方例：豨薟丸、豨桐丸。

威靈仙適於風重之風濕痹痛，豨薟草適於濕重之風濕痹痛，桂枝適於寒重之風濕痹痛。

【用量用法】　10～15g，煎服，宜製用。

絡石藤————

【性味歸經】　苦，微寒。入心、肝、腎經。

【功能】　祛風通絡，化瘀消腫。

【配伍應用】　治風濕痹痛，關節疼痛、伸屈不利，肌肉酸痛、筋脈拘攣；或風寒濕邪久鬱化熱之風濕熱痹等。

豨薟草常用於濕邪偏重的風濕痹痛，絡石藤常用於風濕痹痛兼瘀或有熱象者。

【用量用法】　10～15g，煎服。

桑　枝————

【性味歸經】　苦，平，入肝經。

【功能】　祛風濕，通經絡。

【配伍應用】　治風濕痹痛，四肢拘攣，關節疼痛，伸屈不利等。方例：養血祛風湯。

桂枝偏用於風寒痺痛，桑枝既可用於風寒濕痺，也可用於風濕熱痺。

【用量用法】　10～30g，煎服。

海桐皮

【性味歸經】　苦，平。入肝、脾經。

【功能】　祛風勝濕，通絡止通。

【配伍應用】　治風濕痺痛，四肢關節，肌肉疼痛。對下半身風濕痺痛效果較好。方例：豨桐丸。

【用量用法】　6～12g，煎服。

千年健

【性味歸經】　辛、苦，溫。入肝、腎經。

【功能】　祛風濕，強筋腎，通絡止痛。

【配伍應用】　治風寒濕痺，關節疼痛，手足拘攣、麻木，腰膝無力等症。可配獨活、羌活、續斷、牛膝、海桐皮等同用。

豨薟草祛濕邪之力勝於千年健，千年健祛風氣、強筋骨的作用優於豨薟草。

【用量用法】　5～10g，煎服。

續　斷

【性味歸經】　苦、辛、甘，微溫。入肝、腎經。

【功能】　補肝腎，強筋骨，調血脈，利關節，止痺痛。

【配伍應用】　對風濕痺痛日久出現肝腎兩虛、血脈不利所致筋骨酸軟，腰膝酸痛，下肢痿弱，步履艱難者，有一定療效。常配合祛風濕藥同用。

方例：三痺湯、養血祛風湯。

【用量用法】　10～20g，煎服。

杜　仲——————

【性味歸經】　甘、微　辛，溫。入肝、腎經。

【功能】　補肝腎，壯筋骨。

【配伍應用】　治肝腎虛弱，寒濕之邪乘虛而侵所致的腰膝疼痛，筋骨痿弱無力等症。

方例：獨活寄生湯、三痺湯。

杜仲、續斷的性味功用相似，但杜仲補腎作用較強，入腎經氣分善治腎虛腰痛。續斷入腎經血分，通絡，通脈，續筋骨的作用優於杜仲，除用於腎虛腰痛外，主要用於筋骨損傷的治療。

杜仲、桑寄生的均能補肝腎，治腰痛，但桑寄生除血中之風濕，潤筋通絡，治風濕腰痛而腎經血虛者。杜仲補肝腎，溫腎氣，補腎陽，燥濕，偏治腎虛腰痛，或腎虛後又受寒濕邪侵而腰痛者。

【用量用法】　10～15g，煎服。

【注意事項】　陰虛火旺者忌用。

狗　脊——————

【性味歸經】　苦、甘、溫。入肝、腎經。

【功能】　補脹腎，強筋骨，除風濕。

【配伍應用】　治風濕痺痛，腰膝酸痛，腿軟無力。可配祛風濕藥等同用。方例：脊全丸。

狗脊、杜仲都治腰痛，不同的是，杜仲補力勝於狗脊，善治脊兩旁之腰痛；狗脊祛風濕之力勝於杜仲，善治腰部酸痛，俯仰受限者。

【用量用法】　10～15g，煎服。

牛　膝

【性味歸經】　苦、酸，平。入肝、腎經。

【功能】　補肝腎，強筋骨，活血行瘀，舒筋利痹。

【配伍應用】　本品生用則偏於活血行瘀，酒製後則偏於補肝腎，強筋骨，舒筋利痹。

治寒濕痹痛，腰膝酸痛，下肢痿弱無力等。熟用或酒製後效果較好。

方例：三妙丸、三痹湯、獨活寄生湯、養血祛風湯。

續斷與牛膝都能治腰腿痛，但續斷補腎之力勝於牛膝；牛膝祛風濕、活血止痛以及下行之力優於續斷。

【用量用法】　6～15g，煎服。

【注意事項】　孕婦忌服。

薏苡仁

【性味歸經】　苦、甘，微寒。入脾、膀胱經。

【功能】　清熱利濕，舒筋消痹。

【配伍應用】　祛濕、舒筋，可用於治療風濕痹痛，筋脈拘攣，伸屈不利等症。多用於濕熱痹證，治風濕痹痛配祛風濕藥同用。如治療慢性風濕痹證關節、肢體變形者，須配活血通絡、強筋健骨之藥同用。

方例：麻黃杏仁薏苡甘草湯、薏苡竹葉散、新定薏仁湯、宣痹湯。

木瓜、薏苡仁均能祛濕，舒筋，但木瓜性溫，偏治寒濕侵筋所致的攣急；苡仁性涼，偏治濕熱侵筋所致的肢體伸屈不利。

【用量用法】　10～30g，煎服。

萆　薢────────

【性味歸經】　苦，平。入肝、胃、膀胱經。

【功能】　祛風利濕，除痺止痛。

【配伍應用】　治風濕痺痛，腰膝酸痛，肌肉酸痛無力。
方例：萆薢丸。

【用量用法】　10～15g，煎服。

【注意事項】　腎虛腰痛及陰虧者忌用。

雞血藤────────

【性味歸經】　苦、甘、溫。入肝、腎經。

【功能】　舒筋活絡，補血活血。

【配伍應用】　治風濕痺痛，腰膝酸痛，肢體麻木等。方
例：拈痺湯。

【用量用法】　10～15g，煎服。

川　芎────────

【性味歸經】　辛，溫。入肝、心經。

【功能】　祛風止痛，活血行氣。

【配伍應用】　治諸痛證，與祛風濕藥同用，治風濕痺
痛。《本經》及《藥品化義》等指出，有治「寒痺筋攣」的作
用，方例：三痺湯、五痺湯、羌活勝濕湯、獨活寄生湯、保安
萬靈丹、蠲痺湯。

【用量用法】　3～10g，煎服；研末吞服，每次 1～
1.5g。

乳　香────────

【性味歸經】　辛、苦，溫。入心、肝、脾經。

【功能】　活血行氣，溫通經脈，促筋活絡，蠲痺止痛。

【配伍應用】　治風濕痺痛。方例：伸筋散，活絡丹、蠲痺湯。

【用量用法】　3～10g，煎服。

【注意事項】　無瘀者及孕婦忌用。

沒　藥————

【性味歸經】　苦，平，入肝，經。

【功能】　活血散瘀，消腫止痛。

【配伍應用】　治風濕痺痛，肢體關節腫痛。方例：沒藥散、伸筋散、活絡丹。

【用量用法】　3～10g，煎服。

【注意事項】　無瘀者及孕婦忌用。

薑　黃————

【性味歸經】　辛、苦，溫。入心、肝經。

【功能】　行氣破瘀，通經止痛，祛寒勝濕。

【配伍應用】　治風濕痺痛，關節不利，對於上肢肩臂風濕痺痛的效果較好。方例：五痺湯、舒筋湯。

【用量用法】　5～10g，煎服。

【注意事項】　無瘀者及虛痛忌用。

附　子————

【性味歸經】　辛，熱，有毒。入心、脾、腎經。

【功能】　散寒除濕，回陽補火，溫中補腎，溫通十二經脈。

【配伍應用】　治風寒濕痺，關節疼痛，伸屈不利，肌肉酸痛，肢體麻木等。方例：桂枝附子湯、桂枝芍藥知母湯、甘

草附子湯、白朮附子湯。

【用量用法】 3～15g，煎服，宜先煎 30～60 分鐘。
【注意事項】 見瀉痢節。

川烏頭————————

【性味歸經】 辛，熱，有大毒。入心，脾經。
【功能】 祛風勝濕，散寒止痛。
【配伍應用】 本品有大毒，必須炮製後用。本品與附子功用有相似之處，可用於祛風濕、止痺痛，治風寒濕痺，關節、肌肉酸痛。方例：保安萬靈丹、活絡丹、摩腰丹。
【用量用法】 3～9g，煎服；作散劑或酒劑，每次 1～2g。
【注意事項】 有大毒，反半夏、栝蔞、貝母、白蘞、白及。虛熱證及孕婦忌用。亦不宜與附子同用。

草烏頭————————

【性味歸經】 辛，熱，有大毒。入肝、脾經。
【功能】 祛風勝濕，散寒止痛。
【配伍應用】 草烏頭與川烏頭功用基本相同，但毒性更大，必須炮製減毒後方可使用。主要作用為搜風定痛，散寒燥濕，可治風寒濕痺，關節、肌肉疼痛等。
方例：烏頭湯、活絡丹、保安萬靈丹。
【用量用法】 1.5～4.5g，煎服。
【注意事項】 同川烏頭。制川烏、制草烏在入煎劑時須煎 1 小時以上，並可配用甘草、蜂蜜或生薑等，以解其毒。

虎　骨————————

【性味歸經】 辛，溫。入肝、腎經。

【功能】　搜風散寒，強筋健骨，定驚。

【配伍應用】　治風寒濕痹，走注疼痛，足膝痿軟，腰背疼痛等。單用有效，可浸酒服用。

方例：虎骨酒、虎骨木瓜酒、養血祛風湯。

【用量用法】　3～6g，入丸劑或浸酒服。

【注意事項】　陰虛火旺者慎用。

白花蛇————————

【性味歸經】　甘、鹹，溫，有毒。入肝、脾經。

【功能】　祛風勝濕，活絡定痛，定驚。

【配伍應用】　對風濕痹痛、麻木、攣急，以及風濕癱瘓有一定治療作用。方例：白花蛇酒、白花蛇丸。

【用量用法】　3～10g，煎服；研末服，每次 1～1.5g。

【注意事項】　無風邪及血虛生風者忌用。

烏梢蛇————————

【性味歸經】　甘，平。入肝經。

【功能】　祛風通絡，定驚。

【配伍應用】　治風濕痹痛，麻木，枸攣等。單用有一定療效，可研末或浸酒服。配方如大活絡丹。

烏梢蛇與白花蛇功用相近，但烏梢蛇無毒，藥力較弱。

【用量用法】　5～10g，煎服；研末服，每次 2～3g。

【注意事項】　同白花蛇。

全　蠍————————

【性味歸經】　甘、辛，平，有毒，入肝經。

【功能】　活絡止痛，鎮痙熄風，解毒消腫。

【配伍應用】　用於風濕痹痛的治療。方例：保安萬靈

丹、拈痺湯、白花蛇丸。

【用量用法】　2～5g，煎服；研末吞服，每次 0.6～1g。

【注意事項】　虛證及孕婦忌用。

蜈　蚣————

【性味歸經】　辛，溫，有毒。入肝經。

【功能】　祛風，定驚，攻毒。

【配伍應用】　治風濕痺痛，肢體麻木，伸屈不利，關節腫痛等症。方例：拈痺湯。

【用量用法】　1～3g，煎服；研末吞服，每次 0.6～1g。

【注意事項】　同全蠍。

松　節————

【性味歸經】　苦，溫。

【功能】　祛風燥濕，活絡止痛。

【配伍應用】　治風濕痺痛，關節疼痛，伸屈不利，下肢痿痺等症。單味浸酒有效，或配獨活、羌活、防風、川芎、當歸等同用。

【用量用法】　10～15g，煎服。

淫羊藿————

【性味歸經】　辛、甘，溫。入肝、腎經。

【功能】　祛風除濕，溫腎壯陽。

【配伍應用】　治風寒濕痺，肌肉酸痛，麻木拘攣，腰膝無力等症，對慢性風濕痺痛出現腎陽虛者效果更好。

方例：仙靈脾散。

【用量用法】　10～15g，煎服；也可浸酒、熬膏或入丸散。

巴戟天

【性味歸經】　辛、甘，微溫。入肝、腎經。

【功能】　祛風濕，強筋骨，補腎陽。

【配伍應用】　治風寒濕痺，腰膝疼痛，下肢痿弱等症。對風濕痺痛兼有腎陽虛效果較好。可配祛風濕藥及溫腎陽藥等同用，如獨活、桑寄生、蒼生、附子、杜仲等。

【用量用法】　10～15g，煎服。

丹　參

【性味歸經】　苦，微寒。入心、肝經。

【功能】　活血祛瘀，消腫止痛，安神寧心。

【配伍應用】　治風濕痺痛，關節疼痛有氣血瘀滯者，可配獨活、羌活、牛膝、川芎、當歸、千年健等同用。

【用量用法】　5～15g，煎服。

絲瓜絡

【性味歸經】　甘，乾。入肺、胃、肝經。

【功能】　活血理氣，通經絡。

【配伍應用】　治風濕痺痛，關節不利，可配羌活、獨活、威靈仙、桑枝、海風藤等同用。

【用量用法】　10～15g，煎服。

穿山甲

【性味歸經】　鹹，微寒。入肝，胃經。

【功能】　活血通經，祛風勝濕，消痺止痛。

【配伍應用】　治風濕痺痛，筋脈拘攣，伸屈不利，可配防風、羌活、川芎、當歸、秦艽等同用。

【用量用法】 3～10g，煎服；研末吞服，每次 1～1.5g。

麻 黃————

【性味歸經】 苦、辛，溫。入肺、膀胱經。

【功能】 發汗散寒，祛風治痹。

【配伍應用】 治風寒濕痹。如《本草綱目》治風痹，用本品配桂心共研末加酒熬服。也常與苡仁、白朮等同用，以加強祛濕作用。

方例：麻黃湯、麻黃加朮湯、麻杏苡甘湯。

【用量用法】 1.5～10g，煎服，宜先煎。

石菖蒲————

【性味歸經】 辛，溫。入心、肝、脾經。

【功能】 芳香化濕，溫經通竅。

【配伍應用】 用於風濕痹痛的治療，常配祛風濕藥同用。《本草從新》謂其「去濕除風」，《本經》曰「主風寒濕痹……。」

【用量用法】 5～8g；鮮品加倍，煎服。

蔓荊子————

【性味歸經】 苦、辛，涼。入肺經。

【功能】 祛風勝濕，疏散風熱。

【配伍應用】 治風濕痹痛，筋骨拘攣。《本經》謂其「主筋骨間寒熱，濕痹拘攣……」。

方例：羌活勝濕湯。

【用量用法】 6～12g，煎服，或浸酒，並入丸散用。

十四、胸水、腹水、水腫用藥

麻 黃

【性味歸經】　苦、辛，溫。入肺、膀胱經。

【功能】　利水消腫，發汗，平喘。

【配伍應用】　治水腫兼有表證者。有熱者，可配石膏等，有寒者，可配附子等。

方劑：越婢湯、越婢加朮湯、甘草麻黃湯、麻黃附子湯。

【用量用法】　1.5～10g，煎服，宜先煎。

桂 枝

【性味歸經】　辛，甘，溫。入肺、心、膀胱經。

【功能】　助陽化氣，發汗解肌，溫經通絡。

【配伍應用】　治脾腎陽虛，膀胱氣化失常所致的水腫。

方例：五苓散、防己茯苓湯、濟生腎氣丸。

【用量用法】　3～10g，煎服。

生薑皮

【性味歸經】　辛，涼入肺。胃經。

【功能】　行水消腫。

【配伍應用】　治水腫。方例：五皮飲、十皮五子飲。

【用量用法】　3～10g，煎服。

浮 萍

【性味歸經】　辛，寒。入肺，小腸經。

【功能】　行水消腫，發汗，祛風。

【配伍應用】 治水腫屬濕熱者。可配車前子、豬苓、茯苓同用。

【用量用法】 3～10g，煎服；研末服，每次1～2g。

白茅根————

【性味歸經】 甘，寒。入肺、胃、膀胱經。

【功能】 利尿消腫，清熱，涼血，生津。

【配伍應用】 治水腫屬濕熱者。可配車前子、豬苓、茯苓等同用。

【用量用法】 15～30g；鮮品加倍，煎服。

半邊蓮————

【性味歸經】 辛、淡，涼。入肺、肝、腎經。

【功能】 利水消腫，清熱解毒。

【配伍應用】 治水腫，可配其他利尿藥同用。

【用量用法】 乾品10～15g；鮮品30～60g，煎服。

半枝蓮————

【性味歸經】 微苦，涼。入肺、胃、小腸、膀胱經。

【功能】 清熱解毒，利尿，止血，抗癌，散瘀。

【配伍應用】 治水腫，腹大如鼓屬實證者。

【用量用法】 乾品10～15g或鮮品30～60g，煎服。

香 薷————

【性味歸經】 辛，微溫。入肺、胃經。

【功能】 利尿消腫，發汗解表，祛暑化濕。

【配伍應用】 治水腫，小便不利等。如配白朮治脾虛水腫。

【用量用法】 3～10g，煎服，宜濃煎。

附 子

【性味歸經】 辛，熱，有毒。入心、脾、腎經。

【功能】 溫陽補火，助陽行水，散寒止痛。

【配伍應用】 治脾腎陽虛導致的水腫，小便不利。方例：真武湯、實脾散、濟生腎氣丸。

桂枝、附子都可用於脾腎陽虛所致的水腫，但附子偏於溫裡散寒，助陽力強，常用於回陽救逆，對陽虛火衰、陽虛水腫、風寒濕痺等證效果明顯。

【用量用法】 3～15g，煎服，宜先煎 30～60 分鐘。

【注意事項】 見瀉痢節。

甘 遂

【性味歸經】 苦，寒，有毒。入脾、肺、腎經。

【功能】 瀉水逐飲，通二便，破積聚，清腫散結。

【配伍應用】 為逐水之峻藥，通瀉二便之力猛烈。治胸水、腹水、水腫之實證重症。

方例：十棗湯、大聖浚川散、舟車丸、甘遂通結湯。

【用量用法】 宜入丸散劑，每次 0.5～1g。

【注意事項】 虛證、體弱及孕婦忌用。反甘草。

大 戟

【性味歸經】 苦，寒，有毒。入肺，脾，腎經。

【功能】 逐水通便，消腫散結。

【配伍應用】 為逐水之峻藥，通二便之力峻猛。治胸水、腹水、水腫之實證重症。方例：十棗湯、舟車丸。

【用量用法】 1.5～3g，煎服；研末吞服，每次 1g。

【注意事項】　虛者及孕婦忌用。反甘草。

芫　花————

【性味歸經】　辛、苦，溫，有毒。入肺、腺、腎經。

【功能】　瀉水逐飲。

【配伍應用】　逐水通便之峻藥。治胸水、腹水，水腫之實證重症。方例：舟車丸、十棗湯。

大戟、甘遂、芫花是一類作用極相似的峻下逐水藥。但峻下逐水之力甘遂為最，大戟稍次，芫花更次；毒性以芫花為最，甘遂次之，大戟更次之；甘遂破積消堅之力最強，大戟又可消腫散結，療癰腫瘡毒，芫花辛溫質輕，善消上部水患，更以破痰癖見長。

三藥常配合使用。三藥毒性甚劇，一般主張中病即止，用必護脾。護之法，一般用大棗、蜂蜜、白朮等，瀉下後應進稀粥以養胃氣，胃氣旺則水濕不易復聚。

【用量用法】　1.5～3g，煎服；研末服，每次 0.6g。

【注意事項】　虛者及孕婦忌用。反甘草。

牽牛子————

【性味歸經】　苦、辛，寒，有毒。入肺、腎、大腸經。

【功能】　逐水，瀉下，祛痰，殺蟲，下氣。

【配伍應用】　逐水消腫，通二便。治水腫、腹水。方例：舟車丸、禹功散、大聖浚川散。

牽牛子瀉下逐水之力甚強，亦只能用於實證。但其毒烈之性次於甘遂、芫花、大戟，並有下氣、殺蟲、消積的作用。

【用量用法】　3～10g，煎服，打碎入煎；研末服，每次 1.5～3g。

【注意事項】　虛者及孕婦忌用。

商　陸――――

【性味歸經】　苦，寒，有毒。入脾、膀胱經。

【功能】　利尿逐水，消腫，止血。

【配伍應用】　治胸水、腹水及水腫之實證。單用有一定療效。方例：疏鑿飲子。

　　瀉下逐水之力，從小到大依次為：牽牛子、商陸、大戟、芫花，甘遂。商陸、牽牛子的毒性比後三種藥小。此五種藥使用時應嚴格控制劑量。過量不僅容易中毒，如商陸、芫花等還可出現制尿現象。

【用量用法】　5～10g，煎服。

【注意事項】　虛者及孕婦忌用。商陸有紅白兩種，紅者毒性更劇，不可內服。

巴　豆――――

【性味歸經】　辛熱，有大毒。入胃、大腸經。

【功能】　瀉下寒積，逐水消脹。

【配伍應用】　治水腫、腹水等。因其毒性劇烈多製成巴豆霜使用。其性熱，可溫通逐水，非寒證實證不宜用。

【用量用法】　0.1～0.3g，多入丸散。

【注意事項】　虛者、孕婦忌用。

澤　漆――――

【性味歸經】　辛、苦，涼，有小毒。入脾、肺、小腸、大腸經。

【功能】　利尿逐水，化痰散結。

【配伍應用】　治水腫、腹水之實證、重症。單用有一定療效。

此藥與大戟相仿，但以利尿為主，毒性及逐水作用較之弱。

【用量用法】 5～10g，煎服。

鬱李仁————

【性味歸經】 辛、苦、甘，平。入脾、大腸、小腸經。

【功能】 利尿消腫，潤腸通便。

【配伍應用】 治水腫，小便不利，腹水脹滿，多用於水腫、腹水兼有便秘者。方例：大聖浚川散。鬱李仁利尿作用較弱，多配合其他藥同用。

【用量用法】 5～12g，煎服。

茯苓 茯苓皮————

【性味歸經】 甘、淡，平。入心、脾、腎經。

【功能】 補脾滲濕，利水消腫。

【配伍應用】 治水腫，小便不利及水濕停留於體內各部之症。方例：十味溫膽湯、五苓散、方脈流氣飲、防己茯苓湯、茯苓導水湯。

茯苓皮是茯苓菌核的黑褐色外皮，主要用於利水消腫，如五皮散、茯苓皮湯。

【用量用法】 10～15g，煎服。

豬苓————

【性味歸經】 甘、淡，平。入脾、腎、膀胱經。

【功能】 利尿滲濕，消腫除滿。

【配伍應用】 治水腫脹滿，小便不利等。方例：五苓散、大橘皮湯。

【用量用法】 5～10g，煎服。

澤　瀉

【性味歸經】　甘，寒。入腎、膀胱經。

【功能】　利水滲濕，消腫除滿。

【配伍應用】　治水腫脹滿，小便不利等。方例：五苓散、大橘皮湯、導水茯苓湯、茯苓導水湯、疏鑿飲子。

茯苓利水滲濕，且能補脾寧心，對於脾虛濕困，水濕停留所致的水腫、痰飲、泄瀉等症效果良好；豬苓利水滲濕作用大於茯苓，但無補益作用；澤瀉利水滲濕，且能泄腎經之火，可去濕泄熱。三者常相互配合使用，以增加利尿作用。然三者都是滲利之品，使用時要注意：豬苓能耗損陰液，陰虛津少、無濕者忌用；澤瀉久用、過用亦可耗損真陰；茯苓雖可補脾，但小便過多者亦不宜用。

【用量用法】　5～10g，煎服。

車前子

【性味歸經】　甘，寒。入腎、膀胱經。

【功能】　清熱利尿，止瀉。

【配伍應用】　治水腫，小便不利。方例：十皮五子飲、濟生腎氣丸。

【用量用法】　5～10g，布包煎服。

防　己

【性味歸經】　苦、辛，寒。入膀胱、肺經。

【功能】　利水消腫。

【配伍應用】　治水腫、小便不利、痰飲等。方例：防己茯苓湯、防己黃芪湯。

【用量用法】　5～10g，煎服。

木　通────

【性味歸經】　苦，寒。入心、小腸、膀胱經。

【功能】　利尿清腫，通淋。

【配伍應用】　治水腫，小便不利等由濕熱而致者。方例：疏鑿飲子、十皮五子飲。

【用量用法】　3～6g，煎服。

通　草────

【性味歸經】　甘、淡、寒。入肺、胃膀胱經。

【功能】　清熱利濕，消腫。

【配伍應用】　治水腫，小便不利等由濕熱而致者。方例：茯苓皮湯。

【用量用法】　2～5g，煎服。

燈芯草────

【性味歸經】　甘、淡。微寒，入心、小腸經。

【功能】　利尿消腫，清心除煩。

【配伍應用】　治水腫，小便不利等因濕熱者。利尿作用較弱，可配合其他利尿藥同用。方例：導水茯苓湯。

車前子清熱利水，又能益肝腎而明目；防己利水，又能祛風濕，瀉下焦血分濕熱；木通利水，又具通利之功，且能導熱下行；通草清熱利水，兼瀉肺熱，能升能降，升則下乳，降則清利；燈芯草利水，又能清心火。

【用量用法】　1.5～2.5g，煎服，或入丸散。

薏苡仁────

【性味歸經】　甘、淡，涼。入脾、肺、腎經。

【功能】 利尿消腫，健脾補肺，清熱，袪濕。

【配伍應用】 治水腫，小便不利等。多用於脾虛濕盛者。可配防己、鬱李仁等同用。

苡仁的健脾利水作用小於茯苓，力緩而弱，用於利水時用量應偏大，其清熱作用為茯苓所無。

【用量用法】 10～30g，煎服。

冬瓜皮————————

【性味歸經】 甘，微寒。入脾、肺經。

【功能】 利尿消腫，袪暑。

【配伍應用】 治水腫，小便不利（如腎炎水腫）等，可配其他利水消腫藥同用。

【用量用法】 15～30g，煎服。

赤小豆————————

【性味歸經】 酸，平。入心、小腸經。

【功能】 利尿消腫，清熱，解毒排膿。

【配伍應用】 治水腫，小便不利。方例：疏鑿飲子。

【用量用法】 10～30g，煎服。

椒　目————————

【性味歸經】 苦、辛，寒，有毒。入肺、膀胱經。

【功能】 利水消腫，平喘。

【配伍應用】 治水腫脹痛，小便不利。方例：防己椒目葶藶大黃丸、疏鑿飲子。

【用量用法】 煎服：1.5～4.5g。

玉米鬚

【性味歸經】　甘，平。入肝、腎、膀胱經。

【功能】　利水，降壓，降糖，利膽。

【配伍應用】　治水腫，小便不利。如治腎炎水腫，可配車前子、冬瓜皮等。

【用量用法】　30～60g，煎服。

葫　蘆

【性味歸經】　甘、淡，平。入肺、脾、腎經。

【功能】　利水，降壓，降糖，利膽。

【配伍應用】　治水腫、腹水脹滿。單用有一定療效。

【用量用法】　15～30g，煎服。

冬葵子

【性味歸經】　甘，寒。入小腸，膀胱經。

【功能】　利水消腫，通乳，滑腸。

【配伍應用】　治水腫，小便不利等。方例：葵子茯苓散。

【用量用法】　10～15g，煎服。

石　韋

【性味歸經】　苦、甘，涼。入肺、膀胱經。

【功能】　利水，清熱，通淋，止血。

【配伍應用】　治水腫，小便不利，多用於濕熱證者。

【用量用法】　5～10g，煎服。

海金沙—————

【性味歸經】 甘、淡，寒。入小腸、膀胱經。

【功能】 利水，清熱，通淋。

【配伍應用】 治水腫，小便不利，常單用或配車前子、澤瀉、石葦等同用。

【用量用法】 6～12g，布包煎服。

金錢草—————

【性味歸經】 苦、酸，涼。入肝、膽、腎、膀胱經。

【功能】 利水，排石，清熱，解毒。

【配伍應用】 治水腫，小便不利，單用有一定療效，亦可配其他利尿藥同用。

【用量用法】 30～60g；鮮者加倍，煎服。

桑白皮—————

【性味歸經】 甘，寒。入肺、脾經。

【功能】 利水，平喘，降壓。

【配伍應用】 治水腫、腳氣、小便不利等。方例：導水茯苓湯、茯苓導水湯。

【用量用法】 10～15g，煎服。

葶藶子—————

【性味歸經】 辛、苦，寒。入肺、膀胱經。

【功能】 瀉肺行水，祛痰定喘。

【配伍應用】 對肺氣壅滯，膀胱氣化失常所致的喘滿，面目甚至全身浮腫等有一定療效。

方例：己椒藶黃丸、葶藶大棗瀉肺湯。亦有用於胸水、腹

水的治療者，方如大陷胸丸。

【用量用法】　3～10g，煎服。

【注意事項】　虛者及孕婦忌用。

蛤　殼──────

【性味歸經】　鹹，寒。入肺、腎經。

【功能】　清熱，利水，化痰，軟堅。

【配伍應用】　治水腫，小便不利等見濕熱證者。可配鬱李仁、桑白皮、防己、葶藶子、陳皮、赤茯苓等同用。

方例：聖濟海蛤丸。

【用量用法】　10～15g，煎服。

大腹皮──────

【性味歸經】　辛，微溫。入脾、胃、小腸、大腸經。

【功能】　利水消腫，行氣寬中。

【配伍應用】　治水腫，小便不利，腹脹等。

方例：十皮五子飲、五皮散、方脈流氣飲、導水茯苓湯、茯苓導水腸、硫鱉飲子。

大腹皮是常用的理氣、利水藥之一，既能行氣而寬中除脹，又能利水而消腫，濕去則氣易通，所以對氣滯濕阻而致的水腫、腹水、腹脹等有一定療效。

【用量用法】　3～10g，煎服。

【注意事項】　氣虛腫脹者不宜用。

黃　芪──────

【性味歸經】　甘，微溫。入脾、肺經。

【功能】　補中益氣，利水消腫，固表，托瘡，生肌。

【配伍應用】　治氣虛浮腫。方例：方脈流氣飲、防己茯

苓湯、防己黃芪湯。

　　黃芪是重要的補氣利水之藥，對氣虛所致的水腫有良效。其他水腫，久而出現氣虛時，亦可用黃芪補氣利水。黃芪利水、固表宜生用，其補氣力不及炙黃芪。常配人參或黨參以加強補氣作用。

　　【用量用法】　10～15g，大劑量可用 30～60g，煎服。

白　朮────────

　　【性味歸經】　甘、苦，溫。入脾、胃經。

　　【功能】　健脾，利水，燥濕，和中。

　　【配伍應用】　治水腫、痰飲由脾虛不能運化水濕而致者。方例：五苓散、防己黃芪湯、導水茯苓湯、實脾散。

　　茯苓以利水滲濕為主，兼有健脾寧心作用；白朮以補脾益氣為主，兼有燥濕利水作用。

　　【用量用法】　5～15g，煎服。

檳　榔────────

　　【性味歸經】　苦、辛，溫。入脾、胃、大腸經。

　　【功能】　殺蟲，行水，下氣，破積。

　　【配伍應用】　治水腫、腳氣。方例：大橘皮湯、導水茯苓湯、茯苓導水湯、實脾散、疏鑿飲子。

　　檳榔殺蟲、下氣消積，兼能利水；大腹皮行氣去滯、利水消腫，其利水作用大於檳榔。

　　【用量用法】　6～15g，煎服。

十五、多汗用藥

地骨皮————

【性味歸經】 甘，寒。入肺、腎經。

【功能】 清虛熱，瀉肺火，涼血退蒸。

【配伍應用】 治陰虛血熱所致的骨蒸勞熱，自汗盜汗等。方例：秦艽鱉甲散。

【用量用法】 6～15g，煎服。

胡黃連————

【性味歸經】 苦，寒。入肝、胃、大腸經。

【功能】 清熱燥濕，退勞熱，消疳積。

【配伍應用】 治骨蒸勞熱，潮熱盜汗。方例：消骨散。

【用量用法】 3～10g，煎服。

附 子————

【性味歸經】 辛，熱，有毒。入腎經。

【功能】 回陽救逆，溫腎補陽，祛寒燥濕。

【配伍應用】 治亡陽虛脫，大汗不止，亦治陽虛自汗。方例：四逆湯、十四味建中湯、附湯。

【用量用法】 3～15g，煎服。

龍 骨————

【性味歸經】 甘、澀，平。入心、肝、腎經。

【功能】 固澀止汗，平肝潛陽，鎮驚安神。

【配伍應用】 收斂固澀，可用於治療自汗、盜汗。龍骨

的收斂固澀作用比生龍骨大。方例：來復湯，十全育真湯。

【用量用法】　15～30g，煎服，宜先煎。

牡　蠣——————

【性味歸經】　鹹、澀，涼。入肝、腎經。

【功能】　生用：平肝潛陽，安神、軟堅。煅用：收斂固澀止汗。

【配伍應用】　治盜汗、自汗，宜用煅牡蠣。單用有一定療效。方例：牡蠣散、十全育真湯、來復湯。

【用量用法】　15～30g，煎服，宜先煎。

酸棗仁——————

【性味歸經】　甘，平。入心，肝、膽經。

【功能】　養心，安神，斂汗。

【配伍應用】　治體虛多汗、盜汗。方例：酸棗仁湯、補心丹等。

【用量用法】　10～18g，煎服。

柏子仁——————

【性味歸經】　甘，平。入心、肝、脾經。

【功能】　養心，安神，斂汗。

【配伍應用】　治陰虛多汗。止汗作用比棗仁小。方例：柏子養心丸、柏子養心丹。

【用量用法】　10～18g，煎服。

人　參——————

【性味歸經】　甘、微苦，溫。入脾、肺經。

【功能】　補氣，固脫，補脾肺，生津。

【配伍應用】 治氣虛多汗。方例：十四味建中湯、人參養榮湯、補心丹、拯陰理勞湯、拯陽理勞湯、治大汗亡陽，可配附子、黃芪等。

【用量用法】 5～10g，煎服。

【注意事項】 反藜蘆。

黃　芪————

【性味歸經】 甘，微溫，入肺、脾經。

【功能】 補中益氣，固表止汗。

【配伍應用】 治表虛自汗。亦用於治療陰虛盜汗，但須配用滋陰清火藥：如治虛勞盜汗，應加入治虛勞的方劑中使用。方例：芪附湯、拯陽理勞湯、桂枝加黃芪湯、黃芪建中湯、十全育真湯、十四味建中湯、人參養榮湯、牡蠣散、當歸六黃湯。

人參為大補元氣之品，善於走裡，固表作用不及黃芪；黃芪止汗，多用生品，生黃芪善走肌表，治裡虛不及人參。兩藥常同用。

【用量用法】 10～15g，大劑量可用 30～60g，煎服。

太子參————

【性味歸經】 甘，平。入肺、脾經。

【功能】 補氣，益脾，養胃生津。

【配伍應用】 功似人參、黨參而力較弱。治兒童出虛汗有良效，亦可用於成人體虛白汗。

【用量用法】 10～30g，煎服。

白　朮————

【性味歸經】 甘、苦。溫。入脾、胃經。

【功能】 補脾益氣，固表止汗。

【配伍應用】 治表虛自汗，其力小於黃芪。常與黃芪等同用，治表虛自汗。方例：玉屏風散、拯陽理勞湯、白朮散。

【用量用法】 5～15g，煎服。

熟 地—————

【性味歸經】 甘，微溫。入肝腎經。

【功能】 滋陰補腎，補血。

【配伍應用】 治肝腎陰虛所致的骨蒸潮熱、盜汗等。
方例：六味地黃丸、大補陰丸、人參養榮丸、左歸丸、右歸飲、當歸六黃湯、知柏地黃湯、小營煎。

【用量用法】 10～30g，煎服。

白 芍—————

【性味歸經】 苦、酸，微寒。入肝、脾經。

【功能】 養血斂陰，柔肝止痛。

【配伍應用】 治陰虛盜汗、表虛自汗。方例：十四味建中湯、拯陰理勞湯、桂枝如黃芪湯。

【用量用法】 5～10g，大劑量 15～30g，煎服。

龜 板—————

【性味歸經】 鹹、甘，平。入肝、腎經。

【功能】 滋陰潛陽，補腎健骨。

【配伍應用】 治陰虛火旺而致的骨蒸勞熱、盜汗等。方例：大補陰丸、左歸丸。

【用量用法】 10～30g，煎服。

鱉　甲————————

【性味歸經】　鹹，平。入肝、脾、腎經。

【功能】　滋陰潛陽，軟堅散結。

【配伍應用】　治陰虛內熱而致的骨蒸勞熱、盜汗等。方例：秦艽鱉甲散。

【用量用法】　10～30g，煎服。

山茱萸————————

【性味歸經】　酸，微溫。入肝、腎經。

【功能】　補益肝腎，澀精止汗。

【配伍應用】　治體虛多汗，自汗不止或正氣不足，大汗欲脫等，方例：來復湯。與滋陰藥配伍，可治陰虛盜汗。方例：左歸丸、左歸飲、知柏地黃丸等。

【用量用法】　5～10g，大劑量可用30g，煎服，或入丸散。

五味子————————

【性味歸經】　酸，溫。入肺、腎經。

【功能】　斂肺滋腎，生津，止汗，澀精，安神。

【配伍應用】　治多汗，對陰虛盜汗或陽虛自汗均有一定作用，適當配伍效果更佳。

方例：拯陰理勞湯、拯陽理勞湯、人參養榮湯、補心丹。

【用量用法】　2～6g，煎服；研末服，每次1～3g。

五倍子————————

【性味歸經】　酸，平，入肺、腎、大腸經。

【功能】　斂肺，斂汗，澀腸，止血。

【配伍應用】 治自汗、盜汗。如《本草綱目》用五倍子研末配等分蕎麥面作餅煨熟食之，治盜汗。研末水調敷臍部治自汗、盜汗。

【用量用法】 1.5～6g，入丸散劑用。

烏　梅————

【性味歸經】 酸，平。歸肝、脾、腎、大腸經。

【功能】 斂肺，澀腸，生津，安蛔。

【配伍應用】 《本草逢原》謂：「烏梅酸收，益津開胃，止嘔斂汗……」。可收斂止汗，多配合其他止汗藥同用。

【用量用法】 3～10g，大劑量可用30g，煎服。

麻黃根————

【性味歸經】 甘，平。入肺經。

【功能】 止汗。

【配伍應用】 治自汗、盜汗。單用有效。表虛自汗，可配黃芪、白朮、黨參、牡蠣等同用；氣虛重者可配人參或重用黨參、黃芪等；陽虛者，可配附子、人參等；陰虛盜汗者可配熟地、麥冬、山茱萸、牡蠣等；產後虛汗多者，可配當歸、黃芪等。本品配糯稻根、浮小麥，再根據具體情況適當配用其他藥物治自汗、盜汗效果良好。方例：牡蠣散、止汗散。

【用量用法】 3～10g，煎服。

浮小麥————

【性味歸經】 甘，涼。入心經。

【功能】 止汗，養心，益氣，除熱。

【配伍應用】 治自汗、盜汗。方例：牡蠣散。

浮小麥與麻黃根都是常用的止汗藥，浮小麥止汗作用較弱

而緩。止汗藥及收斂止汗藥均用虛汗為宜，凡表邪未解或有實熱都不宜用。

【用量用法】　15～30g，煎服，或炒焦研末服。

十六、心悸、失眠用藥

酸棗仁————

【性味歸經】　甘，平。入心、肝、膽經。

【功能】　養心安神，斂汗。

【配伍應用】　常用於治療肝膽不足，血不養心所致的虛煩不眠，驚悸怔忡，多夢，健忘等症。方例：酸棗仁湯、柏子養心丹、補心丹、歸脾湯、平補鎮心丹、十里溫膽湯。

【用量用法】　10～18g，煎服。

【注意事項】　有實邪及初感風寒者不宜用。

柏子仁————

【性味歸經】　甘，平。入心、肝、脾經。

【功能】　養心安神，潤燥通便。

【配伍應用】　常用於治療心血不足，思慮過度傷及心脾而致的心神不安，失眠多夢，心悸怔忡等症。

方例：柏子養心丹。

酸棗仁養肝陰，益肝膽，治肝膽血虛，血不養心所致的失眠、心悸等症。柏子仁補益心脾，治心脾血虛，血不養心而致的失眠、心悸等症。

【用量用法】　10～18g，煎服。

合歡皮

【性味歸經】 甘,平。入心、肝經。

【功能】 寧心安神,解鬱除煩。

【配伍應用】 《本經》謂其「安五臟,和心志,令人歡樂無憂。」治情志不舒,忿怒憂鬱,虛煩不安,失眠多夢,健忘等症。方例:安神補心丸。

【用量用法】 10～15g,煎服。

夜交藤

【性味歸經】 甘,平。入心、肝經。

【功能】 養心安神,補虛除煩。

【配伍應用】 治虛煩不眠,多夢等。方例:安神補心丸、天麻鉤藤飲子。

柏子仁善治心脾血虛之失眠,合歡皮善治肝鬱心虛之失眠;夜交藤善治陰虛陽旺之失眠。

【用量用法】 15～30g,煎服。

遠　志

【性味歸經】 苦、辛,溫。入心、肺、腎經。

【功能】 安神益志,祛痰開竅。

【配伍應用】 治失眠,健忘,驚悸等症。方例:安神定志丸、人參養榮湯、十味溫膽湯、柏子養心丹、定志丸。

【用量用法】 5～12g,煎服。

珍珠母

【性味歸經】 鹹,寒。入肝、心經。

【功能】 平肝潛陽,清心,安神。

【配伍應用】 治肝陰不足，心經有熱，肝陽上亢所致的失眠，多夢，心悸，虛煩等症。

方例：珍珠母丸、安神補心丸。

遠志可交通心腎，治心腎不交所致的失眠、驚悸等，又有祛痰開竅之功，亦治痰迷陰心竅之失眠、驚悸等；珍珠母可益肝陰，平肝陽，降心火，治肝陰不足，心經有熱，肝陽上亢所致的失眠、心悸等。

【用量用法】 15～30g，煎服，宜打碎先煎。

鈎 藤

【性味歸經】 甘、苦，微寒。入肝、心經。

【功能】 清心熱，平肝陰，鎮痙熄風。

【配伍應用】 治肝陽上亢，心經有熱之失眠，眩暈，頭痛等症。方例：天麻鈎藤飲。

【用量用法】 10～15g，煎服。不宜久煎。

磁 石

【性味歸經】 辛，寒。入腎、肝、肺經。

【功能】 鎮驚定神，潛陽納氣。

【配伍應用】 治陰虛陽亢所致的失眠，心悸，怔忡，心神不安等症。方例：磁朱丸。

【用量用法】 15～30g，煎服，宜打碎先煎；入丸散，每次 1～3g。

石決明

【性味歸經】 鹹，平。入肝、腎經。

【功能】 平肝潛陽，清熱明目。

【配伍應用】 治肝腎陰虛，肝陽上亢而致的失眠，頭

痛，眩暈等。方例：天麻鉤藤飲。

　　【用量用法】　15～30g，煎服，宜先煎。

石菖蒲————

　　【性味歸經】　辛，溫。入心、肝、脾經。

　　【功能】　開竅除痰，化濕和中。

　　【配伍應用】　治痰濁、氣鬱所致的心悸，驚恐，健忘，精神不安，抑鬱或痴呆等症。

　　方例：安神補心丸、安神定志丸、安志丸、柏子養心丸。

　　【用量用法】　5～8g；鮮品加倍，煎服。

淡豆豉————

　　【性味歸經】　苦、辛，涼。入肺、胃經。

　　【功能】　宣鬱除煩，解表。

　　【配伍應用】　治溫熱病後期餘熱未盡，煩躁不眠。方例：梔子豉湯。

　　【用量用法】　10～15g，煎服。

梔　子————

　　【性味歸經】　苦，寒。入心、肝、肺、胃經。

　　【功能】　瀉火除煩，清熱。

　　【配伍應用】　治熱病心煩不眠。方例：梔子豉湯。

　　【用量用法】　3～10g，煎服。

蓮子心————

　　【性味歸經】　苦，寒。入心、腎經。

　　【功能】　清心安神，澀精，降血壓。

　　【配伍應用】　治心火內盛所致的心煩失眠。可配安神藥

同用。

【用量用法】 1.5～3g，煎服。

黃　連────

【性味歸經】 苦，寒。入心、胃、大腸經。
【功能】 消心除煩，清熱，燥濕，解毒，瀉火。
【配伍應用】 治心經火盛，煩躁不眠。方例：朱砂安砂丸。
【用量用法】 2～10g，煎服，或入丸散用。

茯　苓────

【性味歸經】 甘、淡，平，入心、脾、腎經。
【功能】 寧心安神，健脾滲濕。
【配伍應用】 治心脾兩虛而致的心悸，失眠，健忘，心神不寧等症，常配合其他安神劑使用。
方例：歸脾湯、定志丸、茯苓甘草湯、茯苓桂枝白朮甘草湯、鱉甲地黃丸、小半夏加茯苓湯等。
【用量用法】 10～15g，煎服。

茯　神────

【性味歸經】 甘、淡，平。入心、脾經。
【功能】 寧心安神，滲濕利水。
【配伍應用】 治心脾兩虛而致的心悸，失眠，健忘，心神不寧等。
方例：天麻鉤藤飲、平補鎮心湯、安神定志丸、安神散、補心丹、柏子養心丸。
茯苓滲濕利水作用大於茯神，茯神寧心安神作用大於茯苓。

【用量用法】 10～15g，煎服。

燈芯草————

【性味歸經】 甘、淡，微寒。入心、小腸經。

【功能】 清心除煩，利尿。

【配伍應用】 治小兒心熱煩躁，夜啼，失眠。單用或配清心、安神藥同用。

【用量用法】 1.5～2.5g，煎服，或入丸散。

龍 骨————

【性味歸經】 甘、澀，平。入心、肝、腎經。

【功能】 鎮驚安神，平肝潛陽。

【配伍應用】 治陰虛陽亢所致的失眠，心悸，煩躁不安，頭暈等症。

方例：桂枝甘草龍骨牡蠣湯、來復湯、十全育真湯。

龍齒不論生用或煅用，其固澀作用甚微，其他作用與龍骨大致相同，其鎮驚安神作用大於龍骨，兼有除煩熱的作用。方例：安神定志丸、平補鎮心丹。

【用量用法】 15～30g，煎服，宜先煎。

牡 蠣（生）————

【性味歸經】 鹹、澀，涼。入肝、腎經。

【功能】 鎮靜安神，平肝潛陽，益陰，軟堅。

【配伍應用】 治陰虛陽亢而致的失眠，心悸，煩躁，驚恐不安等。方例：十全育真湯、三甲復脈湯、來復湯、牡蠣散、桂枝甘草龍骨牡蠣湯。

龍骨鎮心安神作用大於牡蠣，牡蠣軟堅散結及益陰作用大於龍骨。

【用量用法】　15～30g，煎服，宜先煎。

朱　砂─────

【性味歸經】　甘，微寒，有毒。入心經。

【功能】　鎮心安神，鎮驚，解毒，清熱。

【配伍應用】　治心經有火或痰熱所致的失眠，煩躁不安，驚悸等症。

方例：平補鎮心丹、朱砂安神丸、安神散、磁朱丸。

不可過量或長期服用，以防汞中毒。

【用量用法】　0.3～1g，研末沖服，或入丸散劑。

琥　珀─────

【性味歸經】　甘，平。入心、肝、小腸經。

【功能】　鎮驚安神，利尿通淋，活血化瘀。

【配伍應用】　治驚悸，失眠，健忘，多夢等症。方例：定志丸、琥珀養心丹、琥珀多寐丸。

【用量用法】　1.5～3g，研末沖服，不入煎劑。

珍　珠─────

【性味歸經】　甘、鹹，寒。入心，肝經。

【功能】　鎮心安神，鎮驚，清肝除翳。

【配伍應用】　治心經有熱或痰熱所致的驚悸，怔忡，心神不安等症。可配朱砂、琥珀、膽星、天竺黃等同用。

朱砂重鎮、清熱、安神而治失眠、驚悸、癲狂等；琥珀鎮驚、通竅、安神而治失眠、驚癇、驚悸等；珍珠鎮驚、清熱、安神而治驚悸、驚風、癲癇等。

【用量用法】　0.3～1g，多入丸散劑。

丹　參

【性味歸經】　苦，微寒。入心、肝經。

【功能】　安神寧心，除煩，活血，祛瘀，消腫。

【配伍應用】　治心經有熱或有瘀所致的心悸、失眠，對溫熱病熱入營血而致的心煩不寐亦有效。

方例：安神補心丸、清營湯、十全育真湯。

【用量用法】　5～15g，煎服。

【注意事項】　反藜蘆。

人　參

【性味歸經】　甘、微苦，溫。入脾、肺經。

【功能】　安神益智，大補元氣，救脫，生津。

【配伍應用】　治心脾兩虛所致的心悸，怔忡，失眠，驚悸健忘等症。方例：十味溫膽湯、十四味建中湯、八珍湯、人參固本丸、人養榮湯、歸脾湯、補心丹、鱉甲地黃湯。

【用量用法】　5～10g，宜文火另煎，將參汁對入其他藥湯內飲服；研末吞服，每次1～2g，日服2～3次。

【注意事項】　反藜蘆，畏五靈脂。陰虛陽亢、肺氣壅實、表邪未解及一切實證、熱證均忌用。

甘　草

【性味歸經】　甘，平。入脾、肺經。

【功能】　益氣復脈，補脾和胃，緩急止痛，祛痰止咳，調和諸藥。

【配伍應用】　治心悸，多用炙甘草，可配桂枝、黨參、大棗、生地、阿膠、麥冬、麻仁、生薑等同用，即為炙甘草湯（復脈湯），是治療氣虛血少而心悸的名方。

【用量用法】　2～10g，煎服。

【注意事項】　反海藻、大戟、芫花、甘遂。

大　棗────

【性味歸經】　甘，溫。入脾、胃經。

【功能】　養血安神，補中益氣，緩和藥性。

【配伍應用】　治氣血虛弱所致的心悸，怔忡，虛煩失眠，婦女臟躁等。方例：甘麥大棗湯、小建中湯。

【用量用法】　3～12枚，或10～30g，煎服。

熟　地────

【性味歸經】　甘，微溫。入肝、腎經。

【功能】　滋陰，補腎，補血，調經。

【配伍應用】　治血虛或腎陰不足所致的失眠，心悸，健忘，多夢等。方例：八珍湯、十味溫膽湯、十四味建中湯、大補陰丸、小營煎、補心丹、鱉甲地黃湯。

【用量用法】　10～30g，煎服。

何首烏────

【性味歸經】　苦、甘、澀，微溫。入肝、腎經。

【功能】　補腎益肝，補精益血。

【配伍應用】　治肝腎精血虛乏所致的失眠，心悸，遺精等。可配熟地、白芍、當歸、茯神、棗仁等同用。

【用量用法】　10～30g，煎服。

阿　膠────

【性味歸經】　甘，平。入腎經。

【功能】　補血，養陰，止血，安胎。

【配伍應用】 治血虛陰虧所致的心悸，失眠，心煩，眩暈等。方例：三甲復脈湯、黃連阿膠湯。

【用量用法】 5～10g，煎服。

龍眼肉————

【性味歸經】 甘，溫。入心、脾經。

【功能】 養血，補心，安神，益脾。

【配伍應用】 治心血不足，心脾虛損所致的心悸，失眠，健忘等，多用於思慮過度，勞傷心脾者，單用有一定療效。方例：歸脾湯。

【用量用法】 10～15g，大劑量 30g，煎服，或熬膏、浸酒、入丸劑。

桑　椹————

【性味歸經】 甘、酸，入肝、腎經。

【功能】 滋陰補血，補肝腎，祛風。

【配伍應用】 治陰虧血虛所致的失眠，眩暈等。方例：桑椹膏。

【用量用法】 10～15g，煎服。

麥門冬————

【性味歸經】 甘、微苦，寒。入心、肺、胃經。

【功能】 養陰清心，潤肺，養胃生津。

【配伍應用】 治心陰虛而致的失眠，煩躁，心悸等。也用於溫熱病熱邪入心，心煩不眠等。

方例：人參固本丸、三甲復脈湯、清營湯、補心丹、鱉甲地黃湯。

【用量用法】 10～15g，煎服。

百　合

【性味歸經】　甘、苦，微寒。入肺、心經。

【功能】　清心安神，潤肺止咳。

【配伍應用】　治虛煩驚悸，失眠多夢。多用於熱病後餘熱未清，煩躁，失眠，心悸，精神恍惚等症。

方例：百合知母湯、百合地黃湯。

【用量用法】　10～30g，煎服。

五味子

【性味歸經】　酸，溫。入肺、腎經。

【功能】　養心安神，斂肺滋腎，生津止汗，澀精止瀉。

【配伍應用】　治心氣不足之失眠，心悸，健忘等症。方例：補心丹、十味溫膽湯、人參養榮湯。

【用量用法】　2～6g，煎服。

蓮　子

【性味歸經】　甘、澀，平。入心、脾、腎經。

【功能】　養心安神，益腎，健脾，止瀉。

【配伍應用】　治心腎不交之虛煩，失眠，心悸等。可配酸棗仁、柏子仁等同用。

【用量用法】　6～15g，煎服。

桂　枝

【性味歸經】　辛、甘，溫。入肺、心、膀胱結。

【功能】　溫經通陽，溫化水飲，發汗解肌。

【配伍應用】　治心陽不振，水飲凌心所致的心悸，怔忡，胸痹心痛等。方例：小建中湯、茯苓甘草湯、茯苓桂枝甘

草湯、桂枝甘草龍骨牡蠣湯。

【用量用法】　3～10g，煎服。

十七、頭痛用藥

川　芎—————

【性味歸經】　辛，溫。入肝、心經。

【功能】　祛風止痛，活血行氣。

【配伍應用】　川芎祛風止痛，活血行氣，可上至頭目，下至血海，對於頭痛（尤其是偏頭痛）的療效甚好，用途也很廣。治風寒頭痛，可配荊芥、防風、白芷、羌活等，如川芎茶調散；治風熱頭痛，可配桑葉、菊花、薄荷等同用；治風濕頭痛，可配羌活、防風、獨活、本等同用，如羌活勝濕湯；治血虛頭痛，可配當歸、白芍、熟地、蔓荊子、菊花等同用；治血瘀頭痛，可配丹參、赤芍、白芷等同用；治氣虛頭痛，可配黃芪、人參、升麻、白朮、蔓荊子等同用，如順氣和中湯；治肝陽頭痛，可配天麻、鉤藤、石決明、梔子、黃芩等同用。

方例：大川芎丸、五積散、瓜蒂神妙散、芎朮湯、芎辛湯、芎辛導痰湯、獨活細辛湯、神朮散、清空膏。

【用量用法】　3～10g，煎服；研末吞服，每次1～1.5g。

當　歸—————

【性味歸經】　甘、辛，溫。入心、肝、脾經。

【功能】　補血，活血，止痛，調經，潤腸。

【配伍應用】　如血虛頭痛。可配生地、白芍、蔓荊子、川芎等同用，如加味四物湯。

【用量用法】 5～15g，煎服。

白 芍────

【性味歸經】 苦、酸，微寒。入肝、脾經。

【功能】 養血斂陰，平肝，柔肝止痛。

【配伍應用】 治肝陰不足，肝陽上亢之頭痛、眩暈等。可配石決明、鉤藤、生地、黃芩等同用。

方例：鎮肝息風湯、加味四物湯。

【用量用法】 10～15g，煎服。平肝、斂陰多生用。

天 麻────

【性味歸經】 甘，微溫。入肝經。

【功能】 息風，解痙。

【配伍應用】 治虛風頭痛、眩暈等。方例：大川芎丸、天麻鉤藤飲、半夏白朮天麻湯。

【用量用法】 3～10g，煎服；研末沖服，每次 1～1.5g。

鉤 藤────

【性味歸經】 甘、苦，微寒。入肝、心經。

【功能】 清熱，平肝，息風，解痙。

【配伍應用】 治肝陽上亢之頭痛、頭暈等。方例：天麻鉤藤飲。

【用量用法】 10～15g，煎服。不宜久煎，一般不超過20分鐘。

白蒺藜────

【性味歸經】 苦、辛，微溫。入肝、肺經。

【功能】 平肝，疏肝，祛風，明目。

【配伍應用】 治肝陽上亢，肝風上擾而致的頭痛、眩暈等。可配鉤藤、菊花、白芍等同用。

【用量用法】 6～15g，煎服。

代赭石————

【性味歸經】 苦、甘，寒。入肝、胃、心包經。

【功能】 平肝，鎮逆，瀉熱，涼血。

【配伍應用】 治肝陽上亢所致的頭痛、眩暈等。方例：鎮肝息風湯。

【用量用法】 10～30g，煎服，宜打碎先煎；入丸散，每次1～3g。降逆、平肝宜生用。

磁　石————

【性味歸經】 辛，寒。入腎、肝、肺經。

【功能】 鎮肝潛陽，鎮驚安神，納氣平喘。

【配伍應用】 治陰虛陽亢所致的頭痛、失眠、頭暈等。可配白芍、生地、代赭石、山茱萸等同用。

【用量用法】 15～30g，煎服，宜打碎先煎；入丸散，每次1～3g。

石決明————

【性味歸經】 鹹，平。入肝、腎經。

【功能】 平肝潛陽，清熱明目。

【配伍應用】 治肝陽上亢之頭痛、眩暈等。方例：天麻鉤藤飲。

【用量用法】 15～30g，煎服，應打碎先煎。平肝、清肝宜生用。

羚羊角————————

【性味歸經】 鹹，寒。入肝、心經。

【功能】 平肝息風，清熱解毒，鎮驚。

【配伍應用】 治肝火熾盛所致的頭痛、目赤等。方例：羚翹解毒丸、羚羊角湯。

【用量用法】 1～3g，煎服，應單煎 2 小時以上，取汁服；磨汁或研末服，每次 0.3～0.6g。

白僵蠶————————

【性味歸經】 鹹、辛，平。入肝、肺經。

【功能】 祛風止痛，息風解痙，化痰散結。

【配伍應用】 治風熱頭痛或肝經有熱，肝風上擾所致的頭痛。方例：升降散、白僵蠶散。

【用量用法】 3～10g，煎服；研末吞服，每次 1～1.5g。

吳茱萸————————

【性味歸經】 辛、苦、溫，有小毒，入肝、胃、脾、腎經。

【功能】 散寒，溫中，止痛，降逆，止嘔。

【配伍應用】 治肝經寒氣上逆所致的頭痛，如治厥陰頭痛，吐涎沫，可配人參、生薑、大棗等，如吳茱萸湯。

【用量用法】 1.5～5g，煎服。

原蠶沙————————

【性味歸經】 甘、辛，溫。入肝、脾經。

【功能】 祛風，除濕，活血，定痛，和胃化濁。

【配伍應用】　治頭風頭痛，可配川芎、藁本、荊芥、防風、人參（黨參亦可）等。

【用量用法】　5～15g，煎服。宜布包入煎。

佩　蘭————

【性味歸經】　辛，平。入脾、胃經。

【功能】　解暑，化濕，醒脾。

【配伍應用】　治夏天外感暑濕之頭痛，發熱等症。

【用量用法】　5～10g；鮮品加倍，煎服。

藿　香————

【性味歸經】　辛，微溫。入脾、胃經。

【功能】　解暑化濕，理氣和中。

【配伍應用】　治暑濕或濕溫初起寒熱頭痛等症。方如藿香正氣散。

【用量用法】　5～10g；鮮品加倍，煎服。

香　薷————

【性味歸經】　辛，微溫。入肝、胃經。

【功能】　解表，化濕，祛暑，利尿。

【配伍應用】　治夏季外傷於寒，內傷於濕所致的惡寒發熱，頭痛胸悶等症。方例：香薷散。

【用量用法】　3～10g，煎服。

大青葉————

【性味歸經】　苦，寒。入心、胃、肺經。

【功能】　清熱解毒，涼血化斑。

【配伍應用】　治外感風熱及溫病初起頭痛發熱，《別

錄》言其可「療時氣頭痛」，可配金銀花、荊芥、連翹等同用。

【用量用法】　10～15g；鮮品30～60g，煎服。

龍膽草————

【性味歸經】　苦，寒。入肝、膽經。

【功能】　瀉肝經實火，清利濕熱。

【配伍應用】　治肝膽有實火所致的頭痛等。方例：龍膽瀉肝湯。

【用量用法】　3～6g，煎服。

赤　芍————

【性味歸經】　苦，微寒。入肝、脾經。

【功能】　清肝火，散鬱結。

【配伍應用】　治血瘀頭痛，可配川芎、當歸、丹參、白芷等同用。

【用量用法】　6～15g，煎服。

夏枯草————

【性味歸經】　苦、辛，寒。入肝、膽經。

【功能】　清肝火，散鬱結。

【配伍應用】　治肝火上升，肝陽上亢所致的頭痛、頭暈等症，可配石決明、黃芩、菊花等同用。

【用量用法】　10～15g，煎服。

石　膏————

【性味歸經】　甘、辛，大寒。入肺、胃經。

【功能】　清熱瀉炎，除煩止渴。

【配伍應用】　治胃熱頭痛，可配知母、生地等，如玉女煎。另如玉真丸、清燥救肺湯等方中亦有配伍。

【用量用法】　15～60g，煎服。宜打碎先煎。

桑　葉

【性味歸經】　苦、甘，寒。入肺、肝經。

【功能】　疏風清熱，清肝明目。

【配伍應用】　治外感風熱或肝經有熱，肝陽上亢之頭痛、頭暈等。方例：桑葉湯、桑菊飲、清燥救肺湯。

【用量用法】　5～10g，煎服，或入丸散。

蔓荊子

【性味歸經】　苦、辛，涼。入肝、肺經。

【功能】　疏散風熱，清利頭目。

【配伍應用】　治偏正頭痛。主要對外感風熱所致有良效，可配防風、菊花、荊芥等同用，利用不同配伍，可治多種頭痛，如《千金方》用蔓荊子浸酒服治頭風。方例：益氣聰明湯、半夏白朮天麻湯、羌活勝濕湯。

【用量用法】　5～10g，煎服。

藁　本

【性味歸經】　辛，溫。入膀胱經。

【功能】　發散風寒，祛濕止痛。

【配伍應用】　治巔頂頭痛及偏頭痛。對風寒感冒所致的巔頂頭痛療效好，對其他原因所致的頭頂痛，用適當配伍，亦有良效。本品為治療頭頂部疼痛性疾病的引經藥。方例：羌活勝濕湯、神朮散。

【用量用法】　3～10g，煎服。

白 芷————

【性味歸經】 辛，溫。入肺、胃經。

【功能】 祛風，解表，止前，散濕，排膿。

【配伍應用】 治頭痛，對眉棱骨痛效果較好。主要用於風寒頭痛，也可治療其他原因所致的頭痛。方例：五積散、川芎茶調散、神朮散、蒼耳散、九味羌活湯。

白芷、藁本、蔓荊子都是常用的治頭痛藥。白芷偏治風寒頭痛或風濕頭痛，對前額頭痛及眉棱骨痛有良效；藁本偏治風寒頭痛，對頭頂痛有良效；蔓荊子偏治風熱頭痛，對兩側部頭痛有良效。

【用量用法】 3～10g，煎服。

羌 活————

【性味歸經】 辛、苦，溫。入膀胱、腎經。

【功能】 祛風，勝濕，解表，止痛。

【配伍應用】 治頭痛，對風寒或風濕所致的頭痛有效，尤其對後枕部疼痛有良效。可作為治後枕部間痛的引經藥。

方例：羌活勝濕湯、九味羌活湯、清空膏、神朮散、獨活細辛湯、川芎茶調散。

【用量用法】 3～10g，煎服。

細 辛————

【性味歸經】 辛，溫。入肺、腎經。

【功能】 散寒解表，祛風止痛，祛痰，宣竅。

【配伍應用】 治偏正頭痛。主要用於風寒頭痛，也可用於頭風頭痛。

方例：三五七散、川芎茶調散、芎辛湯、芎辛導痰湯、獨

活細辛湯、神尤散。

【用量用法】　2～5g，煎服；入丸散劑，用 0.5～1g。

【注意事項】　陰虛內熱之頭痛忌用，反藜蘆。

胖大海————————

【性味歸經】　甘、淡，寒。入肺、大腸經。

【功能】　潤腸通便，清肺利咽。

【配伍應用】　治熱結便秘所致的頭痛，目赤等症。單用或配大黃、芒硝等。

【用量用法】　2～4 枚，沸水泡服或煎服。

白花蛇————————

【性味歸經】　甘、鹹，溫，有毒。入肝、脾經。

【功能】　祛風濕，通絡，定驚。

【配伍應用】　治頭風頭痛，可配制南星、全蠍、生石膏、荊芥、地骨皮等同用。

【用量用法】　每次 0.5g，研末服；亦可浸酒服。

蒼耳子————————

【性味歸經】　甘、苦，溫，有小毒。入肺、肝經。

【功能】　祛風濕，發汗，止痛，通鼻竅。

【配伍應用】　治風寒頭痛、鼻淵頭痛等。常配辛夷、白芷等。如蒼耳子散。

【用量用法】　3～10g，煎服，或入丸散。

蒼　朮————————

【性味歸經】　辛、苦，溫。入脾、胃經。

【功能】　祛風濕，散寒解表，健脾。

【配伍應用】 治風寒頭痛，寒熱無汗者，方例：神尤散、五積散。

【用量用法】 5～10g，煎服。

獨　活─────

【性味歸經】 辛、苦，溫。入腎、膀胱經。

【功能】 祛風勝濕，散寒止痛。

【配伍應用】 治風寒感冒頭痛，可配防風、白芷、川芎等。亦可用於治療少陰頭痛，常配細辛等同用。

方例：獨活細辛湯、羌活勝濕湯。

【用量用法】 5～15g，煎服。

穀精草─────

【性味歸經】 辛、甘、平。入肝、胃經。

【功能】 疏散風熱，明目退翳。

【配伍應用】 治風熱頭痛，對肝經有熱而致的頭痛，目赤，牙痛等亦有效，常配荊芥、赤芍、龍膽草等同用。

【用量用法】 6～15g，煎服。

十八、眩暈用藥

天　麻─────

【性味歸經】 甘，微溫。入肝經。

【功能】 息風，祛痰，定驚。

【配伍應用】 治肝風內動，風痰上擾所致的頭痛、眩暈。本品辛而不散，甘而不補，祛痰而不燥，性較緩和。治虛風眩暈，宜配補藥；治外風眩暈，宜配散藥；治熱風眩暈，宜

配寒藥；治痰濕眩暈，宜配燥藥。

方例：天麻鉤藤飲、半夏白尤天麻湯、大川芎丸。

【用量用法】　3～10g，煎服；研末沖服，每次 1～1.5g。

鉤　藤————

【性味歸經】　甘、苦，微寒。入肝、心經。

【功能】　平肝，息風，清熱，解痙。

【配伍應用】　治肝風內動，肝陽上亢所致的眩暈。鉤藤可清肝、心二經之熱，對熱而生風，風火相煽所致的眩暈有效。方例：鉤藤散、天麻鉤藤飲。

天麻息風祛痰而治弦暈，鉤藤善清肝熱、息肝風而治眩暈。

【用量用法】　10～15g，煎服。不宜久煎。

刺蒺藜————

【性味歸經】　苦、辛，微溫。入肝、肺經。

【功能】　平肝，祛風，疏肝、明目，行氣，活血。

【配伍應用】　治肝風上擾所致的眩暈。方例：白蒺藜散。

鉤藤偏清肝熱，熄風而治眩暈；白蒺藜偏散肝鬱，平肝熄風而治眩暈。

【用量用法】　6～15g，煎服。

代赭石————

【性味歸經】　苦、甘，寒。入肝、胃、心包經。

【功能】　平肝，鎮逆，瀉熱，涼血。

【配伍應用】　治肝陽上亢所致的眩暈、頭痛等。

方例：鎮肝熄風湯。本品重鎮降逆，平肝降火，對肝陽上亢所致眩暈耳鳴兼有噁心嘔吐者有效。

【用量用法】　10～30g，煎服，宜打碎先煎；入丸散，每次1～3g。

磁　石————

【性味歸經】　辛，寒。入腎、肝、肺經。

【功能】　鎮肝潛陽，安神定驚，納氣平喘。

【配伍應用】　治肝陽上亢所致的眩暈。方例：耳聾左慈丸。

代赭石平肝，降火而治眩暈；磁石益陰，潛陽而治眩暈。

【用量用法】　15～30g，煎服，宜打碎先煎；入丸散，每次1～3g。

石決明————

【性味歸經】　鹹，平。入肝、腎經。

【功能】　平肝潛陽，益陽，清熱，明目。

【配伍應用】　治肝腎陰虛而肝陽上亢所致的眩暈、頭痛等。方例：天麻鉤藤飲。

磁石重鎮，益陰，潛陰而治眩暈；石決明清肝熱，益肝陰，潛陽而治眩暈。磁石安神，鎮肝，定驚作用優於石決明；石決明清肝熱，養肝陰，潛肝陽的作用優於磁石。

【用量用法】　15～30g，煎服。宜打碎先煎。平肝、清肝宜生用。

羚羊角————

【性味歸經】　鹹，寒。入肝、心經。

【功能】　平肝熄風，清熱解毒，鎮痙，明目。

【配伍應用】　治肝火上亢所致的頭痛、眩暈等。方例：
羚羊角湯。

　　羚羊角價格昂貴，可用山羊角代替。山羊角作用與羚羊角
相仿，作用較弱，可適當加大劑量。

【用量用法】　1～3g，單煎2小時以上，取汁服；磨汁
或研粉服，每次0.3～0.6g。

白僵蠶

【性味歸經】　鹹、辛，平。入肝、肺經。

【功能】　祛風，止痙，化痰，散結。

【配伍應用】　治肝風上擾所致的眩暈、頭痛等。方例：
清上丸。

【用量用法】　3～10g，煎服；研末吞服，每次1～
1.5g。

防　風

【性味歸經】　辛、甘，微溫。入膀胱、肝、脾經。

【功能】　祛風，勝濕，止痛，解表，祛風止痙。

【配伍應用】　治風邪外感所致的頭痛、眩暈。亦可用於
肝風止擾之頭痛目眩者。方例：防風通聖散。

【用量用法】　3～10g，煎服。

【注意事項】　陰虛火旺者忌用。

桑　葉

【性味歸經】　苦、甘，寒。入肺、肝經。

【功能】　疏風，清熱，平肝，明目。

【配伍應用】　外解肺衛風熱，內清肝膽之火，利頭目，
止眩暈，治外感風熱之頭昏目眩或肝陽上亢之眩暈。

方例：羚羊鉤藤湯、桑麻丸。

【用量用法】　5～10g，煎服，或入丸散。

菊　花———

【性味歸經】　甘、苦，涼。入肺、肝經。

【功能】　疏風，平肝，清熱，明目。

【配伍應用】　外解頭目風熱，內平肝陽上亢。治風熱頭痛及肝陽上亢，肝風內動而致的眩暈。方例：羚羊鉤藤湯。

桑葉、菊花都可以平肝、清熱、疏風而治眩暈，但桑葉偏走肺經，菊花偏入肝經；桑葉發散力較強，菊花平肝作用較好，兩者常同用。

白菊花平肝功效大於黃菊花。

【用量用法】　10～15g，煎服。

蔓荊子———

【性味歸經】　苦、辛，涼。入肝、肺經。

【功能】　疏散風熱，利頭目，祛風濕。

【配伍應用】　治外感風熱而致的頭痛、眩暈等。亦可用於肝陽亢盛之頭痛、眩暈等。

方例：半夏白朮天麻湯、益氣聰明湯。

【用量用法】　5～10g，煎服。

夏枯草———

【性味歸經】　苦、辛，寒。入肝、膽經。

【功能】　清肝火，散鬱結，降血壓。

【配伍應用】　治肝陽上亢而致的頭痛、眩暈等症。常配石決明、菊花、黃芩、白芍等同用。

菊花、夏枯草都可以平肝陽而治眩暈，但菊花重在散風

熱，夏枯草重在清肝火。

【用量用法】　10～15g，煎服，或熬膏服。

決明子————

【性味歸經】　甘、苦，微寒。入肝、腎經。

【功能】　清肝，祛風，益腎，明目，降血壓，通便。

【配伍應用】　治肝膽鬱熱，肝陽上亢所致的頭痛、眩暈等。對肝陽上亢所致的頭痛、眩暈，可配蔓荊子、菊花、夏枯草、黃芩等同用。

【用量用法】　10～15g，煎服。

青箱子————

【性味歸經】　苦，微寒。入肝經。

【功能】　清肝熱，明目，祛風，降血壓。

【配伍應用】　治肝經風熱，肝火上炎所致的眩暈、頭痛等症。對肝火上炎所致的頭暈目眩，常配決明子、黃芩、夏枯草、菊花等。

【用量用法】　3～15g，煎服。

【注意事項】　青光眼患者忌用。

龍膽草————

【性味歸經】　苦，寒。入肝、膽經。

【功能】　瀉肝膽實炎，清利濕熱。

【配伍應用】　治肝膽有實火所致的頭暈、頭痛、頭脹等症。方例：龍膽瀉肝湯。

【用量用法】　3～6g，煎服。

龍　骨（生）────────

【性味歸經】　甘、澀，平。入心、肝、腎經。

【功能】　平肝潛陽，鎮驚安神，收斂。

【配伍應用】　治陰虛陽亢所致的眩暈、失眠等症，常配生地、白芍、牡蠣、玄參、鉤藤等同用。方例：鎮肝熄風湯。

【用量用法】　10～30g，煎服，宜先煎。

牡　蠣────────

【性味歸經】　鹹、澀，涼。入肝、腎經。

【功能】　平肝潛陽，安神，軟堅。

【配伍應用】　治陰虛陽亢所致的眩暈、失眠等症。方例：鎮肝息風湯。

龍骨、牡蠣均能治陰虛陽亢之眩暈，但龍骨鎮驚安神作用優於牡蠣，牡蠣益陰作用優於龍骨，且能軟堅散結。

【用量用法】　10～30g，煎服，宜打碎先煎。

半　夏────────

【性味歸經】　辛，溫，有毒。入脾胃經。

【功能】　燥濕祛痰，降逆止嘔。

【配伍應用】　治痰逆眩暈。如治痰厥頭痛、眩暈的半夏白朮天麻湯中有配伍，此方亦治風痰眩暈；治痰火眩暈，可配祛痰、清熱瀉火藥同用，如清上丸；治痰飲內停，上蒙清竅所致的痰飲眩暈，方如茯苓半夏湯、二陳湯、導痰湯等。

【用量用法】　3～10g，煎服，一般宜製過用。

【注意事項】　見嘔吐節。

天南星————

【性味歸經】　苦、辛，溫，有毒。入肝、肺、脾經。

【功能】　燥濕化痰，祛風解痙，消腫散結。

【配伍應用】　治風痰眩暈。如導痰湯、白附子丸；治痰火眩暈可配祛痰、清熱瀉火藥同用，如清上丸。另如三生飲、芎辛湯等方劑中亦有配伍。

半夏、天南星都可以治眩暈之有痰者，但半夏偏治痰濕所致的眩暈，天南星偏治風痰所致的眩暈。

【用量用法】　3～10g，煎服，多製用。

【注意事項】　孕婦及氣血虛弱、陰虛陽亢之眩暈者忌用。

白附子————

【性味歸經】　辛、甘，溫，有毒。入胃、肝經。

【功能】　祛風化痰，解痙止痛，逐寒濕。

【配伍應用】　治風痰眩暈。方例：白附子丸（丹）。

【用量用法】　3～5g，煎服；研末服 0.5～1g。

【注意事項】　陰虛陽亢者及孕婦忌服。

川　芎————

【性味歸經】　辛，溫，入肝、心經。

【功能】　祛風，止痛，行氣，活血。

【配伍應用】　治風眩，可配山藥、人參、茯苓、山茱萸、菊花等，如川芎散。另外，芎朮湯、芎辛湯、大川芎丸等治眩暈方劑中亦有配伍。

【用量用法】　3～10g，煎服。

【注意事項】　肝陽上亢之頭痛眩暈、月經過多者忌用。

槐　角————

【性味歸經】　苦，寒。入肝、大腸經。

【功能】　清肝，涼血，止血，明目。

【配伍應用】　治肝經熱鬱生風而致的風眩欲倒。如《本草綱目》用本品配川芎治頭暈目眩。

【用量用法】　10～15g，煎服。

人　參————

【性味歸經】　甘、微苦，溫。入脾、肺經。

【功能】　大補元氣，固脫，益脾肺，生津安神。

【配伍應用】　治氣虛眩暈，可配白朮、茯苓、甘草等，如四君子湯、補中益氣湯。

《本草綱目》謂其可「治男婦一切虛證、發熱、自汗、眩暈……。」

【用量用法】　5～10g，煎服，宜文火另煎對服；研末吞服，每次 1.5～2g。

【注意事項】　陽亢眩暈及一切實證忌用。反藜蘆，畏五靈脂。

鹿　茸————

【性味歸經】　甘、鹹，溫。入肝、腎經。

【功能】　壯腎陽，補精血，強筋骨。

【配伍應用】　治精虧血虛之眩暈、耳鳴等，可配人參、黃、熟地、白芍、山茱萸、茯神等同用。

【用量用法】　1～3g，研細末，每日分 3 次服。

肉蓯蓉

【性味歸經】　甘，鹹、溫。入腎、大腸經。

【功能】　補腎陽，潤腸通便。

【配伍應用】　治腎虛眩暈、耳鳴等症，可配白芍、川芎、枸杞子、山茱萸等同用。

【用量用法】　10～15g，煎服。

杜　仲

【性味歸經】　甘、微辛，溫。入肝、腎經。

【功能】　補肝腎，強筋骨，降壓，安胎。

【配伍應用】　治肝腎不足之眩暈。方例：天麻鉤藤飲。

【用量用法】　10～15g，煎服，多炒用。

熟　地

【性味歸經】　甘，微溫。入肝、腎經。

【功能】　滋陰，補血。

【配伍應用】　治肝腎陰虛，精虧血虛之眩暈、耳鳴。方例：六味地黃丸、歸芍地黃丸、左歸丸、右歸飲。

【用量用法】　10～30g，煎服。

何首烏

【性味歸經】　苦、甘、澀，微溫。入肝、腎經。

【功能】　補肝腎，益精血（制首烏）。

【配伍應用】　治肝腎不足，精血虛氣之眩暈、耳鳴等，可配白芍、龜板、龍骨、牡蠣、代赭石等同用。

熟地黃、何首烏作用相仿，但熟地黃補力更強，偏補真陰，補精血之力勝於何首烏，唯滋膩之性較甚；何首烏雖補力

較小，但無膩滯之性，且有養血祛風之功。

【用量用法】　10～30g，煎服。補益精血，宜用制首烏。

當　歸────

【性味歸經】　甘、辛，溫。入心、肝、脾經。

【功能】　補血，活血，潤腸，調經。

【配伍應用】　治血虛眩暈、頭痛等。方例：當歸補血湯、歸脾湯、歸芍地黃丸、小營煎。

【用量用法】　5～15g，煎服。

白　芍────

【性味歸經】　苦，酸，微寒。入肝、脾經。

【功能】　養血，斂陰，平肝，柔肝止痛。

【配伍應用】　治肝陰不足，肝陽上亢所致眩暈、頭痛等。方例：鎮肝熄風湯、歸芍地黃丸、小營煎。

【用量用法】　10～15g，煎服。用以養血多炒用。

阿　膠────

【性味歸經】　甘，平。入肺、腎經。

【功能】　補血，養陰，止血，安胎。

【配伍應用】　治血虛眩暈，可配當歸、黃芪、白芍、川芎、熟地等同用。如出血性血虛眩暈，可烊化沖服，另煎入止血養血劑服；若出血不止，突然暈倒，可用六味回陽飲煎服（人參、附子、炮薑、炙甘草、熟地、當歸身），配阿膠烊化沖服，亦可適加其他止血藥同用。

【用量用法】　5～15g，入湯劑，烊化對服。

桑堪子————————

【性味歸經】　甘、酸，寒。入肝、腎經。

【功能】　滋陰，補血，祛風，補肝腎。

【配伍應用】　治陰虧血虛之眩暈、失眠等。本品兼有祛風作用，對肝經陰虛火旺生風，上擾頭目所致的眩暈有一定療效。可配何首烏、女貞子、旱蓮草等同用。

【用量用法】　10～15g，煎服。

枸杞子————————

【性味歸經】　甘，平。入肝、腎經。

【功能】　補腎益精，養肝明目。

【配伍應用】　治肝腎陰虛眩暈、目昏等。方例：小營煎、左歸丸、右歸飲。

【用量用法】　10～15g，煎服。

女貞子————————

【性味歸經】　甘、苦，平。入肝、腎經。

【功能】　滋陰益精，補肝腎，除虛熱，明目。

【配伍應用】　治肝腎陰虛之眩暈、耳鳴。常配旱蓮草、何首烏、枸杞子、生地、茯苓、山藥等同用。方例：二至丸。

　　女貞子補陰之力比何首烏、枸杞子均較強，但其除虛熱的作用為後兩者所不及。

【用量用法】　10～15g，煎服。

旱蓮草————————

【性味歸經】　甘、酸，涼。入肝、腎經。

【功能】　補腎益肝，涼血止血。

【配伍應用】 治肝腎陰虛之眩暈、耳鳴等，常配女貞子等同用。方例：二至丸。

女貞子、旱蓮草都能滋陰補腎以治陰虛內熱所致的眩暈、耳鳴，但旱蓮草善清血分之熱，可涼血止血；女貞子偏清氣分之熱，清熱力亦較緩。

【用量用法】 10～15g，煎服。

龜 板——————

【性味歸經】 鹹、甘，平。入肝、腎經。

【功能】 滋陰潛陽，益腎健骨，補血止血。

【配伍應用】 治陰虛陽亢之頭暈、目眩、耳鳴等，可配生地、龍骨、牡蠣、石決明、白芍、枸杞等同用。

方例：左歸丸、鎮肝熄風湯。

【用量用法】 15～30g，入湯劑，宜先煎。

山茱萸——————

【性味歸經】 酸，微溫。入肝、腎經。

【功能】 補益肝腎，澀精斂汗。

【配伍應用】 治肝腎不足之頭暈、目眩、耳鳴等。方例：左歸丸、左歸飲、六味地黃丸、歸芍地黃丸。

【用量用法】 15～30g，入湯劑，宜先煎。

珍珠母——————

【性味歸經】 鹹，寒。入肝、心經。

【功能】 平肝潛陽，安神，明目，制酸。

【配伍應用】 治肝陽上亢之眩暈、耳鳴等，可配菊花、白芍、生地、鉤藤等同用。

【用量用法】 15～30g，煎服，宜打碎先煎。

十九、抽搐、神昏、癇證及精神異常用藥

荊　芥—————

【性味歸經】　辛，溫。入肺、肝經。

【功能】　祛風止痙，理血止血。

【配伍應用】　有理血祛風止痙的作用，可用於產後外感邪毒所致項背強急，口噤痙攣等，單用荊芥穗研末，童便沖服（華佗癒風散）有一定療效。

【用量用法】　3～10g，煎服，不宜久煎。

防　風—————

【性味歸經】　辛、甘，微溫。入膀胱、肝、脾經。

【功能】　祛風止痙，祛風濕，解表，止痛。

【配伍應用】　可用於外風所致的痙攣抽搐，亦可用於肝風內動，風痰上擾所致的痙攣抽搐，角弓反張等症。許多止痙劑中有配伍。方例：玉真散、牛黃鎮驚丸、牛黃清心丸、羚羊角散、瀉青丸。

【用量用法】　3～10g，煎服。

蟬　蛻—————

【性味歸經】　甘、鹹，涼。入肺、肝經。

【功能】　涼肝息風，定驚定痙，散風熱。

【配伍應用】　可用於破傷風、高熱驚癇等症。單用有一定療效，但作用較緩，多配伍使用。

方例：五虎追風散、牛黃丸、大清涼飲。

【用量用法】　3～10g，煎服；或單味研末沖服。

常用中藥性味功能速查

石　膏————

【性味歸經】　甘、辛，大寒。入肺、胃經。

【功能】　清熱瀉火，除煩止渴。

【配伍應用】　治溫熱病高熱不退，汗出，煩渴，甚者出現神昏譫語，高熱狂躁等症。方例：紫雪丹、白虎承氣湯、涼營清氣湯、清瘟敗毒飲、石膏湯。

【用量用法】　15～60g，煎服，宜打碎先煎。

蓮子心————

【性味歸經】　苦，寒。入心、腎經。

【功能】　清心安神，澀精止血。

【配伍應用】　治溫熱病熱陷心包所致神昏譫語，煩躁不眠等症。方例：清宮湯。

【用量用法】　1.5～3g，煎服。

生　地————

【性味歸經】　甘、苦，涼。入心、肝、腎經。

【功能】　涼血清熱，滋陰補腎。

【配伍應用】　治溫熱病熱入營血所致高熱，譫語，神志恍惚等症。方例：生地黃飲子、二陰煎、大定風珠、三甲復脈湯、羚羊角散、大清涼飲、神犀丹、涼營清氣湯、清瘟敗毒飲、清營湯、犀角地黃湯、犀角玄參湯、生地黃連湯。

【用量用法】　10～30g；鮮品用量加倍。煎服，或以鮮品搗汁入藥。

犀　角————

【性味歸經】　苦、酸、鹹，寒。入心、肝經。

【功能】　清熱定驚，涼血解毒。

【配伍應用】　治溫熱病熱邪入心，心火熾盛之神昏譫語，煩躁不安等症。方例：黃連解毒湯、黃連滌暑湯、小兒回春丹、安宮牛黃丸、大清涼飲、石膏湯、涼營清氣湯、清營湯、清瘟敗毒飲。

黃連是透過清心經邪熱而治熱病高熱神昏譫語的，臨床上多配伍朱砂、犀角、蘇合香等安神、定驚、醒腦之類藥物同用。

【用量用法】　1.5～6g，銼為細末沖服或磨汁服，或入丸散劑。

【注意事項】　孕婦慎用。畏川烏、草烏。

連　翹

【性味歸經】　苦，微寒。入心、膽經。

【功能】　清熱解毒，清心瀉火，消腫排膿。

【配伍應用】　治溫熱病熱邪入心而致的高熱，煩躁不安，神昏，譫語等症。方例：清宮湯、清營湯、清瘟敗毒飲、涼營清氣湯、神犀丹。

【用量用法】　6～15g，煎服。

大青葉

【性味歸經】　苦，寒。入心、胃、肺經。

【功能】　清熱解毒，涼血化斑。

【配伍應用】　治溫熱病熱毒入於營血所致的高熱，煩躁，神昏等症。

【用量用法】　10～15g；鮮品 30～60g，煎服。

蚤　休

【性味歸經】　苦，寒，有小毒。入心、肝經。

【功能】　清熱解毒，定驚，消腫。

【配伍應用】　治小兒高熱驚風，熱病神昏，抽搐等症，可配大青葉、板藍根、地龍、菖蒲、白僵蠶等同用。

【用量用法】　5～10g，煎服。

白花蛇

【性味歸經】　甘、鹹，溫，有毒。入肝、脾經。

【功能】　定痙止痛，祛風濕，通絡。

【配伍應用】　本品入肝經祛風以定痙，治破傷風及小兒急慢驚風等。方例：定命散。

　　烏梢蛇的功能、用途與白花蛇基本相同，但藥力較弱。

【用量用法】　5～15g，煎服；研末服，每次 1～1.5g。

竹　葉

【性味歸經】　甘、淡，寒。入心、胃經。

【功能】　清熱除煩，利尿通淋。

【配伍應用】　清心熱，散上焦風熱。治溫熱病熱入心包而致的煩躁不安，神昏譫語，小兒熱極驚涼風等。

　　方例：清營湯、涼營清氣湯。

　　竹葉與連翹（帶心連翹或連翹心）都可入心經，清心熱，治熱極神昏，譫語，驚癇等，但連翹清熱解毒之力勝於竹葉，且有清火消腫散結之力；竹葉清心熱，生津，除煩，解毒之力不及連翹，但有利尿滲濕的作用。

　　竹葉、蓮子心、黃連均可清心熱。竹葉偏於清心除煩，蓮子心清心熱兼能安神，黃連清心熱而以清熱解毒。

竹葉卷心清心熱之力勝於竹葉，清宮湯中有配伍。

【用量用法】　6～15g；鮮品15～30g，煎服。

龍　骨────

【性味歸經】　甘、澀，平。入心、肝、腎經。

【功能】　鎮驚安神，平肝潛陽。

【配伍應用】　治神志不安，煩躁易怒，驚狂，驚癇等症。方例：鎮肝息風湯、救逆湯。

【用量用法】　15～30g，煎服。宜先煎。

牡　蠣────

【性味歸經】　鹹、澀，涼。入肝、腎經。

【功能】　平肝潛陽，安神定驚。

【配伍應用】　治驚癇、抽搐、狂躁等症。方例：救逆湯、鎮肝息風湯、大定風珠、三甲復脈湯。

龍骨、牡蠣均有一定的安神、定驚作用，但止痙、治狂躁之力似不太大，使用時應注意配伍用藥。

【用量用法】　10～30g，煎服。宜打碎先煎。

朱　砂────

【性味歸經】　甘，微寒，有毒。入心經。

【功能】　清心，安神，定驚，解毒。

【配伍應用】　對心火熾盛之驚癇、癲狂有一定治療作用。方例：小兒回春丹、牛黃抱龍丸、牛黃鎮驚丸、安宮牛黃丸、定癇丸、紫雪丹、磁朱丸、癲癇丸。

【用量用法】　每次0.3～1g，入丸散，或研末沖服。

琥　珀

【性味歸經】　甘，平。入心、肝、小腸經。

【功能】　鎮驚安神，利尿通淋，活血化瘀。

【配伍應用】　治心神不寧、驚風、癲癇等。

方例：牛黃抱龍丸、牛黃鎮驚丸、定癇丸、琥珀丸、琥珀抱龍丸、琥珀養心丹。

【用量用法】　每次1.5～3g，研末沖服。

珍　珠

【性味歸經】　甘、鹹，寒。入心、肝經。

【功能】　鎮心定驚，消肝除翳，收斂生肌。

【配伍應用】　治驚風、癲癇等症。方例：小兒回春丹、牛黃鎮驚丸、安宮牛黃丸。

琥珠鎮驚通竅，安神，定驚，止痙，主要用於驚風、癲癇；朱砂重鎮清熱，安神定志，主要用於心火亢盛之神昏譫妄、癲狂、驚癇；珍珠鎮心安神，可清心肝二經之熱，主要用於驚癇、高熱驚風等。

【用量用法】　0.3～1g，多入丸散。

珍珠母

【性味歸經】　鹹，寒。入肝、心經。

【功能】　清心火，清肝熱，平肝潛陽。

【配伍應用】　治熱病熱極生風而致的神昏譫語、驚風等症。亦治驚癇、失眠等。治熱驚風可配黃連、牛黃、連翹、梔子、鉤藤、白僵蠶、朱砂等。

【用量用法】　15～30g，煎服。宜打碎先煎。

浮小麥

【性味歸經】 甘，涼。入心、肝經。

【功能】 養心安神，除煩，舒肝解鬱。

【配伍應用】 治婦女臟躁出現憂鬱悲傷，喜怒無常者。方例：甘麥大棗湯。

【用量用法】 15～30g，煎服；研末服，每次 3～5g。

天 麻

【性味歸經】 甘，微溫。入肝經。

【功能】 息風止痙，平肝，祛痰。

【配伍應用】 治肝風內動所致驚癇抽搐、小兒急驚、癲癇、破傷風等。

方劑：牛黃鎮驚丸、定癇丸、牛黃丸、鉤藤飲、天麻丸、玉真散。

【用量用法】 3～10g，煎服；研末沖服，每次 1～1.5g。

鉤 藤

【性味歸經】 甘、苦，微寒。入肝、心經。

【功能】 息風止痙，消熱平肝。

【配伍應用】 治驚癇，抽搐、小兒急驚、孕婦子癇。方例：小兒百壽丹、牛黃鎮驚丸、羚羊角散、鉤藤飲。

天麻偏治內風挾痰之驚癇抽搐，鉤藤偏治熱極生風之驚癇抽搐，兩者常配合使用。

【用量用法】 10～15g，煎服。不宜久煎。

磁　石————

【性味歸經】　辛，寒。入腎、肝、肺經。

【功能】　鎮驚安神，潛陽納氣。

【配伍應用】　治驚癇、癲癇、小兒驚風等症。方例：紫雪丹、磁朱丸。

【用量用法】　15～30g，煎服，宜打碎先煎；入丸散，每次1～3g。

羚羊角————

【性味歸經】　鹹，寒。入肝、心經。

【功能】　平肝息風，清熱鎮驚，解毒，明目。

【配伍應用】　治高熱神昏及熱極生風所致痙攣抽搐，角弓反張；亦治風內動所致驚癇等症；也治溫熱病熱入心包所致神昏，譫語，狂躁不寧等症。

方例：牛黃清心丸、羚羊角散、羚羊鉤藤湯、紫雪丹。

【用量用法】　1～3g，煎服。單煎2小時以上，取汁服；磨汁或研粉服，每次0.3～0.6g。

玳　瑁————

【性味歸經】　甘，寒。入心、肝經。

【功能】　平肝鎮驚，清熱解毒。

【配伍應用】　治溫熱病高熱神昏，煩躁，譫語、痙厥抽搐及小兒驚癇等症。方例：至寶丹。

【用量用法】　3～6g，入丸散，少煎服。亦可水磨汁服。

地　龍

【性味歸經】　鹹，寒。入肝、脾、肺經。

【功能】　清熱鎮痙，安神，平喘，利尿，通絡。

【配伍應用】　治溫熱病高熱狂躁、驚風抽搐等。方例：五福丸、乳香丸、地龍解痙湯。

【用量用法】　5～15g，煎服；研末吞服，每次1～2g。

白僵蠶

【性味歸經】　鹹、辛，平。入肝、肺經。

【功能】　祛風，解痙，化痰，散結。

【配伍應用】　治驚癇抽搐、小兒急驚。方例：七珍丹、小兒百壽丹、牛黃抱龍丸、牛黃鎮驚丸、定癇丸、牛黃丸、五虎追風散、大清涼飲。

【用量用法】　3～10g，煎服；研末吞服，每次1～1.5g。

全　蠍

【性味歸經】　甘、辛，平，有毒。入肝經。

【功能】　息風鎮痙，活絡止痛，解毒。

【配伍應用】　治急慢驚風、破傷風、癲癇等。
方例：七珍丹、牛黃抱龍丸、牛黃鎮驚丸、定癇丸、牛黃丸、五虎追風散。

【用量用法】　2～5g，煎服；研末吞服，每次0.6～1g。

【注意事項】　孕婦忌服。

蜈　蚣

【性味歸經】　辛，溫，有毒。入肝經。

【功能】　息風止痙，攻毒散結。

【配伍應用】　治急慢驚風、破傷風、驚癇、癲癇等。方例：撮風散、定風丹。

白僵蠶、全蠍、蜈蚣都有熄風止痙的作用，但白僵蠶祛風止痙，藥力較另二者弱，偏用於驚癇抽搐之較輕者；全蠍鎮痙熄風，藥力居另二者之間，偏用於驚風，抽搐較重者；蜈蚣鎮痙熄風之力最大，宜用於痙攣，角弓反張之重症。全蠍、蜈蚣可同用，適於痙攣，抽搐之重症。

【用量用法】　1～3g，煎服；研末吞服，每次 0.6～1g。

【注意事項】　孕婦忌服。

牛　黃

【性味歸經】　苦、甘，涼。入心、肝經。

【功能】　息風定驚，清熱解毒，豁痰開竅。

【配伍應用】　治熱病高熱煩躁不安，神昏譫語，驚癇，狂亂，抽搐及小兒驚風等。對於痰熱壅盛者，更有豁痰開竅之功效。方例：小兒回春丹、牛黃清心丸、牛黃抱龍丸、牛黃鎮驚丸、安宮牛黃丸、牛黃丸、龍虎丸。

【用量用法】　入丸散，每次 0.2～0.5g。

【注意事項】　孕婦慎用。

麝　香

【性味歸經】　辛，溫。入心、脾、肝經。

【功能】　開竅醒神，辟穢，活血，止痛，散結。

【配伍應用】　治溫熱病熱入心包所致的神志昏迷及中風；痰迷心竅所致的神志昏迷及驚癇等。方例：十香返生丹、安宮牛黃丸、蘇合香丸、太乙玉樞丹、七珍丹、牛黃抱龍丸、牛黃清心丸、牛黃鎮驚丸、紫雪丹、牛黃丸。

牛黃、麝香都能開竅，但牛黃清熱、豁痰而開竅；麝香溫通走竄、醒腦而開竅。牛黃息風定驚的作用更顯著，臨床上清熱解毒定驚或清熱豁痰定驚常用牛黃而不用麝香，而治神志昏迷，則首先麝香。兩者亦常配合使用。

【用量用法】　入丸散，每次 0.06～0.1g。

【注意事項】　孕婦忌服。

冰　片

【性味歸經】　苦、辛，涼。入心、肺經。

【功能】　清心醒神，開竅散鬱，清熱止痛。

【配伍應用】　治神昏、痙厥：對風痰上擾，痰熱蒙心所致小兒急驚、中風、癲癇等所致的神志昏迷，抽搐有一定療效。方例：牛黃清心丸、安宮牛黃丸、瀉青丸、十香返生丹、蘇合香丸、牛黃鎮驚丸。

麝香開竅、醒腦之力大於冰片，冰片清熱解毒之功優於麝香。冰片力緩，孕婦不忌。

【用量用法】　入丸散，每次 0.03～0.1g。

蘇合香

【性味歸經】　甘、辛，溫。入心、脾經。

【功能】　開竅提神，解鬱，豁痰，止痛。

【配伍應用】　對中風、驚癇、癲癇、驚風等突然昏倒，神志不清的內閉症有一定治療作用。

方例：蘇合香丸、十香返生丹。

蘇合香適於寒邪或痰濁內閉。

【用量用法】　入丸散，每次 0.3～1g。

【注意事項】　陰虛多火者忌用。

石菖蒲————————

【性味歸經】 辛，溫。入心、肝、脾經。

【功能】 開竅割痰，醒神，化濕和中。

【配伍應用】 治熱病熱入心包或痰迷心竅所致的神昏，甚至抽搐者，對癇證及癲狂亦有一定治療作用。

方例：神犀丹、菖蒲鬱金湯、小兒回春丹、定癇丸。

【用量用法】 5～10g；鮮品加倍，煎服。

竹 瀝————————

【性味歸經】 甘，寒。入心、肝、肺經。

【功能】 清熱豁痰，鎮驚除煩。

【配伍應用】 治熱病高熱神昏驚厥、中風昏迷及小兒痰熱壅盛而致的急驚風等。單用有一定療效。

方例：竹瀝湯、竹瀝磨犀角飲子。

【用量用法】 內服 30～50g，沖服。

天竺黃————————

【性味歸經】 甘，寒。入心、肝、肺經。

【功能】 清熱豁痰，鎮驚除煩。

【配伍應用】 治熱病高熱神昏驚厥、中風昏迷及小兒痰熱壅盛而致的急驚風等。單用有一定療效。

方例：竹瀝湯、竹瀝磨犀角飲子。

【用量用法】 3～6g，煎服；研粉沖服，每次 0.6～1g。

礞 石————————

【性味歸經】 鹹，平。入肝、肺、胃經。

【功能】 平肝鎮驚，下氣降痰。

【配伍應用】 治頑痰積結所致的驚癇、癲狂、驚風等，也有用治小兒痰熱急驚者。

方例：小兒回春丹、十香返生丹、礞石滾痰丸。

【用量用法】 6～10g，煎服，宜打碎布包先煎；入丸散，每次 1.5～3g。

膽星　制南星　天南星

【性味歸經】 膽星：苦，涼。入心、肝、肺經。制南星：苦、辛，溫，有毒。入肝、肺、脾經。

【功能】 膽星：清熱，化痰，鎮驚。制南星：祛風定驚，燥濕化痰。

【配伍應用】 膽星（牛膽汁製）、制南是（生薑製）均由天南星炮製而成。制南星多用於治療痰涎壅盛，風痰上擾所致的中風、驚風、破傷風、癲癇等。膽南星多用於痰熱所致的驚風、癲癇、中風、驚癇抽搐等。

方例：七珍丹、小兒百壽丹、小兒回春丹、牛黃丸、牛黃鎮驚丸、定癇丸、五虎追風散、木萸散、玉真散。

天南星毒性劇烈，一般不作內服。一般處方上寫天南星者，均指制南星而言。

【用量用法】 膽星：1.5～6g，煎服。制南星：3～10g，煎服。

【注意事項】 陰虛痰燥及孕婦忌用。

白附子

【性味歸經】 辛、甘，溫，有毒。入毒、肝經。

【功能】 祛風化痰，鎮痙止痛，逐寒濕。

【配伍應用】 治風痰壅盛之中風、破傷風等。方例：玉真散、牛黃鎮驚丸、牛黃丸、白附飲。

【用量用法】　3～5g，煎服；研末服，每次 0.5～1g。

皂　莢

【性味歸經】　辛，溫，有小毒。入肺、大腸經。

【功能】　開竅，祛痰，通便，消腫。

【配伍應用】　治突然昏迷，中風口噤，可研末吹鼻，如通關散。治癲癇、中風痰涎壅盛之實證，可用稀涎散溫水送服取吐。

【用量用法】　1.5～5g，煎服；研末服，每次 1～1.5g。

【注意事項】　此藥刺激性強，不可過用多用。虛人及孕婦忌用。

鬱　金

【性味歸經】　辛、苦，寒。入心、肝、肺經。

【功能】　清心解鬱，行氣活血，涼血，利膽。

【配伍應用】　治熱病神昏，如濕溫病熱邪入心，痰濁蒙竅所致的神昏。對痰熱癲癇、驚狂等亦有一定療效。對七情鬱結有熱者，有寬胸解鬱，清心除煩的作用。

方例：安宮牛黃丸、癲癇丸、十香返生丹、菖蒲鬱金湯。

【用量用法】　5～12g，煎服；研末吸，每次 2～5g。

玄　參

【性味歸經】　苦、鹹，寒。入肺、胃、腎經。

【功能】　清熱滋陰，降火解毒。

【配伍應用】　治熱病熱邪入營分所致的煩躁口渴，甚或高熱神昏譫語等症。方例：二陰煎、紫雪丹、化斑湯、清宮湯、清營湯、清瘟敗毒飲。

【用量用法】　10～15g，煎服。

龜　板

【性味歸經】　鹹、甘，平。入肝、腎經。

【功能】　滋陰潛陽，益腎健骨，補血止血。

【配伍應用】　滋陰潛陽而息風，可用於溫熱病熱傷陰液，虛風內動所致的手足抽動，筋脈拘攣等。

方例：大定風珠、小定風珠、三甲復脈湯。

【用量用法】　15～30g，煎服。宜先煎。

鱉　甲

【性味歸經】　鹹，平。入肝、脾、腎經。

【功能】　滋陰潛陽，軟堅散結。

【配伍應用】　滋陰潛陽而息風。用於溫熱病熱傷陰液，虛風內動所致手指蠕動等症。

方例：二甲復脈湯、大定風珠、小定風珠、三甲復脈湯。

【用量用法】　15～30g，煎服。宜先煎。

白　礬

【性味歸經】　酸、澀，寒，有小毒。入肺、脾、胃經。

【功能】　清熱消痰，燥濕，收斂，解毒，止血，殺蟲止癢。

【配伍應用】　治癲、狂、癇由風痰、熱痰為患者。方例：白金丸、龍虎丸、癲癇丸。

【用量用法】　入丸散，1～3g。

青　黛

【性味歸經】　鹹，寒。入肝、肺經。

【功能】　清熱解毒，涼血化斑。

【配伍應用】 本品可瀉肝火，清肺胃之熱，涼血，治熱病高熱神昏、驚癇抽搐及小兒發熱驚風等。方例：涼驚丸。

【用量用法】 入丸散，1.5～3g。

樟 腦————

【性味歸經】 辛，熱，有毒。入心、脾經。

【功能】 通竅醒腦，開竅辟穢，殺蟲，止痛。

【配伍應用】 治突然昏倒。單味內服每次 60～150 毫克。亦可配成酒劑用。

【用量用法】 內服入散劑，或用酒溶化服，每次 0.1～0.2g。

蟾 酥————

【性味歸經】 甘、辛，溫，有毒。入心、胃經。

【功能】 開竅醒神，解毒，強心，止痛，消腫。

【配伍應用】 治小兒驚癇、孕婦子癇、癲癇等由痰熱所致者，單用有一定療效，亦可配伍其他清熱、化痰、定驚藥同用。

【用量用法】 入丸散，每次 0.015～0.03g。

二十、中風用藥

生 地————

【性味歸經】 甘、苦，涼。入心、肝、腎經。

【功能】 清熱養陰，涼血止血，生津潤燥。

【配伍應用】 清熱養陰以息風。用於腎陰不足，肝陽上亢，陽化風火，上犯於腦而中風者，多配伍平肝潛陽藥同用。

方例：地黃引子、羚羊角湯。

【用量用法】 10～30g；鮮品用量加倍，煎服。或用鮮品搗汁入藥。

犀　角————

【性味歸經】 苦、酸、鹹，寒。入心、肝經。

【功能】 清熱定驚，清心安神，涼血止血，解毒。

【配伍應用】 用於中風閉證，常適當配以開竅藥同用，以奏清心開竅之功。常用至寶丹（用於陽閉），或蘇合香丸（用於陰閉）先予開竅，再用熄風降火或熄風豁痰等方法予以治療。以上兩方中均有犀角。紫雪丹中亦含有犀角，可用於中風抽搐之火盛者。

【用量用法】 1.5～6g，銼為細粉沖服或磨汁服，或入丸散劑。

【注意事項】 孕婦慎用。畏川烏、草烏。

羚羊角————

【性味歸經】 鹹，寒。入肝、心經。

【功能】 平肝鎮驚，清熱解毒。

【配伍應用】 有清肝息風的作用，用於中風因肝陽上亢，肝火上炎犯腦所致的中臟中腑閉證，常配滋陰、潛陽、開竅、化痰等類藥同用。方例：羚羊角湯。羚羊角還可清經絡之熱，配以祛風、化痰、通絡、補虛等類藥，可用於中風後失語之證等。方如：資壽解語湯。

【用量用法】 1～3g，煎服。單煎 2 小時以上，取汁服；磨汁或研粉服，每次 0.3～0.6g。

玳 瑁

【性味歸經】 甘，寒。入心、肝經。

【功能】 清熱解毒，平肝鎮驚。

【配伍應用】 治中風有肝陽上亢之證者。其清熱、解毒作用近似犀角，平肝熄風作用又似羚羊角。方例：至寶丹。

【用量用法】 3～6g，入丸散。亦可水磨取汁服。

鉤 藤

【性味歸經】 甘、苦，微寒。入肝、心經。

【功能】 鎮痙熄風，清熱平肝。

【配伍應用】 用於肝陽上亢，肝風內動；腎陰虧虛，心火上炎所致的中風。方例：天麻鉤藤飲。

【用量用法】 10～15g，煎服。不宜久煎。

地 龍

【性味歸經】 鹹，寒。入肝、脾、肺經。

【功能】 清熱熄風，通絡，降壓，利尿，平喘。

【配伍應用】 治中風之肢體麻木不仁，口眼歪斜，半身不遂等。方例：補陽還五湯、乳香尋痛丸、大活絡丹、人參再造丸。

【用量用法】 5～15g；鮮品 10～20g，煎服。研末吞服，每次 1～2g。

牛 黃

【性味歸經】 苦、甘、涼。入心、肝經。

【功能】 清心開竅，熄風定驚，豁痰，清熱解毒。

【配伍應用】 對中風之中臟中腑由於痰熱蒙竅而致的痰

涎壅盛，神志昏迷等有一定療效。可與滋陰、清熱、開竅、祛痰等類藥同用。

方例：至寶丹、至聖保命金丹。

【用量用法】　入丸散，每次 0.2～0.5g。

麝　香————

【性味歸經】　辛，溫。入心、脾、肝經。

【功能】　開竅提神，通經達絡，活血散經。

【配伍應用】　可用於中風之閉證，還可用於中風後遺症的治療。

方例：人參再造丸、至寶丹、至聖保命金丹、蘇合香丸。

【用量用法】　入丸散，每次 0.06～0.1g。

【注意事項】　中風脫證神昏者不宜用。

冰　片————

【性味歸經】　苦、辛，涼。入心、肺經。

【功能】　開竅醒神，清熱止痛。

【配伍應用】　用於中風閉證神志昏迷。方例：至寶丹、至聖保命金丹、蘇合香丸。

【用量用法】　入丸散，每次 0.03～0.1g。

蘇合香————

【性味歸經】　甘、辛、溫。入心、脾經。

【功能】　開竅醒神，豁痰解鬱。

【配伍應用】　用於中風閉證神志昏迷者。方例：蘇合香丸。多用於陰閉。

【用量用法】　入丸散，每次 0.3～1g。

常用中藥性味功能速查

石菖蒲————————

【性味歸經】　辛，溫。入心、肝、脾經。

【功能】　開竅豁痰，醒神健腦，化濕和胃。

【配伍應用】　對中風閉證之神志昏迷者，有開竅醒神作用；對中風不語等症，有通九竅、發聲音的作用。

方例：地黃引子、至聖保命金丹。

石菖蒲的醒神之力小於蘇合香，更小於麝香。

【用量用法】　5～10g；鮮品加倍，煎服。

竹　瀝————————

【性味歸經】　甘，寒。入心、肝、肺經。

【功能】　清熱，豁痰，鎮驚。

【配伍應用】　用於痰熱蒙心而致的神志昏迷，中風不語等症。方例：資壽解語湯、竹瀝湯。

【用量用法】　30～50g，沖服。

天竺黃————————

【性味歸經】　甘，寒。入心、肝、膽經。

【功能】　清熱豁痰，清心定驚。

【配伍應用】　用於中風痰壅不語等。可與其他清熱、化痰、熄風等類藥同用。大活絡丹、人參再造丸等方劑中有配伍。

【用量用法】　3～6g，煎服；研末沖服，每次 0.6～1g。

天南星————————

【性味歸經】　苦、辛，溫，有毒。入肝、肺、脾經。

【功能】　燥濕化痰，祛風止痙。

【配伍應用】　本品可祛除上壅之風痰以及滯留經絡之風痰。可用於中風痰涎壅盛，肢體麻木，口眼歪斜等。

方例：青州白丸子、三生飲。膽星多用於中風痰壅。

【用量用法】　3～10g，煎服。多製用。

白附子—————

【性味歸經】　辛，甘、溫，有毒。入胃、肝經。

【功能】　祛風止痙，燥濕化痰，逐寒濕。

【配伍應用】　用於中風痰壅，口眼歪斜等。方例：牽正散、青州白丸子、人參再造丸。

【用量用法】　3～5g，煎服；研末服 0.5～1g。

皂　莢—————

【性味歸經】　辛，溫，有小毒。入肺、大腸經。

【功能】　通竅開閉，祛痰。

【配伍應用】　用於中風昏迷，口噤。方例；急救稀涎散。

【用量用法】　1.5～5g，煎服；研末服，1～1.5g。

白僵蠶—————

【性味歸經】　鹹，辛，平。入肝、肺經。

【功能】　熄風止痙，祛風化痰，解毒散結。

【配伍應用】　治中風口眼歪斜，可配白附子、全蠍等同用，如牽正散。也可配入治偏癱的方劑中使用，如大活絡丹。

【用量用法】　3～10g，煎服；散劑每次 1～1.5g。

全　蠍—————

【性味歸經】　甘、辛，平，有毒。入肝經。

【功能】 熄風鎮痙，通絡止痛，解毒散結。

【配伍應用】 治中風後口眼歪斜，半身不遂，語澀等。
方例：逐風湯、保安萬靈丹、牽正散。

【用量用法】 2～5g，煎服；研末吞服，每次 0.6～1g。

蜈 蚣—————

【性味歸經】 辛，溫，有毒。入肝經。

【功能】 熄風止痙，通絡，解毒。

【配伍應用】 治中風後口眼歪斜等。如《本草綱目》用
蜈蚣（去頭足，炮製）配天南星（炮製）、制半夏、白芷、麝
香等同用治口眼歪斜。其熄風止痙作用也可用於治療中風抽
搐，如逐風湯。

【用量用法】 1～3g，煎服；研末吞服，每次 0.6～1g。

白花蛇—————

【性味歸經】 甘、鹹，溫，有毒。入肝、脾經。

【功能】 祛風定驚，通絡除濕。

【配伍應用】 用於中風後半身不遂，口眼歪斜，麻木不
仁等。方例：大活絡丹、人參再造丸。

烏梢蛇甘平無毒，作用與白花蛇基本相同，但藥力較弱。

【用量用法】 5～10g，煎服；散劑，每次 2～3g。

【注意事項】 見痺證節。

天 麻—————

【性味歸經】 甘，微溫。入肝經。

【功能】 熄風止痙，平肝潛陽，通絡止痛。

【配伍應用】 《用藥法象》謂其治「諸風麻痺不仁；風
熱語言不遂。」可用於中風半身不遂，肢體麻木不仁等。方

例：保安萬靈丹、資壽解語湯、人參再造丸、大活絡丹。

【用量用法】 3～10g，煎服；研末沖服，每次 1～1.5g。

附 子————

【性味歸經】 辛，熱，有毒。入心、脾、腎經。

【功能】 回陽救逆，補火助陽，散寒除濕。

【配伍應用】 對中風之脫證，可配人參以回陽救逆；如陰竭陽浮，陰陽將決離者，可配以補陰藥同用；對中風後遺症，有溫通經絡，散寒除濕的作用。方例：參附湯、地黃引子、人參再造丸、大活絡丹、三生引、小續命湯。

【用量用法】 3～15g，煎服。宜先煎 0.5～1 小時，至口嘗無麻辣感為度。

【注意事項】 風痺證節。

人 參————

【性味歸經】 甘、微苦，溫。入脾、肺經。

【功能】 補氣救脫，補肺益脾，生津。

【配伍應用】 可用於中風之脫證，多與附子合用，以回陽救逆。方例：參附湯。中風後有氣虛之證者亦可使用。

【用量用法】 5～10g，入湯劑，宜文火另煎兌服；研末吞服，每次 1.5～2g。

黃 芪————

【性味歸經】 甘，微溫。入脾、肺經。

【功能】 補氣升陽，利水消腫，固表。

【配伍應用】 中風後有氣虛或表虛者，可以使用；中風後遺症之半身不遂，肢體麻木有氣虛血滯者，可用黃芪配活

常用中藥性味功能速查

血、通絡等類藥同用;對氣血虛弱,風寒濕邪侵及經絡而致的中經絡,可配祛風濕、通經活絡、補血藥同用。

方例:疏風飲、逐風湯、補陽還五湯、人參再造丸。

【用量用法】 10～15g,大劑量 30～60g,煎服。

當 歸

【性味歸經】 甘、辛,溫。入心、肝、脾經。

【功能】 補血活血,調經潤腸。

【配伍應用】 中風後有血虛者可用之;中風後有瘀血陽滯之徵者可用之(但對出血性腦血管意外的急性期應慎用);對氣血先虛,外邪乘虛侵入經絡而致的中經絡,可配補氣、活絡、祛風濕等類藥同用;中風後遺症有血滯經絡者可用歸尾或全當歸以活血通滯。以上補血、活血作用用於中風,有「血行風自滅」之義。方例:疏風飲、逐風湯、保安萬靈丹、補陽還五湯、大活絡丹、人參再造丸。

【用量用法】 5～15g,煎服。

赤 芍

【性味歸經】 苦,微寒。入肝、脾經。

【功能】 清熱涼血,活血化瘀。

【配伍應用】 用於中風及其後遺症兼有瘀滯之證者。但若有顱內出血(西醫謂出血性腦血管意外急性期)時,不宜使用。方例:補陽還五湯、大活絡丹、人參再造丸。

【用量用法】 6～15g,煎服。

丹 參

【性味歸經】 苦,微寒。入心、肝經。

【功能】 活血祛瘀,通經絡,利尿消腫。

【配伍應用】　用於中風後遺症的治療，可配其他活血、活絡等類藥同用。

【用量用法】　5～15g，煎服。活血化瘀宜酒炙用。

龜　板─────

【性味歸經】　鹹、甘，平。入肝、腎經。

【功能】　滋陰潛陽，益腎健骨，補血止血。

【配伍應用】　用於中風陰虛陽亢或肝陽上亢者有較好的療效。方例：鎮肝息風湯。

【用量用法】　15～30g，煎服。宜先煎。

白　薇─────

【性味歸經】　苦、鹹，寒。入肝、胃經。

【功能】　清熱涼血，利尿，降壓。

【配伍應用】　可用於腦出血後遺症半身不遂的治療。可配伍澤蘭、山甲珠同用。

【用量用法】　3～12g，煎服。

麻　黃─────

【性味歸經】　苦、辛，溫。入肺、膀胱經。

【功能】　散風寒，發汗解表，宣肺氣，平喘止咳，利水。

【配伍應用】　對風寒內侵，經絡受阻所致的偏廢，口眼喎斜等，可以開腠理，透散風寒，驅邪外出。還可用於中風後遺症，經絡阻滯，肢體癱瘓，口眼喎斜等，常配附子、桂枝以溫通經絡，配地黃通絡而不發表，配黃芩、地黃等可制其溫燥之性。如果因長期臥床，風寒濕外邪侵襲而有痹痛者，可用麻黃配祛風濕藥同用。方例：大活絡丹、人參再造丸、小續命

湯、保安萬靈丹、換骨丹。

【用量用法】　3～10g，煎服。

【注意事項】　實熱證及高血壓病患者禁用。

防　風————

【性味歸經】　辛，甘、微溫。入膀胱、肝、脾經。

【功能】　祛風散寒解表，勝濕止痛止痙。

【配伍應用】　對風寒濕邪侵及經絡而致的中經絡有一定療效，多配合祛風濕，通經活絡類藥同用；對中風後遺症，尤其兼有風寒濕邪侵襲者，可配溫通經絡，祛風濕等類藥同用。

方例：保安萬靈丹、資壽解語湯、秦艽升麻湯、換骨丹、疏風飲、人參再造丸、小續命湯。

【用量用法】　3～10g，煎服。

桂　枝————

【性味歸經】　辛、甘，漫。入肺、心、膀胱經。

【功能】　散寒解表，發汗解肌，溫經通陽。

【配伍應用】　治外邪（風、寒、濕）侵襲經絡而致的肢體不遂，口眼喎斜等，有溫通經絡，散寒通痺的作用；對中風後遺症，有溫通經絡，活血通絡的作用。

方例：秦艽升麻湯、資壽解語湯。

【用量用法】　3～10g，煎服。

秦　艽————

【性味歸經】　苦、辛，平。入胃、肝、膽經。

【功能】　祛風濕，退虛熱，通絡舒筋，退黃疸。

【配伍應用】　用於風寒濕外邪侵及經絡而致的半身不遂，口眼喎斜等；若素體虛弱，氣血不足，血不養筋者，應適

當配以調養氣血藥同用。

方例：大秦艽湯、秦艽升麻湯、疏風飲。

【用量用法】 5～15g，大劑量可用至 30g，煎服。

羌 活

【性味歸經】 辛、苦，溫。入膀胱、腎經。

【功能】 散寒解表，祛風勝濕。

【配伍應用】 用於外邪內侵而中經絡者，也可用於中風後遺症，或兼有風寒濕邪侵襲者。方例：保安萬靈丹、資壽解話湯、人參再造丸、大活絡丹。

【用量用法】 3～10g，煎服。

威靈仙

【性味歸經】 辛，溫。入膀胱經。

【功能】 祛風濕，通經絡，止痛。

【配伍應用】 用於中風後遺症的治療，對半身不遂，口眼喎斜，肢體麻木不仁等有通經達絡，通利關節的作用，兼有風濕者更為適宜；對外邪引起的中經絡亦有效。

方例：換骨丹、人參再造丸、大活絡丹。

【用量用法】 5～15g，煎服。

二十一、陽痿、遺精、不孕用藥

附 子

【性味歸經】 辛，熱，有毒。入心、脾、腎經。

【功能】 濕補腎陽，回陽救逆，散寒除濕，溫中止痛。

【配伍應用】 其溫補腎陽的作用可用於腎陽虛衰所致的

陽痿、女子宮寒不孕、男子精寒不育以及其他腎陽虧虛的症候。

方例：腎氣丸、大菟絲子丸、右歸丸。

【用量用法】 3～15g，煎服。宜先煎 0.5～1 小時，至口嘗無麻辣感為度。

肉 桂————

【性味歸經】 辛、甘，大熱。入腎、脾、肝經。

【功能】 溫補腎陽，引火歸元，除冷積，通血脈，散寒止痛。

【配伍應用】 溫補腎陽，引火歸元可用於腎陽虛所致的陽痿、女子宮寒不孕，男子精寒不育及腎陽虛所引起的其他病症。

方例：十全大補湯、大菟絲子丸、平補鎮心丹、右歸丸、安腎丸、補益地黃丸、家韭子丸。

附子、肉桂溫補腎陽的功用甚為相似，但附子性烈，補力迅而峻，偏用於回陽救逆；肉桂性較和緩，長於溫補腎陽，引火歸元，在一般補陽劑中肉桂應用較多。兩藥亦常同用。

【用量用法】 2～5g，煎服，宜後下或焗服；研末沖服，每次 1～2g。

鹿 茸————

【性味歸經】 甘、鹹，溫。入肝、腎經。

【功能】 補腎陽，益精血，強筋骨。

【配伍應用】 用於腎陽不足，精髓虧虛所致的陽痿、遺精、不孕等，單用有效，但多配其他補益藥製成丸、散劑服。

方例：大菟絲子丸、家韭子丸、鹿茸散。

鹿角及鹿角膠補腎陽、生精血之功與鹿茸相似，但補力較

弱而緩。

附子、肉桂也可補腎陽，但其性熱而燥烈，且無補精髓的作用，多用還能伐精傷血。

【用量用法】 1～3g，研細末，每日 3 次分服。如入丸散，隨方配製。

海狗腎————————

【性味歸經】 鹹，熱。入腎經。

【功能】 溫腎壯陽，補精補髓。

【配伍應用】 用於腎陽虛所致的陽痿精冷，單用有效，亦可與其他補腎壯陽藥同用。

【用量用法】 研末服，每次 1～3g，每日 2～3 次。入丸散或浸酒服，則隨方定量。

蛤　蚧————————

【性味歸經】 鹹、平，有小毒。入肺、腎經。

【功能】 補肺益腎，定喘止咳，益精血。

【配伍應用】 補腎壯陽，可用於陽痿、遺精等，單用有一定療效，亦可配人參、巴戟天等同用。

【用量用法】 研末服，每次 1～2g，日服 3 次。亦可浸酒服，或入丸、散劑。

紫河車————————

【性味歸經】 甘、鹹，溫。入肺、肝、腎經。

【功能】 大補氣血，補腎益精。

【配伍應用】 用於腎氣虛，精血少而致的陽痿、遺精、不孕等。方例：河車封髓丹。單用有一定療效，可研末服。

【用量用法】 研末或裝膠囊吞服，每次 1.5～3g，每日

2～3次。也可用鮮品煨食，每次半個或一個，一週2～3次。

冬蟲夏草————————

【性味歸經】 甘，溫。入肺、腎經。

【功能】 補腎滋肺，止血化痰。

【配伍應用】 用於腎虛遺精、陽痿，可配淫羊藿、杜仲、紫河車等同用。

鹿茸補督脈，壯元陽，生精血，增強體質，促進發育，是補陽藥中之佳品；海狗腎雖然壯陽溫腎之力甚強，但生精血作用不如鹿茸；冬蟲夏草補腎陽，但補陽力不及鹿茸、海狗腎、紫河車等，且有止血化痰之功，常用於勞嗽痰血、病後體弱、陽痿遺精等；蛤蚧有補肺益腎、納腎氣之功而多用於虛勞咳喘。

【用量用法】 5～10g，煎湯或燉服。

巴戟天————————

【性味歸經】 辛、甘，微溫。入肝、腎經。

【功能】 補腎壯陽，祛風除濕。

【配伍應用】 用於腎陽虛所致陽痿、遺精、早泄以及男女陽虛不育等。方例：家韭子丸、大菟絲子丸、無比山藥丸、安腎丸、補益地黃丸。

【用量用法】 10～15g，煎服。

淫羊藿————————

【性味歸經】 辛、甘，溫。入肺，腎經。

【功能】 補腎壯陽，祛風除濕。

【配伍應用】 用於腎陽虛所致的陽痿、遺精、早泄以及男女腎陽虛衰之不孕等，單用有一定療效，亦可配巴戟天、熟

地、枸杞子、肉蓯蓉、菟絲子等同用。

【用量用法】 5～10g，煎服。亦可浸酒、熬膏或入丸散。

仙　茅————

【性味歸經】 辛，溫，有小毒。入腎經。

【功能】 溫腎壯陽，散寒除濕。

【配伍應用】 用於腎陽不足所致遺精、陽痿、精冷、早泄等。可配其他補腎藥同用。

【用量用法】 3～10g，煎服或浸酒服。

肉蓯蓉————

【性味歸經】 甘、鹹、溫。入腎、大腸經。

【功能】 補腎助陽，潤腸通便。

【配伍應用】 用於腎陽虛之陽痿、遺精、早泄、不孕等。方例：安腎丸、補益地黃丸、無比山藥丸、家韭子丸。

巴戟天、肉蓯蓉、淫羊藿、仙茅都能溫腎壯陽，但巴戟天溫燥之性及壯陽之力均較和緩，且能治風寒濕痺；肉蓯蓉性溫而不燥，補力和緩，兼能潤腸通便；淫羊藿性溫而燥，易傷陰，補腎陽力速，亦能治風寒濕痺；仙茅性熱而猛，壯陽力速，兼能暖胃及除寒濕，不宜久服。

【用量用法】 10～20g，煎服。

鎖　陽————

【性味歸經】 甘，溫。入肺、腎經。

【功能】 補腎助陽，潤腸通便。

【配伍應用】 治腎陽虛之陽痿、遺精、不孕等，可配其他補腎壯陽、固精等藥同用。

常用中藥性味功能速查

本品功用頗似肉蓯蓉，亦常代用之，但壯陽、潤腸之力均不及肉蓯蓉。

【用量用法】 10～15g，煎服。

補骨脂

【性味歸經】 辛、苦，大溫。入腎經。

【功能】 補腎壯陽，固精縮尿，暖脾止瀉。

【配伍應用】 用於腎陽虛之陽痿、遺精、滑精等。方例：大菟絲子丸、七寶美髯丹。

【用量用法】 5～10g，煎服。

益智仁

【性味歸經】 辛，溫。入脾、腎經。

【功能】 暖脾溫腎，固精縮尿，攝涎唾。

【配伍應用】 用於腎氣虛寒而致的遺精、滑精、尿頻等，可配山藥、桑螵蛸、烏藥等同用，如縮泉丸。

【用量用法】 3～6g，煎服。

杜 仲

【性味歸經】 甘、微辛，溫。入肝、腎經。

【功能】 補肝腎，強筋骨，安胎。

【配伍應用】 用於肝腎虛寒而致的陽痿、遺精、尿頻等。方例：河車大造丸、家韭子丸、大菟絲子丸、無比山藥丸、右歸丸。

【用量用法】 10～15g，煎服。

續 斷

【性味歸經】 苦、辛、甘，微溫。入肝、腎經。

【功能】　補肝腎，續筋骨，通血脈，安胎。

【配伍應用】　用於肝腎不足，陽痿遺精等，可與其他補腎壯陽藥等同用。

補骨脂補腎壯陽之力勝於益智仁、杜仲、續斷，但其補力平緩，有固精作用，兼有溫脾止瀉之功；益智仁主要有暖脾胃作用，兼能溫腎助陽，固腎縮尿；杜仲、續斷壯腎陽之力較弱，多用於腎虛腰痛，腰膝無力等。

【用量用法】　10～20g，煎服。

菟絲子

【性味歸經】　辛、甘，平。入肝、腎經。

【功能】　補陽益陰，固精益精，明目止瀉。

【配伍應用】　用於腎虛陽痿、遺精、滑精、不孕等。

方例：大菟絲子丸、茯菟丸、家韭子丸、五子衍宗丸、右歸丸、補益地黃丸。

【用量用法】　10～15g，煎服。

沙苑子

【性味歸經】　甘，溫。入肝、腎經。

【功能】　補腎固精，養肝明目。

【配伍應用】　用於腎虛陽痿、遺精、早泄、尿頻等。方例：金鎖固精丸。

菟絲子補腎助陽，益精養陰，兼有固精作用；沙苑子固澀作用較明顯，補腎作用不及菟絲子。

【用量用法】　10～20g，煎服。

蛇床子

【性味歸經】　辛、苦，溫。入腎、脾經。

【功能】　溫腎陽，燥濕殺蟲。

【配伍應用】　用於腎陽虛之陽痿、宮冷不孕等，可配菟絲子、五味子等同用。

菟絲子補腎陽而不燥，兼能益精補陰；蛇床子補腎陽而溫燥，兼能燥濕殺蟲。

【用量用法】　3～10g，煎服，或入丸散。外用 15～30g，水煎洗或研末撒。

【注意事項】　陰虛火旺或下焦有濕熱者不宜服用。

韭　子——————

【性味歸經】　辛、甘，溫。入肝、腎經。

【功能】　溫腎壯陽，固精。

【配伍應用】　用於腎陽虛，精關不固之遺精、陽痿等。方例：家韭子丸。

【用量用法】　5～10g，煎服，或入丸散服。

陽起石——————

【性味歸經】　鹹，溫。入腎經。

【功能】　溫腎壯陽。

【配伍應用】　治腎氣虛寒之陽痿、遺精、早泄、宮冷不孕等，可配韭子、巴戟天、肉蓯蓉等同用。

【用量用法】　3～6g，入丸散服。

【注意事項】　藥性較峻，不宜久用，非虛寒證不用。

丁　香——————

【性味歸經】　辛，溫。入胃、脾、腎經。

【功能】　溫腎助陽，溫中降逆。

【配伍應用】　治腎陽虛而致的陽痿、陰冷等，可配附

子、肉桂、巴戟天等同用。

【用量用法】 2～5g，煎服。

【注意事項】 畏鬱金。

人　參────

【性味歸經】 甘、微苦、溫。入脾、肺經。

【功能】 大補元氣，補脾益肺，生津，安神。

【配伍應用】 可用於腎虛諸症的治療，如陽痿者，可配補腎壯陽藥同用；精關不固者，可配固精藥同用；氣陰兩虛而遺精滑泄者，可配滋陰藥同用。

方例：桑螵蛸散、秘元煎、固陰煎、三才封髓丹。

【用量用法】 5～10g，宜文火另煎，將參汁兌入其他藥湯內飲服。

【注意事項】 反藜蘆，畏五靈脂。

山　藥────

【性味歸經】 甘，平。入脾、腎經。

【功能】 補腎固精，益氣養陰，補脾益肺。

【配伍應用】 用於腎虛遺精、滑精等。

方例：六味地黃丸、秘元煎、十全育真湯、小菟絲子丸、無比山藥丸、左歸飲。

【用量用法】 10～30g，大劑量60～250g，煎服；研末吞服，每次6～10g。

熟　地────

【性味歸經】 甘，微溫。入肝、腎經。

【功能】 滋陰養血，補精益髓。

【配伍應用】 治腎陰不足所致的遺精、早泄等。也常配

入治療腎陽虛為主的方劑中，以協調陰陽，使陰陽互濟，腎氣充足。方例：六味地黃丸、大補陰丸、補心丹、知柏地黃丸、河車大造丸、家韭子丸、三才封髓丹、無比山藥丸、左歸丸、補益地黃丸、固陰煎。

【用量用法】 10～30g，煎服。

何首烏————

【性味歸經】 苦、甘、澀，微溫。入肝、腎經。

【功能】 補肝腎，益精血，潤腸通便。

【配伍應用】 用於肝腎不足，血虛精虧，遺精滑泄等。《日華諸家本草》謂「久服令人有子……。」方例：七寶美髯丹。

何首烏補肝腎、益精髓之力小於熟地，但補而不膩，且可固精是其優點。

【用量用法】 10～30g，煎服。

枸杞子————

【性味歸經】 甘，平。入肝、腎經。

【功能】 補肝腎，益精氣，明目。

【配伍應用】 用於肝腎不足所致陽痿、遺精等。方例：左歸丸、右歸丸、五子衍宗丸、七寶美髯丹。

枸杞子偏補肝腎之陰，但亦能益腎中之陽。

【用量用法】 5～10g，煎服。

女貞子————

【性味歸經】 甘、苦，平。入肝、腎經。

【功能】 補肝腎，清虛熱，明目。

【配伍應用】 治肝腎不足而致的遺精等，可配枸杞子、

熟地、菟絲子等用。本品兼能除虛熱。

【用量用法】 10～15g，煎服。

龜　板────────

【性味歸經】 鹹、甘，平。肝、腎經。

【功能】 滋陰潛陽，益腎健骨，補血養心。

【配伍應用】 治陰虛火旺所致的遺精、盜汗、骨蒸勞熱等。龜板膠補血滋陰作用較好。

方例：河車大造丸、桑螵蛸散、左歸丸。

【用量用法】 10～30g，煎服。先煎。

山茱萸────────

【性味歸經】 酸，微溫。入肝、腎經。

【功能】 補肝益腎，收斂固精。

【配伍應用】 治肝腎不足而致的陽痿、遺精、早泄等。

方例：大菟絲子丸、左歸丸、右歸飲、固陰煎、六味地黃丸、知柏地黃丸、腎氣丸、無比山藥丸。

【用量用法】 3～10g，煎服，或入丸散用。

黃　柏────────

【性味歸經】 苦，寒。入腎、膀胱、大腸經。

【功能】 清熱躁濕，制相火，清虛熱。

【配伍應用】 用於陰虛火旺而致的遺精、盜汗、骨蒸勞熱等，常配滋陰藥同用。

方例：知柏地黃丸、封髓丹、三才封髓丹、大補陰丸。

【用量用法】 3～10g，煎服，或丸散。

金櫻子————————

【性味歸經】 酸、澀，平。入腎、膀胱、大腸經。

【功能】 益腎固下。

【配伍應用】 治腎虛精關不固之遺精、滑精等。方例：秘元煎、水陸二仙丹。

山茱萸、金櫻子皆有固精作用，但山茱萸偏補肝腎，固精生精，且能助陽；金櫻子固澀之功較著，補益之力較差。

【用量用法】 6～18g，煎服、熬膏或為丸服。

覆盆子————————

【性味歸經】 甘、酸，平。入腎、肝經。

【功能】 補肝腎，固精，縮尿。

【配伍應用】 治腎虛精關不固所致的遺精、滑精、早泄、陽痿等。方例：五子衍宗丸、大菟絲子丸。

《藥性論》謂「女子食之有子」。

【用量用法】 3～10g，煎服。

桑螵蛸————————

【性味歸經】 甘、鹹，平。入肝、腎經。

【功能】 補腎助陽，固精縮尿。

【配伍應用】 治腎陽不足，精關不固所致的遺精、早泄、滑精、陽痿等。方例：桑螵蛸散、大菟絲子丸。

【用量用法】 3～10g，煎服。

五味子————————

【性味歸經】 酸，溫。入肺、腎經。

【功能】 補腎斂肺，澀精斂汗，生津，安神。

【配伍應用】　治腎虛精關不固之遺精、滑精等。

方例：秘元煎、五子衍宗丸、無比山藥丸、平補鎮心丹、補益地黃丸、固陰煎。

【用量用法】　2～6g，煎服；研末服，每次 1～3g。

五倍子

【性味歸經】　酸，平。入肺、腎、大腸經。

【功能】　固精澀腸，斂肺，止血。

【配伍應用】　治遺精、滑精，可配龍骨、茯苓等同用。

【用量用法】　1.5～6g，入丸散劑用。

蓮　子

【性味歸經】　甘，澀，平。入心、脾、腎。

【功能】　益腎固精，補脾，安神。

【配伍應用】　治腎虛不固之遺精、滑精。方例：金鎖固精丸。

【用量用法】　6～15g，煎服。

芡　實

【性味歸經】　甘、澀，平。入脾、腎經。

【功能】　益腎固精，補脾去濕。

【配伍應用】　治腎虛不固之遺精、滑精。方例：水陸二仙丹。

芡實、蓮子都能益腎固精，但芡實偏於固腎澀精，健脾去濕止瀉；蓮子偏於清心、健脾，兼能益腎固精。

【用量用法】　10～15g，煎服。

硫　磺────────

【性味歸經】　酸，溫，有毒。入腎經。

【功能】　壯陽通便。

【配伍應用】　治命門火衰而致的陽痿精冷。方例：黑錫丹。

【用量用法】　內服 1～3g，入丸散。外用適量，研末撒，或油調塗，或燒煙醺。

【注意事項】　陰虛火旺或孕婦忌服。

蓮　鬚────────

【性味歸經】　甘、澀，平。入心、腎經。

【功能】　固腎澀精，清心，止血。

【配伍應用】　治腎虛精關不固之遺精、滑泄、婦女白帶過多等。方例：九龍丹。

【用量用法】　1.5～5g，煎服。

龍　骨────────

【性味歸經】　甘、澀，平。入心、腎經。

【功能】　平肝潛陽，收斂固澀，鎮驚安神。

【配伍應用】　治腎虛精關不固之遺精。煅龍骨固澀止遺作用較優。方例：十全育真湯、金鎖固精丸、桑螵蛸散。

【用量用法】　15～30g，煎服，宜先煎。

牡　蠣────────

【性味歸經】　鹹，澀，涼。入腎經。

【功能】　平肝潛陽，收斂固澀，軟堅散結。

【配伍應用】　治腎虛精關不固之遺精。方例：十全育真

湯、金鎖固精丸。煅牡蠣的固澀止遺作用比生牡蠣大。

煅龍骨與煅牡蠣均有固澀收斂的作用，但煅龍骨的固澀作用大於煅牡蠣。

【用量用法】 15～30g，煎服。宜先煎。

二十二、婦產科用藥

桂 枝————————

【性味歸經】 辛、甘，溫。入肺、心、膀胱經。

【功能】 溫經止痛，活血通絡。

【配伍應用】 可用於月經不調、閉經、痛經等由於血寒瘀滯者，亦可用於腹部症塊的治療。

方例：溫經湯、桂枝茯苓丸。

【用量用法】 3～10g，煎服。

紫蘇梗————————

【性味歸經】 辛，溫。入脾、肺、胃經。

【功能】 理氣安胎，寬胸解鬱。

【配伍應用】 用於脾肺氣滯所致的胸悶腹脹、胎動不安、妊娠嘔吐等，可配陳皮、砂仁等同用。

【用量用法】 5～10g，煎服，不宜久煎。

荆 芥————————

【性味歸經】 辛，溫。入肺、肝經。

【功能】 理血止血，清血分伏熱，祛風。

【配伍應用】 用於崩漏、產後血暈、月經過多等；因有一定的祛風止痙作用，亦可用於產後外感邪毒而發痙者，如華

佗癒風散。單用炒荊芥穗研末，每次 6g，童便沖服。

　　方例：定經湯、保產無憂散、完帶湯、消白飲。

　　【用量用法】　3～10g，煎服。不宜久煎。

防　風

　　【性味歸經】　辛、甘、微溫。入膀胱、肝、脾經。

　　【功能】　祛風止血（炒炭）。

　　【配伍應用】　炒炭用有一定止血作用，治崩漏兼有表證或肝經有風者。方例：獨聖散。

　　【用量用法】　3～10g，煎服。

白　芷

　　【性味歸經】　辛，溫。入肺、胃經。

　　【功能】　燥濕止帶，排膿消腫，祛風止痛。

　　【配伍應用】　治婦女寒濕白帶，可配白朮、茯苓、苡仁、桑螵蛸等；其止痛、消腫排膿的作用還可用於痛經、乳癰等的治療；方例：女金丹、青皮散。

　　【用量用法】　3～10g，煎服。

柴　胡

　　【性味歸經】　苦，微寒。入肝、膽經。

　　【功能】　疏肝解鬱，宣暢氣血，升舉陽氣，和解少陽，退熱。

　　【配伍應用】　用於月經不調、痛經、經閉等；升舉陽氣，可用於子宮脫垂、月經過多等的治療。和解少陽，對婦女外感風熱，適逢月經來潮，外邪內傳，出現寒熱往來，甚則高熱譫語，夜重晝輕等猶為適宜。方例：定經湯、鱉甲地黃湯、補中益氣丸、寧坤至寶丹、龍膽瀉肝湯、小柴胡湯。

【用量用法】 3～10g，煎服。

升 麻────

【性味歸經】 辛、甘，微寒。入肺、脾、胃經。

【功能】 升舉陽氣。

【配伍應用】 用於氣虛下陷所致的子宮脫垂以及氣不攝血而致的崩漏不止、月經過多等。

方例：補中益氣丸、舉元煎。

【用量用法】 3～10g，煎服。

黃 芩────

【性味歸經】 苦，寒。入心、肺、膽、大腸經。

【功能】 清熱燥濕，瀉火解毒，涼血止血，安胎。

【配伍應用】 用於胎熱不安、血熱崩漏、月經先期量多屬熱證者，宜炒炭用；月經先期屬熱證但量不多者也可使用；還可用於熱入血室寒熱往來、濕熱帶下等。方例：當歸散、保陰煎、羊肉當歸湯、先期湯、寧坤至寶丹、小柴胡湯。

【用量用法】 3～10g，煎服。

梔 子────

【性味歸經】 苦，寒。入心、肝、肺、胃經。

【功能】 清熱利濕，涼血止血，瀉火解毒。

【配伍應用】 可用於月經先期而由於肝鬱化熱者，炒炭用還有止血作用。方例：丹梔逍遙散。

【用量用法】 3～10g，煎服。

生 地────

【性味歸經】 甘、苦，涼。入心、肝、腎經。

【功能】 清熱涼血，滋陰補腎。

【配伍應用】 用於血熱妄行之崩漏及血分有熱或陰虛內熱所引起的月經不調。方例：苧根湯、保陰煎、桃紅四物湯、竹葉玉女煎、先期湯、龍膽瀉肝湯。

【用量用法】 10～30g，煎服，或以鮮品搗汁服。

牡丹皮————

【性味歸經】 辛、苦，寒。入心、肝、腎經。

【功能】 清熱涼血，活血化瘀。

【配伍應用】 清陰分伏熱，可用於婦女虛熱及經前發熱；清肝熱，涼血散鬱，可用於肝鬱火旺或血分有熱所致的月經不調；涼血活血化瘀，可用於有熱有瘀而致的痛經、血瘀經閉、積聚等；也可用於血熱而致的月經過多。

方例：清經湯、丹梔逍遙散、牛膝散、女金丹、薑黃散、桂枝茯苓丸、通經甘露丸、溫經湯。

【用量用法】 6～12g，煎服，或入丸散。

赤 芍————

【性味歸經】 苦，微寒。入肝、脾經。

【功能】 活血散瘀，清熱涼血。

【配伍應用】 治血熱瘀滯之痛經、經閉及產後瘀滯腹痛。方例：桃紅四物湯、少腹逐瘀湯、牛膝散。

【用量用法】 1～15g，煎服，或入丸散。

黃 連————

【性味歸經】 苦，寒。入心、胃、大腸經。

【功能】 清熱燥濕，瀉火解毒。

【配伍應用】 可用於月經先期量多為血熱者。外用可煎

洗，如雙花湯，治子宮脫垂並感染或外陰感染。

【用量用法】　2～10g，煎服，或入丸散。

黃　柏————

【性味歸經】　苦，寒。入腎、膀胱、大腸經。

【功能】　清熱燥濕，瀉火解毒，退虛熱。

【配伍應用】　用於濕熱帶下及陰部濕瘡等及月經不調有熱者。方例：清經湯、清白飲、固經湯、先期湯、雙花湯、二妙散、二仙湯。

【用量用法】　3～10g，煎服，或入丸散。

龍膽草————

【性味歸經】　苦，寒。入肝、膽經。

【功能】　清熱燥濕，瀉肝膽火熱。

【配伍應用】　用於陰腫、陰癢及濕熱帶下等，可清除下焦濕熱。方例：龍膽瀉肝湯。

【用量用法】　3～6g，煎服，或入丸散。

苦　參————

【性味歸經】　苦，寒。入肺、大腸、小腸經。

【功能】　清熱燥濕，殺蟲止癢。

【配伍應用】　可用於濕熱帶下，如《本草綱目》用本品配牡蠣治赤白帶下；煎洗或坐浴可治外陰瘙癢、外陰濕疹、陰道滴蟲等。

【用量用法】　3～10g，煎服，或入丸散。外用適量。

【注意事項】　脾胃虛寒者忌用，反藜蘆。

白鮮皮————————

【性味歸經】　苦，寒。入脾、胃經。

【功能】　清熱，燥濕，解毒。

【配伍應用】　用於濕熱下注而致的陰部濕疹、赤白帶下等。可內服、外洗或坐浴均可。

【用量用法】　3～10g，煎服，或入丸散。

敗醬草————————

【性味歸經】　苦，平。入胃、大腸、肝經。

【功能】　清熱解毒，散瘀排膿。

【配伍應用】　可用於赤白帶下的治療，對西醫所說附件炎、子宮內膜炎、陰道炎等也有一定療效。《別錄》謂其「除癰腫，……產後腹痛。」《日華子本草》謂「治……赤白帶下」。

【用量用法】　6～15g，煎服。

馬齒莧————————

【性味歸經】　酸，寒。入胃、大腸經。

【功能】　清熱解毒。

【配伍應用】　用於赤白帶下等。《本草綱目》謂其「治產後虛汗。」

【用量用法】　30～60g；鮮品加倍，煎服。

蒲公英————————

【性味歸經】　苦、甘，寒。入肝、胃經。

【功能】　清熱解毒，利濕，通乳。

【配伍應用】　清熱解毒，可用於婦科炎症的治療，如盆

腔炎等；兼有通乳的作用，可用於乳癰或乳汁不通。

　　【用量用法】　10～30g，煎服。

漏　蘆————

　　【性味歸經】　苦、鹹，寒。入胃、大腸經。

　　【功能】　清熱解毒，下乳消癰。

　　【配伍應用】　用於乳癰或乳汁不通。如治乳汁不下可配蛇蛻（炙焦）、瓜蔞（燒存性）等同用（《本草綱目》方）。

　　【用量用法】　3～12g，煎服。

貫　眾————

　　【性味歸經】　甘，微寒，有小毒。入肝、脾經。

　　【功能】　清熱解毒，涼血止血。

　　【配伍應用】　用於濕熱帶下、崩漏、產後出血等。

　　【用量用法】　10～15g，煎服。

　　【注意事項】　止血應炒炭用。孕婦忌服。

白　薇————

　　【性味歸經】　苦、鹹，寒。入肝經。

　　【功能】　清熱，涼血，退虛熱。

　　【配伍應用】　用於產後血虛發熱，可配人參、當歸、甘草等。也可治療血熱所致的月經不調。

　　【用量用法】　3～12g，煎服，或入丸散。

扁　豆————

　　【性味歸經】　甘，微溫。入脾經。

　　【功能】　健脾化濕。

　　【配伍應用】　治脾虛有濕之帶下，可配白朮、茯苓、山

藥等。

【用量用法】 10～20g，煎服。

蒼　朮

【性味歸經】 辛、苦，溫。入脾經。

【功能】 燥濕健脾。

【配伍應用】 治脾濕下注而致的帶下等。方例：完帶湯、二妙散。

【用量用法】 5～10g，煎服。

桑寄生

【性味歸經】 苦、甘，平。入肝、腎經。

【功能】 補肝腎，養血安胎。

【配伍應用】 治肝腎不足、沖任不固及血虛而致的胎漏、胎動不安、腰痛等。

【用量用法】 10～20g，煎服。

附　子

【性味歸經】 辛，熱，有毒。入腎經。

【功能】 暖腎補陽。

【配伍應用】 治腎陽不足之白帶多而清冷等，可配鹿茸、菟絲子、肉桂、肉蓯蓉等同用。方例：內補丸。

【用量用法】 3～15g，煎服，先煎30～60分鐘。

肉　桂

【性味歸經】 辛、甘，大熱。入腎、脾、肝經。

【功能】 暖腎補陽。

【配伍應用】 治腎陽不足，下元虛寒之白帶多而清冷；

其散寒止痛的作用可用於虛寒性痛經；其補陽、散寒的作用可用於月經後期屬虛寒證者；其溫通的作用可用於虛寒性經閉等。方例：內補丸、艾附暖宮丸、大營煎、鱉甲地黃湯、理陰煎、通經甘露丸、寧坤至寶丹、化瘀湯、女金丹。

【用量用法】 2～5g，煎服；研末服，每次 1～2g，或入丸散。

生　薑

【性味歸經】 辛，微溫。入肺、胃、脾經。

【功能】 溫中止嘔，祛痰，發散風寒。

【配伍應用】 用於中焦虛寒之妊娠惡阻，如香砂六君子湯；也可用於痰滯惡阻，如小半夏加茯苓湯；還可用於產後中焦虛寒所致食少腹痛，如當歸生薑羊肉湯。

【用量用法】 3～10g，煎服，或搗汁服。

乾　薑

【性味歸經】 辛，熱。入心、肺、脾、胃經。

【功能】 溫中回陽，溫肺化痰。

【配伍應用】 一般來說，孕婦應當慎用。但痰滯惡阻，中焦寒甚者，可配陳皮、薑半夏、赤茯苓、枳殼、黨參、白朮、甘草等同用。乾薑炮製後製成的炮薑或薑炭，可用於婦女虛寒性崩漏下血、產後血暈、腹痛等，有止血、回陽、溫中、止痛之功。方例：如聖散、加味生化湯。

【用量用法】 3～10g，煎服。

艾　葉

【性味歸經】 苦、辛，溫，有小毒。

【功能】 溫經止痛，散寒除濕，止血安胎。

【配伍應用】　治下焦虛寒而致的月經不調、痛經及寒濕帶下、宮冷不孕、胎動不安等；炒炭後可用於治療虛寒性崩漏、月經過多、胎動不安、胎漏等。方例：保產無憂散、先期湯、芎歸膠艾湯、艾附暖宮丸、丁香膠艾湯。

【用量用法】　3～10g，煎服。

大　黃

【性味歸經】　苦，寒。

【功能】　瀉熱行瘀。

【配伍應用】　治血瘀經閉。方例：通過甘露丸、大黃蟄蟲丸。

【用量用法】　3～12g，煎服。

瞿　麥

【性味歸經】　苦，寒。

【功能】　活血通經。

【配伍應用】　治血瘀經閉或行經不暢，有暗紅色血塊者，可配當歸、紅花、益母草等。

【用量用法】　10～15g，煎服。

木　通

【性味歸經】　苦，寒。

【功能】　宣通血脈，通乳，清利濕熱。

【配伍應用】　用於血瘀經閉、乳汁不通等；有清利濕熱的作用，還可用於婦女濕熱帶下等。

方例：過期飲、通乳丹、龍膽瀉肝湯。

【用量用法】　3～6g，煎服。

通　草

【性味歸經】　甘、淡，寒。

【功能】　通乳。

【配伍應用】　治乳汁不通。方例：通乳湯。

【用量用法】　2～5g，煎服。

【注意事項】　孕婦慎用。

地膚子

【性味歸經】　甘、淡，寒。

【功能】　清熱利濕，祛風止癢。

【配伍應用】　治濕熱帶下、陰道炎、外陰炎、外陰濕疹等。內服可配清熱解毒、除濕等類藥同用；外洗或坐浴可配白礬、苦參等同用煎湯。

【用量用法】　10～15g，煎服。

冬葵子

【性味歸經】　甘，寒。

【功能】　通乳。

【配伍應用】　可用於乳汁不通、乳房腫痛等。

【用量用法】　10～15g，煎服。

萆　薢

【性味歸經】　苦，平。

【功能】　祛風利濕。

【配伍應用】　治白帶過多屬濕證者。

【用量用法】　10～15g，煎服。

龍　骨（煅）——————

【性味歸經】　甘、澀，平。

【功能】　固澀。

【配伍應用】　治婦女帶下、崩漏不止、月經過多等。方例：固沖湯、清帶湯。

【用量用法】　15～30g，煎服。宜先煎。

牡　蠣（煅）——————

【性味歸經】　鹹，澀，涼。

【功能】　固澀。

【配伍應用】　治崩漏帶下。方例：清帶湯、烏雞丸、固沖湯、牡蠣散。

【用量用法】　15～30g，煎服。宜先煎。

琥　珀——————

【性味歸經】　甘，平。

【功能】　活血化瘀。

【配伍應用】　治血瘀氣滯之經閉不通，腹痛及產後瘀滯腹痛等。可配當歸、烏藥、莪朮、蒲黃等同用。

【用量用法】　1.5～3g，研末沖服。

刺蒺藜——————

【性味歸經】　苦、辛，微溫。

【功能】　疏肝，行氣。

【配伍應用】　用於肝氣鬱結所致的乳汁不通，胸脇不舒，乳房脹痛等。

【用量用法】　6～10g，煎服。

麝　香

【性味歸經】　辛，溫。

【功能】　活血，通經達絡。

【配伍應用】　可治經閉腹痛。另有催生下胎的作用，可用於胎死腹中或產後胞衣不下等。方例：香桂散。

【用量用法】　0.06～0.1g，入丸散，不宜入煎劑。

【注意事項】　孕婦忌用。

白　果

【性味歸經】　甘、苦、澀，平，有小毒。

【功能】　固澀，除濕。

【配伍應用】　治濕熱帶下可配黃柏、黃芩、山藥等同用；治虛寒帶下清稀量多者，可配烏雞、桑螵蛸、白朮、茯苓、黨參等同用。

【用量用法】　6～10g，煎服。

竹　茹

【性味歸經】　甘，涼。

【功能】　清熱，除煩，止嘔。

【配伍應用】　治妊娠惡阻屬胃中有熱者，可配陳皮、半夏、黃連等同用。

【用量用法】　6～10g，煎服。

半　夏

【性味歸經】　辛，溫，有毒。

【功能】　降逆止嘔。

【配伍應用】　治妊嘔吐。方例：小半夏加茯苓湯、香砂

六君子湯。

【用量用法】　5～10g，煎服。

香　附────────

【性味歸經】　辛、微苦、甘，平。

【功能】　疏肝理氣，調經止痛。

【配伍應用】　治婦女情志不暢，肝氣鬱結而致的月經不調、痛經、乳脹、月經後期等。

方例：七制香附丸、四制香附丸、女金丹、烏鴉丸、艾附暖宮丸、寧坤至寶丹、先期湯、固經丸、過期飲、通瘀煎。

【用量用法】　6～12g，煎服。

烏　藥────────

【性味歸經】　辛，溫。

【功能】　溫腎散寒，行氣止痛。

【配伍應用】　治婦女痛經、氣滯腹脹等。方例：通瘀煎、寧坤至寶丹、烏藥湯。

【用量用法】　3～10g，煎服。

砂　仁────────

【性味歸經】　辛，溫。

【功能】　行氣，止嘔，安胎。

【配伍應用】　用於妊娠惡阻、胎動不安。單用有效，亦可配入安胎方劑中使用。

【用量用法】　3～6g，煎服。宜後下。

川　芎────────

【性味歸經】　辛，溫。

【功能】　活血行氣止痛。

【配伍應用】　治婦女氣滯血瘀而致的月經不調、經行不暢、痛經、閉經、難產、胞衣不下等。方例：丁香膠艾湯、八珍散、八珍益母丸、女金丹、少腹逐瘀湯、烏雞丸、化瘀湯、艾附暖宮丸、四物湯、白尤散、生化湯、芎歸膠艾湯、當歸散、先期湯、佛手散、保產無憂散、過期飲。

【用量用法】　3～10g，煎服，或入丸散劑用。

丹　參————

【性味歸經】　苦，微寒。

【功能】　活血祛瘀，涼血。

【配伍應用】　治血熱瘀滯而致的月經不調、經閉、痛經、經行不暢、產後瘀滯腹痛等，單用有一定療效。本品若配溫熱藥，也可用於寒性瘀滯諸症。

方例：寧坤至寶丹、烏雞丸、活絡效靈丹。

【用量用法】　5～15g，煎服。

桃　仁————

【性味歸經】　苦、甘，平。

【功能】　破血祛瘀。

【配伍應用】　治婦女血瘀經閉、痛經、產後瘀阻腹痛及腸燥便秘等。方例：過期飲、加味生化湯、通經甘露丸、桃紅四物湯、桂枝茯苓丸、生化湯、化瘀湯。

【用量用法】　6～10g，煎服。打碎入煎劑。

【注意事項】　孕婦不宜服用。

紅　花————

【性味歸經】　辛，溫。

【功能】 活血袪瘀，通經。

【配伍應用】 治血瘀經閉、月經量少或有血塊、痛經、月經後期、產後瘀阻疼痛等。方例：化瘀湯、薑黃散、桃紅四物湯、通經甘露湯、過期飲、通瘀煎。

【用量用法】 3～10g，煎服，或入丸散劑。

【注意事項】 孕婦忌服。

益母草————

【性味歸經】 辛、微苦、微寒。

【功能】 活血，行瘀，調經。

【配伍應用】 治血脈瘀滯所致的月經不調、痛經、月經過多、崩漏、產後子宮復舊不全、產後惡露不下、瘀阻腹疼等。據報導，實驗證實益母草葉煎劑有麥角新鹼樣收縮子宮的作用。方例：益母草膏、寧坤至寶丹、八珍益母丸。

【用量用法】 10～15g，大劑量可用 30g，煎服。

【注意事項】 孕婦忌服。

澤 蘭————

【性味歸經】 苦、辛，微溫。

【功能】 活血袪瘀。

【配伍應用】 治血瘀經閉、痛經、月經量少、月經後期、產後腹痛等。方例：澤蘭湯。

【用量用法】 10～15g，煎服。

【注意事項】 孕婦忌服。

三 棱————

【性味歸經】 苦、辛，平。

【功能】 活血破瘀，行氣止痛。

【配伍應用】 治血瘀氣滯而致的經閉、痛經、產後腹痛等。方例：通經甘露丸。

【用量用法】 3～10g，煎服。

【注意事項】 孕婦或瘀滯較輕者忌用。

莪　朮────

【性味歸經】 苦、辛，溫。

【功能】 行氣破血。

【配伍應用】 治氣滯血瘀而致的經閉、腹痛、痛經等。方例：過期飲、通經甘露丸、薑黃散。

【用量用法】 3～10g，煎服。

【注意事項】 孕婦或瘀滯較輕者忌用。

鬱　金────

【性味歸經】 辛、苦，寒。

【功能】 行氣活血，清心涼血，疏肝。

【配伍應用】 治肝氣不舒氣滯血瘀所致的月經不調、痛經，以及肝經鬱火，迫血妄行而致的倒經等。治痛經可配白芍、丹皮、當歸、香附等，如宣鬱通經湯。治倒經可配生地、丹皮、黃芩、黃柏、當歸、黃連、阿膠、艾葉、香附、白芍等。

【用量用法】 6～12g，煎服。

薑　黃────

【性味歸經】 辛、苦，溫。

【功能】 行氣止痛，破血通經。

【配伍應用】 治氣滯血瘀而致的經閉、痛經、癥瘕等。

方例：薑黃散。

【用量用法】　5～10g，煎服。

延胡索

【性味歸經】　苦、辛，溫。

【功能】　活血化瘀，行氣止痛。

【配伍應用】　治氣滯血瘀而致的痛經、產後腹痛等。方例：女金丹、少腹逐瘀湯、牛膝散、沒藥散、金鈴子散、薑黃散。

【用量用法】　5～10g，煎服；研末服，每次 1.5～3g。

【注意事項】　孕婦忌服。

五靈脂

【性味歸經】　苦、甘溫。

【功能】　活血散瘀，通利血脈，止痛，止血。

【配伍應用】　治氣滯血瘀而致的痛經、閉經、產後腹痛等。止血宜炒炭用。方例：失笑散、少腹逐瘀湯。

【用量用法】　3～10g，包煎服，或入丸散劑用。

【注意事項】　孕婦慎用，惡人參。

乳　香

【性味歸經】　辛、苦，溫。

【功能】　活血、行氣、止痛。

【配伍應用】　治氣滯血瘀而致的痛經、經閉、產後腹痛等。方例：活血效靈丹。

【用量用法】　3～10g，煎服。

沒　藥

【性味歸經】　苦，平。

【功能】　活血散瘀，止痛。

【配伍應用】　治血瘀氣滯而致的閉經、痛經、癥瘕、產後腹痛等。

方例：活血效靈丹、沒藥散、少腹逐瘀湯、女金丹。

【用量用法】　3～10g，煎服。

蘇　木

【性味歸經】　甘、鹹，平。

【功能】　活血祛瘀，止痛。

【配伍應用】　治婦女血瘀經閉、痛經，產後腹痛。可配歸尾、赤芍、紅花、桃仁、香附、五靈脂、生地等同用。

【用量用法】　3～10g，煎服。

【注意事項】　孕婦忌服。

牛　膝

【性味歸經】　苦、酸，平。

【功能】　活血行瘀。

【配伍應用】　治婦女氣血凝滯而致的經閉、痛經、月經後期、產後腹痛等。

方例：澤蘭湯、通經甘露丸、竹葉玉女煎、牛膝散。

【用量用法】　6～15g，煎服。

【注意事項】　孕婦忌服。

穿山甲

【性味歸經】　鹹，微寒。

【功能】　活血，通經，下乳。

【配伍應用】　治血瘀經閉、乳汁不通等。方例：通乳湯、青皮散、通經丸。

【用量用法】　3～10g，煎服；研末服，每次 1～1.5g。

雞血藤————

【性味歸經】　苦、甘，溫。

【功能】　行血補血。

【配伍應用】　治婦女血虛經閉、痛經、月經不調。常配四物湯同用，或配其他活血補血藥同用。

補血作用與當歸相似，但其活血作用較強，兼能舒筋活絡。

【用量用法】　10～15g，大劑量可用 30g，煎服。

王不留行————

【性味歸經】　苦，平。

【功能】　活血通經，通乳。

【配伍應用】　治血瘀經行不暢、乳汁不通等。可配炮山甲、瞿麥穗、麥冬、龍骨等同用治乳汁不通；治血瘀經閉或經行不暢可配活血通經藥同用。

【用量用法】　6～10g，煎服。

【注意事項】　孕婦忌服。

劉寄奴————

【性味歸經】　辛、苦，平。

【功能】　破血通經。

【配伍應用】　治經閉、產後腹痛因血瘀者。方例：通經丸。

【用量用法】　3～10g，煎服。

水　蛭────────

【性味歸經】　鹹、苦，平，有毒。

【功能】　破血逐瘀。

【配伍應用】　治血瘀而致的經閉、癥瘕等。方例：化癥回生丹。破瘀力猛，經閉瘀象不重者，一般不用；多用於實證，若體虛者，需配以扶正藥。

【用量用法】　3～6g，煎服；焙乾研末吞服，每次 0.3～0.5g。

【注意事項】　孕婦及無瘀滯者忌服。

䗪　蟲────────

【性味歸經】　鹹，寒，有小毒。

【功能】　破血逐瘀。

【配伍應用】　治血瘀經閉、產後腹痛等。方例：大黃䗪蟲丸。

【用量用法】　3～10g，煎服；研末吞服，每次 1～1.5g。

【注意事項】　孕婦及瘀滯者忌服。

虻　蟲────────

【性味歸經】　苦，微寒，有毒。

【功能】　破血逐瘀。

【配伍應用】　治血瘀經閉、癥瘕等。方例：化癥回生丹。

　　䗪蟲、水蛭、虻蟲均為破血逐瘀之峻藥，用時宜慎。䗪蟲之性較另二者為和緩，可用於一般瘀血症；水蛭性較猛烈，但比虻蟲稍緩和，作用較持久；虻蟲是三種藥中最猛者，且可致

瀉。

【用量用法】　1～1.5g，煎服；焙乾研末吞服，每次
0.3g。

【注意事項】　孕婦及無瘀者均忌用。

花蕊石————

【性味歸經】　酸、澀，平。

【功能】　止血化瘀。

【配伍應用】　治崩漏、產後血暈、胞衣不下等。

【用量用法】　10～15g，煎服；研末服，每次 1～1.5g。

仙鶴草————

【性味歸經】　苦、澀，平。

【功能】　止血，補虛。

【配伍應用】　用於月經過多、崩漏帶下；用百分之二百
濃煎劑塗抹陰道並用浸藥汁棉球置入治陰道滴蟲病。

【用量用法】　10～15g，大劑量可用 30～60g，煎服。

三　七————

【性味歸經】　甘、微苦，溫。

【功能】　止血，化瘀定痛。

【配伍應用】　治崩漏下血、產後出血過多、產後瘀滯腹
痛等。

【用量用法】　3～10g，煎服；研末服，每次 1～1.5g。

【注意事項】　孕婦忌服。

茜　草————

【性味歸經】　苦，寒。

【功能】 涼血止血，活血化瘀。

【配伍應用】 止血，治崩漏下血；活血行血，通經，治血滯經閉、痛經等。方例：固沖湯、清帶湯、茜根散。

【用量用法】 10～15g，煎服。

槐 角————

【性味歸經】 苦，寒。

【功能】 涼血止血，清熱止帶。

【配伍應用】 治濕熱鬱結而致的崩漏、帶下等。

【用量用法】 10～15g，煎服。

苧麻根————

【性味歸經】 甘，寒。

【功能】 止血，清熱，安胎，利尿。

【配伍應用】 治妊娠胎動不安、胎漏下血、濕熱帶下等。方例：苧根湯。

【用量用法】 10～30g，煎服。

人 參————

【性味歸經】 甘、微苦，溫。

【功能】 大補元氣，補脾益肺，生津安神。

【配伍應用】 人參大補元氣，對婦科氣虛諸症有一定療效。補脾氣以增強統血功能，對月經先期、月經過多、崩中漏下、胎漏下血、惡露不絕等由於氣虛者有治本作用；對中氣下陷而致的子宮脫垂可配黃芪、升麻、柴胡等同用；對脾虛帶下、氣血虛弱之痛經、氣虛胞衣不下、氣血虛弱之難產等，適當配伍，常收良效；對血崩虛甚欲脫或產後血暈、虛極欲脫者，可用獨參湯以補氣固脫，如見大汗肢冷，則用參附湯以回

陽救逆，再配合以止血、補血之劑同用。

【用量用法】　5～10g，入湯劑，宜文火另煎兌服；研末吞服，每次 1.5～2g。

黃　芪

【性味歸經】　甘，微溫。

【功能】　補中益氣，固表利水。

【配伍應用】　黃芪補氣而升陽，可用於婦科多種氣虛證，如氣不攝血而致的崩漏、月經過多等出血證；中氣下陷而致的子宮脫垂等。方例：舉元煎、補中益氣丸、固沖湯、當歸補血湯、通乳丹、十全大補湯。

【用量用法】　10～15g，大劑量 30～60g，煎服。

山　藥

【性味歸經】　甘，平。

【功能】　補脾益腎。

【配伍應用】　治脾虛有濕、腎氣不固而致的白帶過多。方例：完帶湯、固陰煎、保陰煎。

【用量用法】　10～30g，大量 60～250g，煎服；研末吞服，每次 6～10g。

白　朮

【性味歸經】　甘，苦，溫。

【功能】　補脾安胎，健脾燥濕。

【配伍應用】　治脾氣虛弱之胎動不安；脾虛中氣不和、運化失司而致的妊娠惡阻；脾虛有濕之白帶過多等。

方例：完帶湯、保胎資生丸、當歸散、白朮散。

【用量用法】　10～15g，煎服。

鹿 茸

【性味歸經】 甘、鹹，溫。

【功能】 補腎陽，益精血，調沖任固帶脈。

【配伍應用】 治腎陽不足、沖任不固所致的崩漏帶下及腎虛宮冷不孕等。

方例：參茸衛生丸、鹿茸散。

【用量用法】 1～3g，研細末，每日分 3 次服。

紫河車

【性味歸經】 甘、鹹，溫。

【功能】 補氣益血，補腎益精。

【配伍應用】 治腎虛、氣血不足所致的體虛不孕、月經不調、乳汁稀少及產後虛贏少氣等。

【用量用法】 研末或裝膠囊吞服，每次 1.5～3g，每日2～3次。也可用鮮品煨食，每次半個或一個，一週 2～3 次。

巴戟天

【性味歸經】 辛、甘，微溫。

【功能】 補腎助陽。

【配伍應用】 治腎陽虛衰所致的月經不調、宮冷不孕等。方例：二仙湯、參茸衛生丸。

【用量用法】 10～15g，煎服。

淫羊藿

【性味歸經】 辛、甘，溫。

【功能】 補腎助陽。

【配伍應用】 治婦女腎陽不足所致的宮寒不孕等，單用

有一定療效，可浸酒服。亦可配其他補腎藥同用。

【用量用法】 5～10g，煎服，亦可浸酒、熬膏或入丸、散。

肉蓯蓉 ————

【性味歸經】 甘、鹹，溫。

【功能】 補腎助陽。

【配伍應用】 治婦女腎虛不孕，可配菟絲子、巴戟天、紫河車、熟地等同用。

【用量用法】 10～15g，煎服。單用大劑量煎服，可用至 30g。

狗 脊 ————

【性味歸經】 甘、甘，溫。

【功能】 補肝腎，固澀。

【配伍應用】 治婦女腎氣不固、沖任虛寒所致的白帶過多，可配鹿茸、白蘝等同用。

【用量用法】 10～15g，煎服。

杜 仲 ————

【性味歸經】 甘、微辛，溫。

【功能】 補肝腎，強筋骨，固經安胎。

【配伍應用】 治肝腎不足所致胎動不安、胎漏、崩漏下血、經期腰痛等。方例：所以載丸、杜仲丸。

【用量用法】 10～15g，煎服。

續 斷 ————

【性味歸經】 苦、辛、甘，微溫。

【功能】　補肝益腎，安胎止漏，調血脈，強筋骨。

【配伍應用】　治肝腎不足所致胎動不安、胎漏以及腎虛不固所致的崩漏下血等。

方例：保陰煎、艾附暖宮丸、牡蠣散。

【用量用法】　10～15g，煎服。

韭　子

【性味歸經】　辛、甘，溫。

【功能】　補腎益肝，助陽固精。

【配伍應用】　治婦女腎氣不固所致白帶過多等。可配龍骨、桑螵蛸等同用。

【用量用法】　5～10g，煎服。亦可隨方用丸散。

菟絲子

【性味歸經】　辛、甘，平。

【功能】　補腎益精，補肝益脾。

【配伍應用】　治腎虛白帶過多、月經不調、胎動不安、胎漏下血等。方例：定經湯、保產無憂散、五子衍宗丸。

【用量用法】　10～15g，煎服。

蛇床子

【性味歸經】　辛、苦，溫。

【功能】　溫腎壯陽，燥濕殺蟲。

【配伍應用】　治女子腎虛宮冷不孕。殺蟲：用百分之十左右的蛇床子煎劑沖洗陰道或用陰道內置蛇床子栓等方法對滴蟲性陰道炎有一定治療作用，也可試用於外陰白斑等。方例：蛇床子散、消白飲。治不孕症可配菟絲子、五味子等。

【用量用法】　3～10g，煎服。

陽起石 —————

【性味歸經】 鹹，溫。

【功能】 溫腎壯陽。

【配伍應用】 治腎陽不足，下元虛寒所致的月經不調、宮冷不孕等。

【用量用法】 3～6g，入丸、散服。

熟 地 —————

【性味歸經】 甘，微溫。

【功能】 補血調經，滋陰補腎，生精益髓。

【配伍應用】 治陰血虧虛所致的月經不調、崩漏、產後體弱發熱等，可與清熱、涼血及其他滋陰藥同用；也可用於腎水不足、腎氣虛弱所致的月經先後無定期，常配補氣益腎藥同用，如人參、菟絲子等。

方例：過期飲、理陰煎、鱉甲地黃湯、清經湯、牡蠣散、保陰煎、定經湯、寧坤至寶丹、四物湯、八珍益母丸、八珍散、丁香膠艾湯、十全大補湯等。

【用量用法】 10～30g，煎服。

何首烏 —————

【性味歸經】 苦、甘、澀，微溫。

【功能】 補肝腎，益精血。

【配伍應用】 治精血虧虛、肝腎不足所致的崩漏帶下、月經過多等，可配龍骨、熟地、白芍、山藥、山茱萸等同用。

【用量用法】 10～30g，煎服。

當 歸

【性味歸經】　甘、辛，溫。

【功能】　補血，活血，調經，止痛。

【配伍應用】　對血虛或氣血凝滯所致的月經不調、經閉、痛經等有效；配止血藥可用於月經過多、崩漏等，血熱者加涼血藥，虛寒者加溫補藥；適當配伍，還可用於胎前產後由血虛或血瘀所致的多種病症。

方例：過期飲，先期湯、當歸補血湯、四物湯、理陰煎、當歸散、活血效靈丹、澤蘭湯、鱉甲地黃湯、溫經湯、通經甘露丸、通乳丹、桃紅四物湯、定經湯、艾附暖宮刃、歸脾湯、十全大補湯、八珍益母丸、化瘀湯、補中益氣湯、佛手散、羊肉當歸湯、當歸生薑羊肉湯、生化湯、保產無憂散、苧根湯、通瘀煎等。

【用量用法】　5～15g，煎服。

白 芍

【性味歸經】　苦、酸，微寒。

【功能】　養血斂陰，柔肝止痛。

【配伍應用】　用於血虛所致的月經不調、崩漏帶下、月經過多、痛經等。

方例：四物湯、過期飲、先期湯、當歸散、清經湯、薑黃散、保產無憂散、保陰煎、定經湯、芎歸膠艾湯、固經丸、固沖湯、八珍益母丸、完帶湯、化瘀湯、艾附暖宮丸等。

【用量用法】　10～15g，大量 15～30g，煎服。用以養血調經多炒用或酒炒用。

阿 膠 ————————

【性味歸經】 甘，平。

【功能】 補血止血。

【配伍應用】 治多種婦科出血症及血虛所致的多種病症，如對婦女月經過多、崩漏下血、胎漏下血、胎動不安、產後血虛等有較好的療效。方例：溫經湯、苧根湯、先期湯、芎歸膠艾湯、丁香膠艾湯。

【用量用法】 5～15g，入湯劑，烊化兌服。

龜 板 ————————

【性味歸經】 鹹、甘，平。

【功能】 滋陰潛陽，補血止血，益腎健骨。

【配伍應用】 治腎陰不足所致的崩漏帶下、月經過多及骨蒸勞熱等。《本草備要》載龜板「治陰血不足，勞熱骨蒸，癥瘕崩漏，五痔難產，陰虛血弱之證」。

【用量用法】 15～30g，煎服。宜先煎。

鱉 甲 ————————

【性味歸經】 鹹，平。

【功能】 滋陰潛陽，軟堅散結。

【配伍應用】 治婦女經閉、癥瘕瘧母等。方例：鱉甲地黃湯。

【用量用法】 15～30g，煎服。宜先煎。

山茱萸 ————————

【性味歸經】 酸，微溫。

【功能】 補肝腎，固下元。

【配伍應用】 治肝腎不足，下元不固所致的月經過多、崩漏帶下。方例：固沖湯、固陰煎。

【用量用法】 5～10g，煎服。

桑螵蛸 —————

【性味歸經】 甘、鹹，平。

【功能】 補腎助陽，固澀。

【配伍應用】 治肝腎不足，腎陽虛衰，下元不固所致的白帶過多、妊娠尿頻等。方例：烏雞丸、清帶湯。

【用量用法】 6～10g，煎服。

金櫻子 —————

【性味歸經】 酸、澀，平。

【功能】 益腎固下。

【配伍應用】 治婦女腎虛不固之崩漏帶下。方例：秘元煎、水陸二仙丹。

【用量用法】 6～12g，煎服。

五倍子 —————

【性味歸經】 酸，平。

【功能】 收斂，止血。

【配伍應用】 治婦女崩漏帶下。外用（薰洗或研末外撒）治陰部濕瘡、陰挺等。

【用量用法】 3～9g，煎服；入丸散服，每次1～1.5g。

蓮　子 —————

【性味歸經】 甘、澀，平。

【功能】 養心，益腎，補脾，固澀。

【配伍應用】　治婦女崩漏帶下等。

【用量用法】　10～15g，煎服。去心打碎用。

芡　實 ─────────

【性味歸經】　甘、澀，平。

【功能】　補脾，益腎，固精。

【配伍應用】　治婦女白帶過多等。方例：易黃湯、水陸二仙丹。

【用量用法】　10～15g，煎服。

禹餘糧 ─────────

【性味歸經】　甘、澀，平。

【功能】　收斂，止血。

【配伍應用】　治婦女崩漏帶下。

【用量用法】　10～20g，煎服。

烏賊骨 ─────────

【性味歸經】　鹹，微溫。

【功能】　收斂，止血。

【配伍應用】　治崩漏，方如固沖湯；治白帶過多，可配白芷等。

【用量用法】　6～12g，煎服。入散劑酌減。

山　楂 ─────────

【性味歸經】　酸、甘，微溫。

【功能】　消食化積，活止化瘀，行氣。

【配伍應用】　治婦女血瘀氣滯所致的經閉腹痛、痛經及產後腹痛、惡露不絕等。單用有效，亦可配其他活血、行氣、

化瘀等類藥同用。

【用量用法】 10～15g，大劑量 30g，煎服。

麥　芽————

【性味歸經】 甘，微溫。

【功能】 舒肝，回乳，健脾。

【配伍應用】 治乳房脹痛。若用以回乳，用量宜大，可用至 60～120 克。

【用量用法】 10～15g，大劑量 30～120g，煎服。

二十三、外科用藥

（一）一般外科用藥

黃　連————

【性味歸經】 苦，寒。

【功能】 瀉火燥濕，清熱解毒。

【配伍應用】 可用於癰腫瘡瘍，內服、外用均可；亦可用於痔疾，如配枳殼可用於濕熱、氣滯血瘀之痔疾；配槐角可用於濕熱鬱結之痔疾等。單味研末可作外用。方例：黃連解毒湯、芩連平胃湯、黃連消毒飲、增損雙解散。

【用量用法】 2～10g，煎服；研末吞服 1～1.5g，日 3次。

黃　柏————

【性味歸經】 苦，寒。

【功能】 瀉火燥濕，清熱解毒。

【配伍應用】 可用於癰腫瘡瘍、癤腫、燙傷，內服、外用均可。外用多研末調敷，亦可煎洗或煎敷。如用雞蛋清調黃柏粉敷可治乳癰、發背等；合冰片外用可治濕熱瘡瘍、濕疹、口腔瘡瘍、咽部腫痛等；合滑石外用可治皮膚濕熱瘡瘍、濕疹、皮炎等。方例：青黛散、黃連解毒湯、黃連消毒飲，如意金黃散、二黃膏。

【用量用法】 5～10g，煎服，或入丸散。

金銀花

【性味歸經】 甘，寒。

【功能】 清熱解毒，涼血。

【配伍應用】 可用於多種瘡腫、癰癤、丹毒、乳癰等。內服、外用均可。可配連翹、黃連、紫花地丁、夏枯草、赤茯苓等同用。方例：五味消毒飲、四妙勇安湯、托理消毒散、荊防牛蒡湯、神授衛生湯、括蔞牛蒡湯、清腸飲等。

【用量用法】 10～15g，煎服。

連 翹

【性味歸經】 苦，微寒。

【功能】 清熱解毒，消腫排膿。

【配伍應用】 可用於癰腫瘡毒、瘰癧、丹毒等。內服、外用均可。常配清熱解毒、瀉火燥濕、消癰散結類藥同用。如配金銀花、紫花地丁、野菊花可用於熱毒瘡腫癰癤等；配牛蒡子可用於咽喉腫痛、痄腮、瘡瘍癰腫等；配魚腥草、蒲公英、敗醬草可用於癰腫瘡毒、腸癰等，故本品素有「瘡家聖藥」之譽。方劑：增損雙解散、連翹消毒飲、黃連消毒飲、括蔞牛蒡湯、神授衛生湯、荊防牛蒡湯、連翹敗毒散、防風通聖散、升麻消毒飲、牛蒡解肌湯、內疏黃連湯等。

【用量用法】 6～15g，煎服。

敗醬草 ————————

【性味歸經】 苦，平。

【功能】 清熱解毒，消腫排膿，祛瘀。

【配伍應用】 可用於癰腫瘡毒、腸癰、肺癰等。內服、外用均可。外用可研細末撒布或煎敷。可配入其他治癰腫療瘡方中使用。方例：薏苡附子敗醬散。

【用量用法】 15～30g，煎服。

蒲公英 ————————

【性味歸經】 苦、甘，寒。

【功能】 清熱解毒，消腫散滯，通乳，清肝明目。

【配伍應用】 可用於癰腫疔毒、乳癰、腸癰、瘡瘍等，內服、外用均可。常配紫花地丁、夏枯草等同用。對乳癰的療效較好，單用內服並煎汁外敷效佳。

方例：解毒清熱湯、五味消毒飲。

【用量用法】 10～30g，煎服。

牡丹皮 ————————

【性味歸經】 辛、苦，寒。

【功能】 清熱涼血，活血散瘀。

【配伍應用】 可用於癰腫瘡瘍，還可加強其他療癰瘍藥清營血之熱的功效。方例：大黃牡丹湯、牛蒡解肌湯、犀角地黃湯、萆薢化毒湯。

【用量用法】 6～12g，煎服。散熱涼血宜生用。

黃 芩 ——————

【性味歸經】 苦，寒。

【功能】 清熱燥濕，瀉火解毒。

【配伍應用】 可用於癰腫瘡瘍，常配黃連等同用。內服、外用均可。方例：增損雙解散、清腸飲、黃連解毒湯、黃連消毒飲、牛蒡解肌湯、荊防牛蒡湯、芩連平胃湯、防風通聖散、龍膽瀉肝湯等。

【用量用法】 3～10g，煎服。

紫花地丁 ——————

【性味歸經】 苦，寒。

【功能】 清熱瀉火，解毒消腫。

【配伍應用】 可用於疔癤癰瘡、丹毒、瘰癧、毒蛇咬傷等，內服、外用均可。單用以鮮品較好。

方例：解毒清熱湯、五味消毒飲。

【用量用法】 15～30g，煎服。

大 黃 ——————

【性味歸經】 苦，寒。

【功能】 涼血，瀉熱，解毒。

【配伍應用】 可用於疔癤癰瘡、湯傷等，內服、外用均可。內服多配伍使用，外用可單味使用，亦可配伍使用。如治疔癤癰瘡可單味研末醋調敷；治燙傷可配地榆等分細末，麻油調塗；治肝經濕熱所致陰囊濕腫，可配龍膽草等。

方例：三黃洗劑、二黃膏、大黃湯、大黃牡丹湯、萬應膏、如意金黃散、奇驗金箍散、神授衛生湯。

【用量用法】 5～10g，煎服。外用適量。

玄　參

【性味歸經】　苦、鹹，寒。

【功能】　清熱滋陰，軟堅散結，涼血解毒。

【配伍應用】　可用於癰腫、腸癰、瘰癧及咽喉腫痛等。方例：太乙膏、清腸飲、四妙勇安湯、牛蒡解肌湯、增液湯。

【用量用法】　10～15g，煎服。

丹　參

【性味歸經】　苦，微寒。

【功能】　清血熱，活血祛瘀，消腫止痛。

【配伍應用】　可用於癰瘡腫痛。方劑：清營湯、消乳湯。

【用量用法】　5～15g，煎服。

穿山甲

【性味歸經】　鹹，微寒。

【功能】　消腫排膿，活血，通乳，軟堅散結。

【配伍應用】　可用於癰疽腫毒，尤其對於膿成將潰者，可促其破潰而排膿消腫；也可用於乳汁不通之腫痛，多配王不留行同用。方例：仙方活命飲、神授衛生湯、神功內托散、復元通氣散、托理透膿湯、一粒珠。

【用量用法】　3～10g，煎服；研末服，1～1.5g。

【注意事項】　不宜多服，癰疽膿腫已潰者忌服。

黃　芪

【性味歸經】　甘，微溫。

【功能】　補氣，托毒排膿，生肌，固表利水。

【配伍應用】 治癰疽而久病氣虛，癒合延遲，或由於氣血虛弱而癰疽膿成難潰，潰而不斂者。

方例：透膿散、神功內托散、補中益氣湯、托裡透膿湯、大防風湯、十六味流氣飲等。

【用量用法】 10～15g，大劑量30～60g，煎服。

皂角刺 ——————

【性味歸經】 辛，溫。

【功能】 活血，消腫，排膿。

【配伍應用】 用於治療癰疽瘡腫、乳癰、瘰癧痰核等。對癰疽腫毒，未潰者，可散之；將潰者，則促之消腫排膿。

方例：透膿散、仙方活命飲、托裡透膿湯、托理消毒散、荊防牛蒡湯、神授衛生湯、栝蔞牛蒡湯。

【用量用法】 3～10g，煎服。

馬錢子 ——————

【性味歸經】 苦，寒，有大毒。

【功能】 消腫散結，通絡止痛。

【配伍應用】 用於治療癰疽腫毒。醋磨汁外塗或研末調敷。方例：虎掙散、小金丹。內服必須炮製（如油炸，或砂燙，或童尿浸泡後再炸等法）。

【用量用法】 每次0.3～0.6g，研末裝膠囊服，或沖服。

半 夏 ——————

【性味歸經】 辛，溫，有毒。

【功能】 消痰散結，燥濕，降逆止嘔。

【配伍應用】 用於治療癰疽癤腫、痰核。外用研末調塗

（生用）；內服須製。方例：二陳湯、瓊酥散。

【用量用法】 3～10g，煎服。宜製過用。

赤石脂

【性味歸經】 甘、澀，溫。

【功能】 收斂。

【配伍應用】 用於治療瘡瘍久潰不斂，可促其生肌收口。

【用量用法】 10～20g，煎服。

貝 母

【性味歸經】 歸肺、心經。

【功能】 清熱，化痰，消腫，散結。

【配伍應用】 用於治療癰腫等。土貝母與川貝母、浙貝母不同，無化痰止咳作用，多用於癰腫瘡毒。

方例：九黃丹、仙方活命飲、青皮散。

【用量用法】 3～10g，煎服；研末服，每次 1～1.5g。

白芥子

【性味歸經】 辛，溫。

【功能】 祛痰，散結，消痰，止痛。

【配伍應用】 用於癰腫疼痛、陰疽痰核。可用細末醋調外塗。方例：陽和湯。

【用量用法】 3～6g，煎服。

赤 芍

【性味歸經】 苦，微寒。

【功能】 清血熱，活血消腫止痛。

【配伍應用】 用於癰腫血熱有瘀疼痛。方例：小金丹、回陽玉龍膏、沖和膏、解毒消熱湯等。

【用量用法】 6～15g，煎服。

白 及 ——————

【性味歸經】 苦、甘、澀，微寒。

【功能】 消腫生肌，止血，斂肺。

【配伍應用】 用於癰腫瘡毒、燙傷、外傷出血、皸裂等。外傷止血可研細末外撒，亦可配入適量黃連粉使用。治燙、燒傷，可用白及末油調敷。

方例：奇驗金籬散、萬應膏、陽毒內消散。

【用量用法】 3～10g，煎服；散劑，每次 2～5g。

乳 香 ——————

【性味歸經】 辛、苦，溫。

【功能】 活血定痛，消腫生肌。

【配伍應用】 用於癰腫瘡瘍腫脹疼痛。內服、外用均可。單用有效，但多配伍使用。如配栝蔞治癰腫瘡瘍焮腫疼痛。方例：醒消丸、一筆消、一粒珠、十寶散、九黃丹、刀傷散、三黃寶蠟丸、小金丹、去腐散、仙方活命飲、托理定痛散、神效栝蔞散等。

【用量用法】 3～10g，煎服。宜炒去油用。

三 七 ——————

【性味歸經】 甘、微苦，溫。

【功能】 活血消腫止痛，止血。

【配伍應用】 用於癰疽腫脹疼痛、外傷出血，常配入治癰疽方劑中以消腫止痛；止血可研末外撒，方例：刀傷散。

【用量用法】　3～10g，煎服；研末服，每次1～1.5g。

大　薊

【性味歸經】　甘，涼。

【功能】　涼血，解毒，散瘀，止血。

【配伍應用】　多用於癰腫瘡毒。內服、外用均可，可加入治癰腫瘡毒的方劑中使用。

【用量用法】　10～15g，鮮品可30～60g，煎服。

仙鶴草

【性味歸經】　苦、澀，平。

【功能】　消腫，止血。

【配伍應用】　可用於癰疽疔腫、痔出血腫痛。外敷可熬膏或鮮草搗爛用，內服亦可。

【用量用法】　10～15g，大劑量可用30～60g，煎服。

地　榆

【性味歸經】　苦、酸，寒。

【功能】　涼血，收斂，止血。

【配伍應用】　可用於癰腫瘡瘍、水火燙傷、痔出血等。如治瘡瘍潰爛、水火燙傷可研粉油調塗或熬膏外塗，亦可煎濃汁外敷，配用一些收斂、生肌藥同用更好。方例：清腸飲。

【用量用法】　10～15g，煎服。

赤小豆

【性味歸經】　酸，平。

【功能】　利水消腫，解毒排膿。

【配伍應用】　可用於癰腫瘡毒、痄腮。內服、外敷均

常用中藥性味功能速查

可。方例：赤小豆當歸散。

【用量用法】　10～30g，煎服。

大　蒜————

【性味歸經】　酸，平。

【功能】　解毒消腫。

【配伍應用】　用於癰癤等，可切片或搗爛外敷，或用麻油調塗。

【用量用法】　5～10g，煎服，或生食，或製成糖漿服。外用適量。

絲　瓜————

【性味歸經】　甘，平。

【功能】　解毒消腫。

【配伍應用】　用於癰疽，可搗爛頻塗，內服可配清熱解毒、消癰等類藥同用。

【用量用法】　隨量食用。

絲瓜葉————

【性味歸經】　苦、酸，寒。

【功能】　解毒，止血。

【配伍應用】　用於癰疔、天疱瘡等，可搗爛外敷。止血可研末外撒。

【用量用法】　外用 30～60g，搗爛敷患處。

絲瓜絡————

【性味歸經】　甘，平。

【功能】　活血通絡，消腫，下乳。

【配伍應用】 用於乳癰等，多配伍清熱解毒、消癰、通乳等類藥同用。另外，用本品燒存性研末調塗，對凍瘡、腮、痔瘡、脫肛等有一定療效。

【用量用法】 6～10g，大劑量可用至 60g，煎服。

當 歸————

【性味歸經】 甘、辛，溫。

【功能】 活血止痛。

【配伍應用】 用於癰腫瘡瘍有瘀者，可散瘀消腫、活血止痛；亦可用於癰瘍日久血虛者；對氣血虛弱、癰疽膿成難潰或潰而不斂者，可配補氣藥等同用。

方例：增損雙解散、黃連消毒飲、神授衛生湯、神效栝蔞散、神功內托散、連翹敗毒散、防風通聖散、當歸四逆湯、托理消毒散、托理透膿湯、托理定痛湯、仙方活命飲、生肌玉紅膏、四妙勇安湯、水火燙傷膏、升麻消毒飲、萬應膏、大連翹湯、大防風湯、十六味流氣飲等。

【用量用法】 5～15g，煎服。

紅 花————

【性味歸經】 辛，溫。

【功能】 活血化瘀止痛。

【配伍應用】 多用於癰疽腫痛有瘀者。外敷、內服均可。外用可煎汁敷。

方例：升麻消毒飲、連翹敗毒散、神授衛生湯。

【用量用法】 3～9g，煎服。

蟾 酥————

【性味歸經】 甘、辛，溫，有毒。

【功能】 解毒，消腫，止痛。

【配伍應用】 用於癰疽疔瘡、瘰癧等。方例：蟾酥丸、瓊酥散、一筆消、一粒珠等。

【用量用法】 每次 0.015～0.03g，入丸散。

明 礬————

【性味歸經】 酸、澀，寒，有小毒。

【功能】 燥濕祛痰，止血收斂。

【配伍應用】 用於癰腫瘡毒。方例：一筆消、一擦光、二生散、紅升丹、蟾酥丸。

【用量用法】 1～3g，入丸散服。

王不留行————

【性味歸經】 苦，平。

【功能】 通經，消腫，下乳，活血。

【配伍應用】 可用於癰疽腫毒、乳癰、睪丸腫痛等。如配穿山甲可治癰疽腫痛、乳汁不通所致的乳房腫痛等。亦可配入其他消癰止痛方劑中使用。

【用量用法】 5～10g，煎服。

綠 豆————

【性味歸經】 甘，涼。

【功能】 清熱解毒。

【配伍應用】 用於癰腫瘡毒，可煎服或研末調敷。

【用量用法】 15～30g，煎服。外用適量。

蕺 菜（魚腥草）————

【性味歸經】 辛，微寒。

【功能】 清熱解毒，利尿消腫。

【配伍應用】 用於癰疽瘡瘍，可搗爛外敷，亦可煎服（不宜久煎）。

【用量用法】 15～30g，煎服。不宜久煎。

山慈姑

【性味歸經】 甘、微辛，寒，有小毒。

【功能】 清熱解毒，消腫散結。

【配伍應用】 用於癰疔瘡毒、瘰癧、結核、毒蛇咬傷等。內服外用均可。方例：太乙玉樞丹、太乙紫金丹。

【用量用法】 3～6g，煎服；入丸散劑量減半。

商 陸

【性味歸經】 苦，寒，有毒。

【功能】 消散腫毒。

【配伍應用】 用於癰腫瘡毒，多搗爛外敷。

【用量用法】 5～10g，煎服。

漏 蘆

【性味歸經】 苦、鹹，寒。

【功能】 清熱解毒，消腫排膿，下乳。

【配伍應用】 用於癰疽瘡毒為熱毒所致者，膿成者可排膿，未成者可消癰。對乳癰療效尤佳。方例：漏蘆湯。

【用量用法】 3～12g，煎服。

甘 草

【性味歸經】 甘，平。

【功能】 清熱解毒，補脾益氣，調和諸藥。

【配伍應用】　用於瘡瘍腫毒，內服、外敷均可。多配伍清熱、解毒、消腫之類藥物同用。單用有一定療效，例如：《直指方》治乳癰初起（內服）、《外科精義》治癰腫發熱（內服）、《千金要方》治陰頭瘡（外用）等，均為用甘草一味取效之法。

【用量用法】　3～10g，煎服。清熱解毒宜生用。

甘　遂

【性味歸經】　苦，寒，有毒。

【功能】　消腫散結。

【配伍應用】　濃煎甘草內服，外用甘遂末水調塗。治一切腫毒。

【用量用法】　每次 0.5～1g，入丸散服。

皂　莢

【性味歸經】　辛，溫，有小毒。

【功能】　消腫止痛。

【配伍應用】　可用於癰腫未潰者，研末調塗或熬膏外敷。

【用量用法】　1.5～5g，煎服；研末服，每次 1～1.5g。

蚤　休

【性味歸經】　苦，寒，有小毒。

【功能】　清熱解毒，消腫止痛。

【配伍應用】　可用於癰疽瘡腫、毒蛇咬傷、疔腮等，研為細末，用水或蛋清調敷，亦可內服。《聖惠方》治風毒暴腫用本品配木鱉子、半夏細末，醋調塗。方例：奪命丹。

【用量用法】　5～10g，煎服。

露蜂房————————

【性味歸經】　甘，平，有毒。

【功能】　攻毒，祛風，殺蟲。

【配伍應用】　多用於癰疽瘡毒、瘰癧等。外用可研末調敷，亦可內服。對乳癰（初起）有良效，可焙焦黃細末，每服1.5克，黃酒送服，四小時一次。

【用量用法】　6～12g，煎服；研末服，每次1.5～3g。

血　竭————————

【性味歸經】　甘、鹹，平。

【功能】　斂瘡生肌，防腐。

【配伍應用】　多用於瘡瘍不斂、外傷出血等。方例：生肌散。

【用量用法】　1～1.5g，入丸散服。

烏賊骨————————

【性味歸經】　鹹，微溫。

【功能】　收斂，止血。

【配伍應用】　用於外傷出血、皮膚濕瘡、潰瘍不斂等。方例：刀傷散。

【用量用法】　6～12g，煎服；研末服，每次1.5～3g。

海蛤殼————————

【性味歸經】　鹹，寒。

【功能】　收斂。

【配伍應用】　用於瘡瘍不斂，多研末外用。

【用量用法】　10～15g，煎服；研末服，每次1～3g。

熊　膽

【性味歸經】　苦，寒。

【功能】　清熱解毒。

【配伍應用】　用於瘡瘍腫毒、痔瘡、癰腫疼痛。外用可研末調敷，亦可配冰片少許調塗。

【用量用法】　1～2.5g，作丸散劑服，不入煎劑。

麝　香

【性味歸經】　辛，溫。

【功能】　活血，散結，防腐，通絡消腫，止痛。

【配伍應用】　用於癰疽瘡瘍腫痛。外用研末調塗，亦可內服。方例：一筆消、一粒珠、十寶散、三黃寶蠟丸、小金丹、太乙玉樞丹、太乙紫金丹、醒消丸、蟾酥丸。

【用量用法】　0.06～0.1g，入丸散劑服，不入煎劑。

【注意事項】　孕婦忌服。

珍　珠

【性味歸經】　甘、鹹，寒。

【功能】　收斂生肌。

【配伍應用】　用於瘡瘍久潰不癒，可研粉外用。方例：一粒珠。

【用量用法】　0.3～1g，入丸散劑服，不入煎劑。

川　芎

【性味歸經】　辛，溫。

【功能】　活血行氣止痛。

【配伍應用】　多用於癰疽瘡瘍腫痛。外用、內服均可。

《本草綱目》治瘡腫，用其研末配少量水銀粉，麻油調塗。

方例：十六味流氣飲、托理定痛散、托理消毒散、防風通聖散、連翹敗毒飲、保安萬靈丹。

【用量用法】　3～10g ，煎服；研末吞服，每次 1～1.5g。

全　蠍————

【性味歸經】　甘、辛，平，有毒。

【功能】　解毒，通絡，祛風，鎮痙，止痛。

【配伍應用】　用於瘡瘍腫毒、痔瘡、瘰癧、疔腮、破傷風等。外用可研末調塗，如《澹寮方》用麻油煎全蠍、梔子，加黃蠟調膏外敷，治諸瘡腫毒；《袖珍方》用全蠍燒煙薰治痔瘡腫癢。它如黑虎丹、萬靈丹、木萸散等方中均有配伍。

【用量用法】　2～5g，煎服；研末服，每次 0.6～1g。

【注意事項】　本品有毒，量不可過大。血虛生風者慎用。

蜈　蚣————

【性味歸經】　辛，溫，有毒。

【功能】　攻毒，祛風，定驚，散結，止痛。

【配伍應用】　用於瘡瘍腫毒、瘰癧、毒蛇咬傷、破傷風等。如《本草綱目》治毒蛇咬傷，單味研末調敷；治瘰癧可配茶葉，炙熟為末，先用甘草湯洗淨患處敷之。方例：黑虎丹。

【用量用法】　1～3g，煎服；研末服，每次 0.6～1g。

【注意事項】　本品有毒，用量不可過大。孕婦忌服。

半邊蓮————

【性味歸經】　辛、淡，涼。

【功能】 清熱解毒，利尿消腫。

【配伍應用】 用於疔瘡腫毒、毒蛇咬傷、毒蟲螫傷等，可搗爛外敷或研粉調敷，亦可內服，常配合清熱解毒、消腫療瘡藥同用。

【用量用法】 乾品 10～15g；鮮品 30～60g，煎服。

【注意事項】 虛證水腫忌用。

半枝蓮————

【性味歸經】 微苦，涼。

【功能】 清熱解毒，散瘀，利尿，止血。

【配伍應用】 用於癰疽疔毒、腸癰、毒蛇咬傷等。鮮品搗爛外敷或研末調敷，再配合內服療效較好。治腸癰，可加入大黃牡丹皮湯等方中使用。

【用量用法】 乾品 10～15g；鮮品 30～60g，煎服。

琥 珀————

【性味歸經】 甘，平。

【功能】 活血散瘀，利水，鎮驚。外用：斂瘡止血。

【配伍應用】 用於瘡瘍、外傷出血等。治瘡瘍細末調敷或撒布，可斂瘡、生肌，促其癒合；外傷出血，可碾細末外敷。方例：八寶丹、刀傷散、三黃寶蠟丸、生肌散。

【用量用法】 1.5～3g，研末沖服，不入煎劑。

朱 砂————

【性味歸經】 甘，微寒，有毒。

【功能】 內服安神定驚，外用消毒防腐。

【配伍應用】 用於瘡瘍腫毒。方例：一粒珠、十寶散、九黃丹、蟾酥丸等。

【用量用法】　0.3～1g，研末沖服，不入煎服。

【注意事項】　內服不宜過量，也不可持續使用，免致汞中毒，肝腎功能不正常者，慎用。

白　薇──────

【性味歸經】　苦、辛，微寒。

【功能】　瀉火散結，生肌止痛。

【配伍應用】　用於癰疽瘡瘍、瘰癧、燒傷燙傷，多研末調敷，亦可內服。方例：萬應膏、奇驗金箍散。

【用量用法】　3～12g，煎服，或入丸散劑。

青　黛──────

【性味歸經】　鹹，寒。

【功能】　清熱，解毒，收斂，消腫。

【配伍應用】　多用於瘡癰焮腫、疿腮等，單用調敷，亦可配清熱解毒、涼血等類藥同用。方例：青黛散。

【用量用法】　1.5～3g，沖服，或入丸散劑。

【注意事項】　胃寒者慎用。

白　芷──────

【性味歸經】　辛，溫。

【功能】　散濕止痛，消腫排膿，祛風解表。

【配伍應用】　多用於癰疽瘡瘍、毒蛇咬傷等。用於癰疽瘡瘍，可止痛，消腫排膿，常配清熱解毒藥同用；本品配祛風止痙藥，還可用於破傷風治療。

方例：沖和膏、水火燙傷膏、升麻消毒飲、托理透膿湯、托理消毒散、如意金黃散、十六味流氣飲、生肌玉紅膏。

　【用量用法】　3～10g，煎服。

土茯苓

【性味歸經】　甘、淡，平。

【功能】　清熱，解毒，利濕，祛風。

【配伍應用】　多用於濕熱瘡腫、癰疽、瘰癧、梅毒瘡瘍等，可配清熱、解毒、消腫散結等類藥同用。如《本草綱目》治骨攣癰漏用本品配黃芩、黃連，氣虛加四君子湯，血虛加四物湯。

【用量用法】　15～60g，煎服。

鹿　角

【性味歸經】　鹹，溫。

【功能】　補陽，益肝腎，活血消腫，收斂（外用）。

【配伍應用】　用於氣弱虛寒之陰證瘡瘍，可內服並磨汁外塗，有內托外斂之功。配清熱解毒、散瘀消腫藥同用亦可用於陽證瘡瘍腫毒。細末調塗，亦可用於凍瘡。

【用量用法】　5～10g，煎服，或研末服。

何首烏

【性味歸經】　苦、甘、澀，微溫。

【功能】　補肝腎，益精血，解毒消腫。

【配伍應用】　用於癰疽毒瘡、瘰癧等，多以生品內服或外用。

【用量用法】　10～30g，煎服。

爐甘石

【性味歸經】　甘，平。

【功能】　收濕，斂瘡，止癢，生肌。

【配伍應用】　用於瘡瘍膿水多，久不生肌收口者，多配牡蠣共研末外用。方例：生肌散、八寶丹。

【用量用法】　外用適量，研末撒或調敷。

孩兒茶————

【性味歸經】　苦、澀，涼。

【功能】　清熱收濕，斂瘡止血，止痛。

【配伍應用】　可用於瘡瘍膿水多，久不癒合或外傷出血等，多研末外用。方例：十寶散、刀傷散、三黃寶蠟丸。

【用量用法】　外用適量，研末撒或調敷。

大　戟————

【性味歸經】　苦，寒，有毒。

【功能】　消腫散結，逐水通便。

【配伍應用】　多用於瘡瘍腫毒。方例：太乙紫金丹、太乙玉樞丹、三黃寶蠟丸等。

【用量用法】　1.5～3g，煎服；研末服，每次1g。可單用熬膏外敷或研末調敷。

斑　蝥————

【性味歸經】　辛，寒，有大毒。

【功能】　攻毒，腐蝕。

【配伍應用】　外用可腐蝕惡肉死肌，去瘡疽瘰癧之腐肉。

【用量用法】　外用適量，研末塗敷發泡，發酒醋浸塗。內服0.03～0.06g，作丸散服。

【注意事項】　本品外塗皮膚，即令發赤起泡，故宜慎用。本品有毒，內服一定要控制劑量。體弱及孕婦忌服。

大青葉────

【性味歸經】　苦，寒。

【功能】　清熱解毒，涼血。

【配伍應用】　用於瘡瘍腫毒、丹毒、疟腮、毒蛇咬傷等，內服外用均可，可配連翹、黃連、黃芩等同用。

【用量用法】　10～15g，煎服。

【注意事項】　脾胃虛寒者忌用。

雄　黃────

【性味歸經】　辛，溫，有毒。

【功能】　解毒殺蟲，燥濕祛痰。

【配伍應用】　可用於癰疽疔瘡、惡瘡、蛇蟲咬傷等，多研末調敷。方例：一粒珠、一擦光、十寶散、二生散、三黃寶蠟丸、太乙紫金丹、白降丹等。

【用量用法】　外用適量，研末撒、調敷或燒煙薰。內服0.3～0.9g，入丸散劑。

【注意事項】　孕婦忌服。切忌火煅。雄黃能從皮膚吸收，局部外用亦不能大面積塗搽及長期持續使用。

荊　芥────

【性味歸經】　辛，溫。

【功能】　解表，祛風，消瘡毒。

【配伍應用】　多用於癰腫瘡瘍、瘰癧等。內服可治瘡腫發熱以透邪毒外出。

方例：荊防敗毒散、大連翹飲、牛蒡解肌湯、防風通聖散、連翹敗毒散、荊防牛蒡湯、增損雙解散。

【用量用法】　3～10g，煎服。不宜久煎。

升　藥────────

【性味歸經】　有大毒。

【功能】　拔毒，去腐。

【配伍應用】　用於癰疽、疔瘡等潰後腐肉較多或膿出不暢者，可配煆石膏等同用，研末撒敷患處。

【用量用法】　外用適量，多與煆石膏配伍研末外用，不用純品。

【注意事項】　不可內服；瘡面大的不要大量使用，以免吸收中毒；無腐肉或瘍面膿液已淨者不用。

鉛　丹────────

【性味歸經】　辛，微寒，有毒。

【功能】　解毒，收斂生肌。

【配伍應用】　用於癰疽瘡瘍之潰爛創面，有拔毒、收斂、生肌作用。外撒、調塗或製油膏外塗均可。

【用量用法】　外用適量。內服 0.3～0.6g，入丸散劑。

【注意事項】　不宜過量或持續內服，以防蓄積中毒。

牛　黃────────

【性味歸經】　苦、甘，涼。

【功能】　清熱解毒，清心開竅，豁痰，定驚。

【配伍應用】　用於癰疽腫毒、疔癤瘡瘍、口瘡等，可單味研末服。

方例：九黃丹、八寶丹、一粒珠、安宮牛黃丸、犀黃丸。

【用量用法】　孕婦慎用，非實熱證不用。

【注意事項】　0.2～0.5g，入丸散劑服。外用適量。

蟬　蛻─────

【性味歸經】　甘、鹹，涼。

【功能】　疏風散熱，祛風解痙，透疹止癢。

【配伍應用】　用於疔腫瘡毒，可透邪毒外出，常合清熱解毒等類藥同用；用於破傷風，以祛風止痙、涼肝熄風，常合鎮痙息風類藥同用。

方例：增損雙解散、大連翹飲、五虎追風散。

【用量用法】　3～10g，煎服，或作丸散服。

野菊花─────

【性味歸經】　苦、辛，涼。

【功能】　清熱解毒，消腫。

【配伍應用】　多用於癰腫疔瘍、外傷出血。治瘡瘍內服外用均可；外傷出血，多研末外用。

【用量用法】　10～20g，煎服，或入丸散劑。外用適量。

車前草─────

【性味歸經】　甘，寒。

【功能】　清熱解毒，利尿，止血。

【配伍應用】　可用於瘡瘍、外傷出血。治瘡瘍內服外用均可；外傷出血，多研末外用。

【用量用法】　10～15g；鮮品加倍，煎服。外用適量。

白鮮皮─────

【性味歸經】　苦，寒。

【功能】　清熱解毒，除濕止癢。

【配伍應用】　內服、煎洗或煎汁敷可治濕熱或風熱瘡瘍；研末調敷還可以於瘻瘤、痰核等；研末外撒可治外傷出血。

【用量用法】　6～10g，煎服。外用適量。

馬齒莧————

【性味歸經】　酸，寒。

【功能】　清熱解毒，利濕消腫，涼血止血。

【配伍應用】　可用於熱毒癰瘡癤腫、疔毒、丹毒、痔出血及腸癰等。治痔出血、腸癰可煎服或鮮品絞法服；治癰癤疔毒等可搗爛外敷。

【用量用法】　30～60g；鮮品加倍，煎服。外用適量。

芒　硝————

【性味歸經】　鹹、苦，寒。

【功能】　瀉熱，軟堅。

【配伍應用】　用於瘡癰丹毒，可化水洗或濕敷；對肉芽水腫尤有良效。

【用量用法】　10～15g，沖入藥汁內或開水溶化後服。外用適量。

【注意事項】　孕婦忌服。

馬　勃————

【性味歸經】　辛，平。

【功能】　止血，解毒，消腫。

【配伍應用】　可用於瘡腫、凍瘡、外傷出血等，《本草備要》載「外用敷諸瘡」。

【用量用法】　3～6g，煎服，或入丸散。

寒水石————

【性味歸經】　辛、鹹，大寒。

【功能】　清熱瀉火。

【配伍應用】　可用於丹毒、燒湯傷，常煅後細末調敷。《本草綱目》用本品配白土細末調塗治小兒丹毒。

　　方例：水火燙傷膏、蟾酥丸。

【注意事項】　10～15g，煎服。外用適量。

栀　子————

【性味歸經】　苦，寒。

【功能】　涼血，利濕，解毒。

【配伍應用】　用於瘡瘍腫毒、丹毒、湯傷等，可清解瘡瘍之熱毒，多作內服用，也可研細末調敷或煎敷。方例：黃連解毒湯、防風通聖散、牛蒡解肌湯、大連翹飲。

【用量用法】　3～10g，煎服。外用適量。

瓜　蔞————

【性味歸經】　甘，苦，寒。

【功能】　消腫散結，清熱。

【配伍應用】　用於乳癰等。方例：栝蔞牛蒡湯、神效栝蔞散。

【用量用法】　10～20g，煎服。

青　皮————

【性味歸經】　苦、辛，溫。

【功能】　疏肝、散結。

【配伍應用】　可用於肝氣鬱結而致的乳房腫塊、脹痛、

乳癰腫痛、疝氣等。方例：青皮散、栝蔞牛蒡湯。

【用量用法】　3～10g，煎服。

萆　薢

【性味歸經】　苦，平。

【功能】　利濕，祛風。

【配伍應用】　多用於瘡為濕熱而致者，可配清熱解毒藥等同用。《本經》：治「惡瘡不瘳」。

方例：萆薢滲濕湯、萆薢化毒湯。

【用量用法】　10～15g，煎服。

地　龍

【性味歸經】　鹹，寒。

【功能】　清熱，通絡，利尿，消腫。

【配伍應用】　用於瘡腫、疔瘡、慢性下肢潰瘍、燙傷、瘰癧等。洗淨搗爛外敷，亦可用活地龍同等量白糖拌和，取浸和液塗之。方例：小金丹。

【用量用法】　乾品5～15g，鮮品10～20g，煎服；研末吞服，每次1～2g。外用適量。

石　膏（煆）

【性味歸經】　甘、辛，大寒。煆後：甘、澀、涼。

【功能】　收斂，生肌，清熱。

【配伍應用】　用於瘡瘍、燙傷、燒傷、濕疹等，研料外撒或調敷。

方例：九黃丹、八濕膏、八二丹、七三丹。

【用量用法】　15～60g，煎服。宜生用，打碎先煎。外用須經火煆研末。

鹿角霜

【性味歸經】 鹹，溫。

【功能】 收斂，止血。

【配伍應用】 用於外傷出血、瘡瘍久潰不癒等，研末外撒。

【用量用法】 10～15g，煎服。外用適量。

天南星

【性味歸經】 苦、辛，溫，有毒。

【功能】 解毒，消腫，散結。

【配伍應用】 用於癰疽瘡癤、瘰癧、毒蛇咬傷。研末調敷或醋磨汁塗，鮮品搗爛外敷。

方例：回陽玉龍膏、如意金黃散。

【用量用法】 制南星 5～10g，煎服；生南腥入丸散用，每次 0.3～1g。外用適量。

狗 脊

【性味歸經】 苦、甘，溫。

【功能】 止血，生肌。

【配伍應用】 其外附茸毛有止血、生肌作用，可適當消毒後外用。

【用量用法】 10～15g，煎服。

紫 草

【性味歸經】 苦，寒。

【功能】 涼血，解毒，活血，透疹。

【配伍應用】 用於癰腫瘡瘍、燙傷、燒傷等。煎汁或熬

膏外塗。方例：生肌玉紅膏。

【用量用法】 3～10g，煎服，或作散劑。外用可油浸用或熬膏。

（二）疝氣及陰部腫瘤用藥

龍膽草————

【性味歸經】 苦，寒。

【功能】 除下焦濕。

【配伍應用】 用於由肝經濕熱所致的陰囊腫痛或男女陰部濕瘡、腫毒等，可內服或煎汁外敷。方例：龍膽瀉肝湯。

【用量用法】 3～6g，煎服，或入丸散。

荔枝核————

【性味歸經】 甘、澀，溫。

【功能】 理氣止痛，散寒去滯。

【配伍應用】 用於肝經寒凝氣滯所致的疝痛、睪丸腫痛等。如果睪丸腫痛由於肝經濕熱所致者，可配龍膽草、川楝子等同用。方例：荔香散。

【用量用法】 10～15g，煎服。

吳茱黄————

【性味歸經】 辛、苦，溫，有小毒。

【功能】 散寒止痛。

【配伍應用】 用於肝經寒凝氣滯所致的疝痛、陰部疼痛或連腹痛，可配小茴香、川楝子、荔枝核等同用。

【用量用法】 1.5～5g，煎服。外用適量。

青　皮————

【性味歸經】　苦、辛，溫。

【功能】　疏肝破氣，散結化滯。

【配伍應用】　治肝鬱氣結所致的疝痛。方例：天臺烏藥散。

【用量用法】　3～10g，煎服。

橘　核————

【性味歸經】　苦，平。

【功能】　理氣，通絡，散結，止痛。

【配伍應用】　可用於疝痛、睪丸腫痛等。方例：茴香橘核丸。

【用量用法】　3～10g，煎服。

烏　藥————

【性味歸經】　辛，溫。

【功能】　溫腎散寒，行氣止痛。

【配伍應用】　多用於寒疝及牽連腹痛。方例：天臺烏藥散、暖肝煎。

【注意事項】　3～10g，煎服。

小茴香————

【性味歸經】　辛，溫。

【功能】　疏肝暖腎，散寒，理氣止痛。

【配伍應用】　可用於寒疝疼痛、睪丸脹痛及連腹痛等。方例：小安腎丸、暖肝煎。

【用量用法】　3～8g，煎服。外用適量。

大茴香————————

【性味歸經】 辛、甘，溫。

【功能】 溫中散寒，理氣止痛。

【配伍應用】 可用於寒疝疼痛、睪丸腫痛，功同小茴香，但力稍弱。方例：荔香散。

【用量用法】 3～8g，煎服。

蓽澄茄————————

【性味歸經】 辛，溫。

【功能】 溫中暖腎，行氣止痛。

【配伍應用】 用於陰寒氣滯之疝痛，可配烏藥、小茴香、吳茱萸等同用。

【用量用法】 2～5g，煎服。

海 藻————————

【性味歸經】 苦、鹹、寒。

【功能】 清熱消痰，軟堅散結。

【配伍應用】 可用於睪丸熱鬱痰結之腫痛。方例：茴香橘核丸。

【用量用法】 10～15g，煎服。

【注意事項】 反甘草。

昆 布————————

【性味歸經】 鹹，寒。

【功能】 同海藻。

【配伍應用】 功效同海藻，散結之力要強。

【用量用法】 10～15g，煎服。

當　歸————

【性味歸經】　甘、辛，溫。

【功能】　活血止痛。

【配伍應用】　可治疝氣疼痛，也可用於疝痛因於寒凝氣滯氣血不暢或有瘀阻者，常與散寒、理氣藥同用。

方例：當歸生薑羊肉湯、暖肝煎。

【用量用法】　5～15g，煎服。

(三) 癭瘤瘰癧用藥

半　夏————

【性味歸經】　辛，溫，有毒。

【功能】　消痰核，燥濕，止嘔。

【配伍應用】　用於瘰癧痰核，常以鮮品搗爛外敷或研末綢敷。方例：方脈流氣飲、通氣散堅丸。

【用量用法】　5～10g，煎服。外用生品適量。

【注意事項】　反烏頭。

蛤　殼————

【性味歸經】　鹹，寒。

【功能】　清熱，化痰，軟堅。

【配伍應用】　可用於癭瘤瘰癧。方例：消癭五海、內消瘰丸。

【用量用法】　10～15g，煎服；研末服，每次1～3g。外用適量。

海　藻————

【性味歸經】　苦、鹹，寒。

【功能】　清熱消痰，軟堅散結。

【配伍應用】　可用於癭瘤瘰癧。方例：二海丸、內消瘰癧丸、消癭五海丸、海藻玉壺湯、四海舒鬱丸。

【用量用法】　10～15g，煎服。

【注意事項】　反甘草。

昆　布————

【性味歸經】　鹹，寒。

【功能】　消痰軟堅。

【配伍應用】　功同海藻，二者常同用。

【用量用法】　10～15g，煎服。

玄　參————

【性味歸經】　苦、鹹，寒。

【功能】　清熱，滋陰，軟堅散結，解毒。

【配伍應用】　可用於瘰癧的治療。方例：消瘰丸、內消瘰癧丸、夏枯草膏。

【用量用法】　10～15g，煎服，或入丸散。

連　翹————

【性味歸經】　苦，微寒。

【功能】　清熱解毒，消腫散結。

【配伍應用】　可用於瘰癧痰核。方例：內消瘰癧丸。

【用量用法】　6～15g，煎服。

牡　蠣————

【性味歸經】　鹹、澀，涼。

【功能】　軟堅散結。

【配伍應用】　可用於癭瘤瘰癧。方例：消核散、消瘰丸。

【用量用法】　15～30g，煎服。先煎，宜生用。

夏枯草————

【性味歸經】　苦、辛，寒。

【功能】　清火散結。

【配伍應用】　可用於癭瘤瘰癧、乳癰、疔腮等。方例：夏枯草膏、內消瘰癧丸。

【用量用法】　10～15g，煎服，或熬膏服。

白僵蠶————

【性味歸經】　鹹、辛，平。

【功能】　消痰散結。

【配伍應用】　可用於瘰癧痰核。方例：夏枯草膏、內消瘰癧丸。

【用量用法】　3～10g，煎服；研末服，每次 1～1.5g。

澤　漆————

【性味歸經】　辛、苦，涼，有小毒。

【功能】　消痰散結，解毒，利水。

【配伍應用】　用於瘰癧及結核性瘻管。外用可研末調塗或熬膏外塗，對瘻管可用其膏製紗條塞入瘻管，如瘻管較細，可用粗棉線（消毒後）浸藥膏後塞入。亦可內服。

【用量用法】 5～10g，煎服，或熬膏服。

海浮石————————

【性味歸經】 鹹，寒。

【功能】 消痰，軟堅散結。

【配伍應用】 用於瘰癧痰核，可煎服或研末服，亦可配夏枯草、貝母、玄參等同用。

【用量用法】 6～10g，煎服。

白附子————————

【性味歸經】 辛，甘，大溫，有毒。

【功能】 解毒，祛痰，散結。

【配伍應用】 用於瘰癧痰核、蛇咬傷等。治瘰癧可搗爛外敷；治蛇咬傷可外敷或配其他解毒藥內服。

【用量用法】 3～5g，煎服。外用適量。

（四）癌瘤、症瘕用藥

三 棱————————

【性味歸經】 苦、辛，平。

【功能】 破血消瘀，行氣止痛。

【配伍應用】 可用於症瘕結塊。方例：三棱湯、化症回生丹。

【用量用法】 3～10g，煎服。

【注意事項】 月經過多及孕婦忌用。

莪 朮————————

【性味歸經】 苦、辛，溫。

【功能】　破血消瘀，行氣止痛。

【配伍應用】　用於症瘕。方例：三棱湯、大七氣湯、化積丸。

【用量用法】　3～10g，煎服。

【注意事項】　月經過多及孕婦忌用。

琥　珀

【性味歸經】　甘，平。

【功能】　活血散瘀，通經破症，利水通淋。

【配伍應用】　用於症瘕、外傷出血等。治症瘕疼痛可配三棱、沒藥、鱉甲、玄胡、大黃等同用。

【用量用法】　1.5～3g，研末沖服。

牛　膝

【性味歸經】　苦、酸，平。

【功能】　破血消症。

【配伍應用】　治症瘕疼痛，可配乾膝等同用。

【用量用法】　6～15g，煎服。

【注意事項】　月經過多及孕婦忌服。

麝　香

【性味歸經】　辛，溫。

【功能】　活血散結定痛。

【配伍應用】　用於癌瘤、症瘕疼痛等。方例：西黃醒消丸、阿魏膏。

【用量用法】　0.03～0.1g，入丸散，不宜入煎劑。外用適量。

【注意事項】　孕婦忌服。

斑　蝥──────

【性味歸經】　辛、寒，有大毒。

【功能】　內服：破瘀，攻毒，散結。外用：蝕瘡。

【配伍應用】　用於症瘕、瘰癧、狂犬咬傷等。近來有試用於肝癌、肺癌的治療者。內服須製，如與粟同炒，炒後去粟入藥劑等法。

【用量用法】　外用適量，研末敷貼發泡，或酒醋浸塗。

【注意事項】　斑蝥毒性大，據報導，口服 0.6 克即出現嚴重中毒反應，1.3 克以上可致死。心肝腎功能不全或孕婦均禁服。

乾　漆──────

【性味歸經】　辛、苦，溫。

【功能】　破瘀消積。

【配伍應用】　用於症瘕。方例：化症回生丹。

【用量用法】　入丸散劑用，每次吞服 0.06～0.1g。不入煎劑。

【注意事項】　孕婦及無瘀滯者忌用。

水　蛭──────

【性味歸經】　鹹、苦，平，有毒。

【功能】　破血逐瘀散症。

【配伍應用】　用於症瘕積聚。方例：理沖丸。

【用量用法】　3～6g，煎服。研末吞服，每次 0.3～0.5g。

【注意事項】　孕婦忌服。

虻　蟲————————

【性味歸經】　苦，微寒，有毒。

【功能】　破血逐瘀散結。

【配伍應用】　用於症瘕積聚。方例：化症回生丹。

【用量用法】　1～1.5g，煎服；研末服，每次 0.3g。

【注意事項】　孕婦忌服。

蟅　蟲　————————

【性味歸經】　鹹，寒，有小毒。

【功能】　破血逐瘀。

【配伍應用】　用於症瘕痞塊。方例：大黃蟅蟲丸、鱉甲煎丸。

【用量用法】　3～10g，煎服；研末吞服，每次 1～1.5g。

【注意事項】　孕婦忌服。

瓦楞子————————

【性味歸經】　甘、鹹，平。

【功能】　消痰、散結、軟堅。

【配伍應用】　可用於症瘕、瘰癧、癭瘤、痞塊等。方例：化積丸。現代有試用於消化道腫瘤、肝硬化的治療。

【用量用法】　10～30g，煎服。宜久煎。

凌霄花————————

【性味歸經】　辛、酸，寒。

【功能】　涼血，破瘀，通經。

【配伍應用】　用於症瘕。如治經閉症瘕可配歸尾、紅

花、牛膝、蘇本、赤芍、劉寄奴、桂心、白芷、甘草等同用。

【用量用法】 3～10g，煎服。外用適量。

【注意事項】 孕婦忌服。

丹　參

【性味歸經】 苦、微寒。

【功能】 活血祛瘀。

【配伍應用】 用於症瘕痃癖。方例：活絡效靈丹。

【用量用法】 5～15g，煎服。

【注意事項】 反藜蘆。

白花蛇舌草

【性味歸經】 甘、淡，涼。

【功能】 清熱，解毒，消腫，利水。

【配伍應用】 用於治療多種癌瘤、症瘕及毒蛇咬傷、癰腫瘡瘍等。內服外用均可。

【用量用法】 15～60g，煎服。

喜　樹

【性味歸經】 苦、澀，涼，有毒。

【功能】 清熱解毒，抗癌殺蟲。

【配伍應用】 其有效成分為喜樹鹼，對多種腫瘤有抑制作用。據報導，本品對胃癌、肝癌、腸癌、肺癌、膀胱癌、淋巴網狀細胞肉瘤、絨癌、白血病等均有一定療效。

【用量用法】 果實 10～15g，煎服。

半枝蓮

【性味歸經】 微苦，涼。

【功能】 清熱解毒，散瘀，止血，抗癌。

【配伍應用】 據報導，本品對肺、肝、胃、腸、乳腺、子宮等處癌腫有一療效。

【用量用法】 10～20g；鮮品加倍，煎服。

長春花————————

【性味歸經】 微苦，涼，有毒。

【功能】 清熱解毒，抗癌。

【配伍應用】 其有效成分為長春鹼、長春新鹼等，現代研究證實：長春鹼對淋巴網狀細胞肉瘤、絨癌、白血病、何杰金氏病、乳腺癌、卵巢癌、睾丸癌、黑色素癌等療效較好；長春新鹼對急性白血病、何杰金氏病、淋巴肉瘤等療效較好。

【用量用法】 10～20g，煎服。

山豆根————————

【性味歸經】 苦，寒。

【功能】 清熱解毒，消腫止痛。

【配伍應用】 據報導，本品對艾氏腹水癌、宮頸癌、淋巴肉瘤、白血病等有一定療效。

【用量用法】 6～10g，煎服，或磨汁服。

山慈姑————————

【性味歸經】 甘、微辛，寒，有小毒。

【功能】 清熱解毒，消腫散結。

【配伍應用】 據報導，本品對乳腺癌、食管癌、惡性淋巴瘤、白血病、鼻咽癌等有一定療效。

【用量用法】 3～6g，煎服。外用適量。

蟾　酥————————

【性味歸經】　甘、辛，溫。

【功能】　解毒，消腫，定痛，強心。

【配伍應用】　用於多種癌瘤、癥瘕的治療。據現代醫學研究證明，本品有一定抗腫瘤作用，對肺癌、鼻咽癌、肝癌、皮膚癌、白血病等有一定療效；20%蟾酥軟膏外敷對皮膚癌有較好療效。

【用量用法】　內服 0.015～0.03g，入丸散。外用適量，研末調敷或入膏藥內貼患處。

【注意事項】　孕婦忌服。外用不可入目。

乾蟾皮————————

【性味歸經】　甘、辛，溫。

【功能】　同上。

【配伍應用】　用於多種癌瘤、癥瘕的治療。據報導，本品試用於肝、肺、胃、食管、腸等處癌腫及白血病、淋巴肉瘤等都取得了一定療效；外用對皮膚癌腫、宮頸癌、乳腺癌等有一定療效。

【用量用法】　內服 3～6g，煎服。

壁　虎————————

【性味歸經】　鹹，寒，有小毒。

【功能】　解毒散結。

【配伍應用】　據報導，本品對食道癌、胃癌、肝癌、宮頸癌、肺癌、鼻咽癌、惡性淋巴瘤、腦腫瘤等都有一定療效。

【用量用法】　2～5g，煎服；研末服，每次 1～1.5g。外用適量，研末調敷。

【注意事項】 血虛氣弱者不宜服。

蜈　蚣────────

【性味歸經】 辛，溫，有毒。

【功能】 解毒散結，消腫止痛。

【配伍應用】 據報導，本品對骨腫瘤、骨結核、腦腫瘤、胃癌、食道癌、肝癌、宮頸癌、皮膚癌等有一定療效。

【用量用法】 1～3g，煎服；研末服，每次 0.6～1g。

【注意事項】 用量不可過大，孕婦忌服。

穿心蓮────────

【性味歸經】 苦，寒。

【功能】 清熱解毒，消腫。

【配伍應用】 據報導，本品對絨癌等有一定療效。

【用量用法】 6～15g，煎服；多作丸散片劑。

【注意事項】 不宜多服久服。

瓜　蔞────────

【性味歸經】 甘、苦，寒。

【功能】 化痰散結。

【配伍應用】 據實驗報導，本品對宮頸癌、艾氏腹水癌有一定作用。

【用量用法】 10～20g，煎服。

薏苡仁────────

【性味歸經】 甘、淡，涼。

【功能】 清熱解毒，利濕。

【配伍應用】 據實驗報導，本品對艾氏腹水癌、宮頸癌

及水消化道癌腫有一定療效。

【用量用法】　10～30g，煎服。

其他藥物簡介————

據動物實驗報導：人參對癌細胞生長有抑制作用（如對艾氏腹水癌）；大黃對黑色素瘤、艾氏腹水癌、乳腺癌等有抑制作用；女貞子對宮頸癌等有抑制作用。

二十四、跌打損傷用藥

栀　子————

【性味歸經】　苦，寒。

【功能】　外用：消腫止痛。

【配伍應用】　治跌打損傷，如扭傷、挫傷等所致的腫脹疼痛，可單味細末調敷，亦可配紅花、桃仁等同用。

【用量用法】　3～10g，煎服。

牡丹皮————

【性味歸經】　辛、苦，寒。

【功能】　清熱涼血，活血散瘀。

【配伍應用】　治跌打損傷，瘀血腫痛，多用於胸部外傷瘀血疼痛，可配乳香、沒藥、三七、赤芍等同用。

【用量用法】　6～12g，煎服，或入丸散。

赤　芍————

【性味歸經】　苦，微寒。

【功能】　活血祛瘀止痛，清熱涼血。

【配伍應用】 治跌打損傷所致的瘀血腫痛。方例：一盤珠湯。

【用量用法】 1～15g，煎服，或入丸散。

絲瓜絡

【性味歸經】 甘，乾。

【功能】 活血通絡，解毒消腫。

【配伍應用】 治跌打損傷，扭挫腫痛，可內服或燒存性調敷。方例：伸筋膏。

【用量用法】 10～15g，煎服。外用適量。

紅　藤

【性味歸經】 苦，平。

【功能】 清熱解毒，祛風活血，散瘀止痛。

【配伍應用】 治跌打損傷，瘀滯疼痛。作用較緩，可配活血祛瘀、止痛等藥物同用。

【用量用法】 15～30g，煎服，或浸酒服。

五加皮

【性味歸經】 辛，溫。

【功能】 祛風濕，補肝腎，強筋健骨。

【配伍應用】 用於跌打損傷，筋骨受損所致伸屈不利，疼痛，軟弱無力等；對損傷後期合併痺痛者更為適宜。多配活血祛瘀、消腫止痛等類藥用同。

方例：人參紫金丹、伸筋散、伸筋膏、五加皮湯。

【用量用法】 5～10g，煎服。

桑寄生

【性味歸經】　苦、甘，平。

【功能】　補肝腎，強筋骨，祛風濕。

【配伍應用】　對跌打損傷後期，肝腎虛弱，氣血受阻，筋骨不利，或兼有痺痛，腰膝酸痛者，有一療效，方如獨活寄生湯。

【用量用法】　10～20g，煎服。

威靈仙

【性味歸經】　辛，溫。

【功能】　祛風濕，通絡止痛。

【配伍應用】　本品辛溫通利，走竄力強，通行十二經，對跌打損傷，氣血阻滯所致筋骨疼痛，伸屈不利者有一定療效，可配活血祛瘀、舒筋活絡等藥同用。對損傷後期兼有痺痛者亦有效。方例：大活絡丹、伸筋骨、海桐皮湯。

【用量用法】　5～10g，煎服。

海桐皮

【性味歸經】　苦，平。

【功能】　祛風濕，通經絡。

【配伍應用】　治跌打損傷之筋骨疼痛及其後期兼有痺痛者。方例：海桐皮湯。

【用量用法】　6～12g，煎服。外用適量。

豨薟草

【性味歸經】　苦，寒。

【功能】　祛風濕，通絡止痛，清熱解毒。

【配伍應用】 用於跌打所致的筋骨疼痛，腰膝無力；對損傷後期兼有痺痛者亦有效。內服或外敷均可。

方例：伸筋膏。

【用量用法】 10～15g，煎服。

伸筋草

【性味歸經】 苦、辛，溫。

【功能】 祛風濕，通經絡，舒筋活血。

【配伍應用】 治挫傷、扭傷等軟組織損傷所致的腫痛，活動受限等，常配活血、通絡、止痛等類藥同用。

【用量用法】 6～15g，煎服。

千年健

【性味歸經】 辛、苦，溫。

【功能】 祛風濕，強筋骨。

【配伍應用】 治跌打損傷筋骨疼痛及慢性勞損性疾病，可配牛膝、乳香、沒藥、伸筋草等同用。

【用量用法】 5～10g，煎服。

海風藤

【性味歸經】 辛、苦，微溫。

【功能】 祛風濕，通經絡。

【配伍應用】 治跌打損傷所致的肢體疼痛，伸屈不利及損傷後期兼有痺痛者。

【用量用法】 5～10g ，煎服。

虎 骨

【性味歸經】 辛，溫。

【功能】　搜風祛寒，強筋健骨。

【配伍應用】　治跌打損傷，多用於損傷後期或慢性勞損所致的筋骨疼痛，下肢軟弱等；對損傷後期有風寒侵而兼有痺痛者尤為適宜。方例：定痛乳香散。

【用量用法】　3～6g，煎服。

松　節

【性味歸經】　苦，溫。

【功能】　祛風燥濕，通絡止痛。

【配伍應用】　治跌打損傷，筋骨疼痛，可配活血、止痛等類藥同用。

【用量用法】　10～15g，煎服。

虎　杖

【性味歸經】　酸、苦，涼。

【功能】　祛風濕，活血通經。

【配伍應用】　治跌打損傷之瘀滯疼痛，可配當歸、三七、紅花等同用。

【用量用法】　10～30g，煎服。外用適量。

防　風

【性味歸經】　辛、甘，微溫。

【功能】　祛風勝濕，止痛止痙。

【配伍應用】　治跌打損傷後期復遭風濕、風寒侵襲而兼有痺痛者。方例：海桐皮湯、五虎丹、獨活湯、散瘀葛根湯、接骨續筋藥膏。

【用量用法】　3～10g，煎服，亦入酒劑或丸散。

細　辛

【性味歸經】　辛，溫。

【功能】　祛風散寒，止痛。

【配伍應用】　用於跌打損傷之疼痛，是取其辛散止痛之功。方例：棄枚散、骨刺丸、伸筋膏。

【用量用法】　1～3g，煎服。外用適量。

白　芷

【性味歸經】　辛，溫。

【功能】　祛風化濕，散寒止痛。

【配伍應用】　治跌打損傷之疼痛。方例：骨刺丸、海桐皮湯、聖神散、五虎丹、棄杖散、乳香定痛散。

【用量用法】　3～10g，煎服。

羌　活

【性味歸經】　辛、苦，溫。

【功能】　祛風勝濕，解表散寒，止痛。

【配伍應用】　治跌打損傷之疼痛或後期兼有痺痛者。方例：獨活湯、接骨續筋藥膏、地龍湯、大活絡丹。

【用量用法】　3～10g，煎服。

獨　活

【性味歸經】　辛、苦，溫。

【功能】　祛風濕，散寒，解表，止痛。

【配伍應用】　治跌打損傷及其後期兼有痺痛者。

方例：大活絡丹、地龍湯、伸筋膏、獨活湯、接骨續筋藥膏。獨活等祛風濕、散風寒之類藥物，多用於損傷後期兼有風

寒濕邪侵襲而出來痺痛者，是取其具有辛散溫通、通經活絡、止痛等特性，以輔佐活血化瘀等藥物更好地發揮作用。但辛散溫燥之品多能耗傷氣血，長時間使用更為明顯，故可考慮適當配伍滋陰補血之品。凡氣血不足者應忌用。損傷早期配用，是取其活絡止痛之義。

【用量用法】 3～10g，煎服。

大　黃—————

【性味歸經】 苦，寒。

【功能】 瀉熱毒，通大便，活血行瘀。

【配伍應用】 治跌打損傷之瘀滯疼痛。方例：棄杖散、復元活血湯、伸筋膏、四黃膏、大成湯、獨活湯。

【用量用法】 3～12g，煎服。外用適量。

【注意事項】 孕婦忌服，月經期、哺乳期慎用。

合歡皮—————

【性味歸經】 甘，平。

【功能】 活血，消腫，止痛，安神。

【配伍應用】 治跌打損傷之瘀滯腫痛，內服或研末調敷均可，常配續斷、當歸、川芎、乳香等同用。

【用量用法】 10～15g，煎服。

麝　香—————

【性味歸經】 辛，溫。

【功能】 活血消腫，通經達絡，止痛，開竅。

【配伍應用】 治跌打損傷，瘀血腫痛。止痛效果甚好，內服、外用均可。方例：五加皮湯、七厘散、十寶散、三黃寶蠟丸、伸筋散。

【用量用法】　0.06～0.1g，入丸散，不入煎劑。外用適量。

【注意事項】　孕婦忌服。

天南星————

【性味歸經】　苦、辛，溫，有毒。

【功能】　消腫定痛，祛風定驚，燥濕祛痰。

【配伍應用】　治跌打損傷之腫痛。方例：五虎丹。有局部麻醉作用，單味生用外敷亦有一定作用，內服須製，方例：開刀麻藥。

【用量用法】　制南星5～10g，煎服；生南星多入丸散用，每次0.3～1g。外用適量。

【注意事項】　孕婦慎服。

川　芎————

【性味歸經】　辛，溫。

【功能】　祛風止痛，活血行氣。

【配伍應用】　治跌打損傷，瘀滯腫痛。方例：沒藥丸、乳香定痛散、活血和氣飲、一盤珠湯、海桐皮湯。

【用量用法】　3～10g，煎服；研末服，每次1～1.5g。

【注意事項】　凡陰虛火旺、舌紅口乾者不宜用；婦女月經過多及出血性疾病宜慎用。

丹　參————

【性味歸經】　苦，微寒。

【功能】　活血祛瘀，消腫止痛。

【配伍應用】　治跌打損傷，瘀血腫痛，可配川芎、當歸、乳香等同用。方例：活絡效靈丹。

【用量用法】　5～15g，煎服。酒炒可增強活血之力。
【注意事項】　反藜蘆。

桃　仁————————

【性味歸經】　苦、甘，平。
【功能】　破血行瘀。
【配伍應用】　治跌打損傷之瘀血腫痛。方例：一盤珠湯、地龍湯、復無活血湯、獨活湯、活血和氣飲。
【用量用法】　6～10g，煎服。搗碎入煎劑。
【注意事項】　孕婦忌服。

紅　花————————

【性味歸經】　辛，溫。
【功能】　活血通經，祛瘀止痛。
【配伍應用】　治跌打損傷所致的瘀滯腫痛。少用活血，多用則破血。
　　方例：五虎丹、棄杖散、一盤珠湯、十寶散、七厘散、大成湯、骨刺丸、復元活血湯、海柚皮湯。
【用量用法】　3～10g，煎服。
【注意事項】　見胸腹痛節。

益母草————————

【性味歸經】　辛、微苦，微寒。
【功能】　活血行瘀，利尿消腫。
【配伍應用】　治跌打損傷瘀滯痛疼，可配其他活血祛瘀止痛類藥同用。
【用量用法】　10～15g，大劑量可用30g，煎服。外用適量，取鮮品洗淨，搗爛外敷。

澤　蘭

【性味歸經】　苦、辛，微溫。

【功能】　活血袪瘀。

【配伍應用】　治跌打損傷瘀腫疼痛，內服外用均可。方例：伸筋膏、一盤珠湯。

【用量用法】　10～15g，煎服。

三　棱

【性味歸經】　苦、辛，平。

【功能】　破血袪瘀，行氣止痛。

【配伍應用】　治跌打損傷瘀血腫痛，其散瘀腫、止疼痛作用甚好。方例：三棱和傷湯。

【用量用法】　3～10g，煎服。醋炒可增強止痛作用。

【注意事項】　月經過多及孕婦忌服。

莪　朮

【性味歸經】　苦、辛，溫。

【功能】　破血袪瘀，行氣止痛。

【配伍應用】　治跌打損傷瘀滯疼痛。方例：三棱和傷湯。

【用量用法】　3～10g，煎服。醋炒可增強止痛作用。

【注意事項】　月經過多及孕婦忌服。

薑　黃

【性味歸經】　辛、苦，溫。

【功能】　破血行氣，消腫止痛。

【配伍應用】　治跌打損傷瘀腫疼痛，對損傷後期兼有痺

痛者也常使用。對脇、肩臂處傷痛尤為有效。方例：棄杖散。

【用量用法】 5～10g，煎服。外用適量。

延胡索————————

【性味歸經】 苦、辛，溫。

【功能】 活血散瘀，行氣止痛。

【配伍應用】 治氣血凝滯之各種傷腫疼痛。方例：舒筋散。

【用量用法】 5～10g，煎服；研末服，每次 1.5～3g。醋炒可增強止痛作用。

五靈脂————————

【性味歸經】 苦、甘，溫。

【功能】 活血散瘀，止痛。

【配伍應用】 治跌打損傷，尤其對胸脇、心腹、少腹處傷痛有較好的止痛作用，內服、外用均可。方例：失笑散。

【用量用法】 3～10g，包煎服，或入丸、散用。外用適量。

【注意事項】 孕婦慎用。不宜與人參配伍運用。

乳　香————————

【性味歸經】 辛、苦，溫。

【功能】 活血行氣止痛，伸筋活絡。

【配伍應用】 治跌打之瘀血腫痛、筋骨不利、拘攣等。其應用甚廣，為傷科之要藥。

方例：沒藥丸、乳香定痛散、定痛乳香散、接骨續筋藥膏、接骨散、跌打丸、一盤珠湯、十寶散、七厘散、伸筋膏、駁骨丹、海桐皮湯、伸筋散、活絡效靈丹。

【用量用法】 3～10g，煎服。外用適量。

【注意事項】 胃氣虛弱者、無瘀滯者及孕婦不宜用。

沒 藥

【性味歸經】 苦，平。

【功能】 活血止痛，散瘀消腫。

【配伍應用】 治跌打損傷瘀血腫痛。與乳香功用相近，亦為傷科之要藥，但沒藥偏於散瘀消腫，乳香偏於消瘀活絡。兩藥常同用。方例：人參紫金丹、五加皮湯。乳香條所列方例：中大多配有沒藥。

【用量用法】 3～10g，煎服。外用適量。

【注意事項】 同乳香。

蘇 木

【性味歸經】 甘、鹹，平。

【功能】 活血祛瘀，消腫止痛。

【配伍應用】 治跌打損傷，瘀腫疼痛。方例：一盤珠湯、大成湯、地龍湯。

【用量用法】 3～10g，煎服。

【注意事項】 孕婦忌服。

降 香

【性味歸經】 辛，溫。

【功能】 活血散瘀，降氣，止痛，止血。

【配伍應用】 治跌打損傷瘀血腫痛，可配乳香、沒藥、延胡索、三七等同用。方例：紫金丹。

【用量用法】 3～6g，煎服；研末服，每次 1～2g。外用適量，研末外敷患處。

【注意事項】　凡陰虛火旺，血熱妄行而無瘀滯者不宜用。

牛　膝————————

【性味歸經】　甘、微苦，平。

【功能】　活血祛瘀，強筋骨，補肝腎。

【配伍應用】　治跌打損傷，尤其對腰、膝等下部損傷更為適宜。方例：壯腰養血湯。

【用量用法】　6～15g，煎服。

【注意事項】　孕婦及月經過多者忌服。

劉寄奴————————

【性味歸經】　辛、苦，平。

【功能】　破血通經，散瘀止痛。

【配伍應用】　治跌打損傷瘀血腫痛，內服、外敷均可。外用還可止外傷出血疼痛。方例：三黃寶蠟丸。

【用量用法】　3～10g，煎服。外用適量。

【注意事項】　孕婦忌服。

水　蛭————————

【性味歸經】　鹹、苦，平，有毒。

【功能】　破血逐瘀。

【配伍應用】　治跌打損傷瘀腫疼痛，其破瘀行滯之力較猛。方例：奪命散

【用量用法】　3～6g，煎服；焙乾研末吞服，每次 0.3～0.5g。

【注意事項】　血瘀輕症及虛人慎用，孕婦忌服。

虻　蟲————

【性味歸經】　苦，微寒，有毒。

【功能】　破血逐瘀。

【配伍應用】　治跌打損傷瘀腫疼痛。破血之力較水蛭更峻。方例：化症回生丹。

【用量用法】　1～1.5g，煎服；焙乾研末吞服，每次0.3g。

【注意事項】　孕婦忌服。

蟅　蟲————

【性味歸經】　鹹，寒，有小毒。

【功能】　破瘀血，續筋骨。

【配伍應用】　治跌打損傷，筋骨折傷等，對腰部扭挫傷及慢性勞損有良效。

方例：伸筋膏、駁骨丹、跌打丸。

【用量用法】　3～10g，煎服；研末吞服，每次1～1.5g。

【注意事項】　孕婦忌服。

蒲　黃————

【性味歸經】　甘，平。

【功能】　生用：活血祛瘀。

【配伍應用】　治跌打損傷之瘀痛，對脘腹部外傷瘀痛效果尤佳。方例：失笑散。

【用量用法】　3～10g，包煎服。外用適量。

【注意事項】　生蒲黃有收縮子宮作用，故孕婦忌服。

仙鶴草————————

【性味歸經】 苦、澀，平。

【功能】 止血止痢，補虛療傷。

【配伍應用】 治脫力勞傷、勞損腰痛等，單味煎服或配活血、舒筋、止痛、強壯等類藥物同用。

【用量用法】 10～15g，大劑量可用 30～60g，煎服。外用適量。

三　七————————

【性味歸經】 甘、微苦，溫。

【功能】 止血化瘀，消腫止痛。

【配伍應用】 為傷科要藥，治跌打損傷，瘀腫疼痛。單用有效。對瘀血腫痛較重者可配活血祛瘀止痛類藥同用；對慢性勞損可配強壯、強筋健骨藥同用；對損傷後期兼有痹痛者可配祛風濕、通經絡等藥同用。

【用量用法】 3～10g，煎服；研末吞服，每次 1～1.5g。外用適量。

茜　草————————

【性味歸經】 苦，寒。

【功能】 涼血止血，活絡，化瘀。

【配伍應用】 治跌打損傷瘀滯疼痛及其後期兼有痹痛者。

【用量用法】 10～15g，煎服。

續　斷————————

【性味歸經】 苦、辛、甘，微溫。

【功能】　補肝腎，強筋骨，續折傷。

【配伍應用】　治跌打損傷，閃挫扭傷、骨折及勞損等。方例：接骨續筋藥膏、一盤珠湯。

【用量用法】　10～20g，煎服。

骨碎補————

【性味歸經】　苦，溫。

【功能】　活血止血，補腎接骨，續筋療傷。

【配伍應用】　治跌打損傷之瘀腫疼痛，骨折筋傷等。

續斷偏於續筋，骨碎補偏於接骨。方例：人參紫金丹、寂痛乳香散。

【用量用法】　10～20g，煎服，或入丸散。外用適量，搗爛或曬乾研末敷，也可浸酒擦患者。

【注意事項】　陰虛內熱及無瘀血者不宜服。

當　歸————

【性味歸經】　甘、辛，溫。

【功能】　補血，活血，止痛。

【配伍應用】　治跌打損傷瘀滯疼痛。歸尾偏於活血祛瘀，多用可破血。當歸在治療跌打損傷的方劑中應用甚廣，不但能活血祛瘀止痛，而且能補血生血。方如五加皮湯、五虎丹、棄杖散、舒筋散、十寶散、活絡效靈丹等許多方劑中都有配伍。

【用量用法】　5～15g，煎服。

【注意事項】　濕盛中滿、大便泄瀉者忌服。

自然銅————

【性味歸經】　辛，平。

【功能】　散瘀止痛，接骨療傷。

【配伍應用】　治跌打損傷、骨折、瘀腫疼痛等。方例：沒藥丸、接骨續筋藥膏、駁骨丹。

【用量用法】　10～15g，煎服；　研細末入丸散劑，每次 0.5g。

血　竭

【性味歸經】　甘、鹹，平。

【功能】　散瘀止痛，斂瘡生肌（外用）。

【配伍應用】　治跌打損傷，瘀血、血腫疼痛。方例：十寶散、七厘散、人參紫金丹、三黃寶蠟丸、伸筋散、跌打丸。

【用量用法】　1～1.5g，入丸散內服。外用適量，研末敷。

【注意事項】　無瘀者不宜用。

樟　腦

【性味歸經】　辛，熱，有毒。

【功能】　散瘀止痛（外用）。

【配伍應用】　外敷（配膏或酒劑）可治跌打損傷，瘀血腫痛。

【用量用法】　內服 0.1～0.2g，入散劑，或酒溶化後服。外用適量，研末撒或調敷。

【注意事項】　本品有毒，內服宜慎。孕婦忌服。

馬錢子

【性味歸經】　苦，寒，有毒。

【功能】　通絡，消腫，定痛。

【配伍應用】　治跌打損傷，內服（須製）外用均可。

【用量用法】 內服 0.3～0.6g，作丸散服。外用適量，研末調塗。

【注意事項】 本品有毒，服用過量可引起肢體顫動、驚厥、呼吸困難，甚至昏迷等中毒症狀，故須嚴格控制劑量，注意炮製。孕婦忌服。

二十五、皮膚科用藥

羌 活————

【性味歸經】 辛、苦，溫。入膀胱、腎經。

【功能】 祛風勝濕表，止痛。

【配伍應用】 治皮膚風疹瘙癢。方例：人參消風散。

【用量用法】 3～10g，煎服。

白鮮皮

【性味歸經】 苦，寒。脾、胃經。

【功能】 祛風燥濕，清熱解毒。

【配伍應用】 治風疹、溫疹、黃水瘡、疥癬等皮膚瘙癢症。內服、煎洗、濕敷、研末調塗均可。

方例：四物消風散。

【用量用法】 6～10g，煎服。外用適量，煎水外洗。

地膚子————

【性味歸經】 甘、苦，寒。入腎、膀胱經。

【功能】 清熱，祛風，除濕，止癢，利尿。

【配伍應用】 治風疹、濕疹、疥癬等皮膚瘙癢症。內服、煎洗、濕敷、研末調塗均可。方例：苦參湯。

【用量用法】　10～15g，煎服。外用適量，煎水外洗。

苦　參————

【性味歸經】　苦，寒。入肺、大腸、小腸經。

【功能】　清熱，除濕，殺蟲，祛風，止癢。

【配伍應用】　治皮膚瘙癢、濕疹、疥癬、麻風等。方例：消風散、苦參湯、諸瘡一掃光、如聖散。

【用量用法】　3～10g，煎服，或入丸散。外用適量。

【注意事項】　反藜蘆。脾胃虛寒者忌服。

荊　芥————

【性味歸經】　辛，溫。入肺、肝經。

【功能】　祛風，透疹，止癢，解表，消瘡毒。

【配伍應用】　治風疹、濕疹、疥瘡及其他皮膚瘙癢症。內服外用均可。方例：人參消風湯、四物消風湯、消風散。

【用量用法】　3～10g，煎服。不宜久煎。

防　風————

【性味歸經】　辛、甘，微溫。入膀胱、肝、脾經。

【功能】　祛風，勝濕，解表，止癢。

【配伍應用】　治皮膚瘙癢、風疹等。方例：四物消風湯、消風散、當歸飲子。

荊芥的祛風止癢作用勝於防風，防風的祛風止痛作用勝於荊芥；荊芥善祛血中之風，防風善祛經絡筋骨之風。兩藥常同用。

【用量用法】　3～10g，煎服，或入酒劑、丸散劑。

【注意事項】　血虛發痙及陰虛火旺者慎用。

蟬　蛻────────

【性味歸經】　甘、鹹，涼。入肺、肝經。

【功能】　祛風，透疹，止癢，發散風熱，定驚。

【配伍應用】　治皮膚瘙癢、風疹等。如《本草綱目》用本品配薄荷葉為末，每次酒送服一錢，治皮膚瘙癢。

方例：人參消風散、消風散。

【用量用法】　3～10g，煎服，或作丸服。

浮　萍────────

【性味歸經】　辛，寒。入肺、小腸經。

【功能】　祛風，發汗，行水。

【配伍應用】　治皮膚瘙癢屬風熱者，可配薄荷、牛蒡子、蟬蛻等同用，單味外洗亦效。

【用量用法】　3～10g，煎服；研末吞服，每次 1～2g。外用適量。

凌霄花────────

【性味歸經】　辛、酸，寒。入肝、心包經。

【功能】　祛風，涼血，活血，通經。

【配伍應用】　治風疹皮膚瘙癢屬血熱生風者。如《醫學正傳》用本品單味研末洒服，治全身癢。方例：凌霄花散。

【用量用法】　3～10g，煎服。外用適量。

【注意事項】　孕婦忌服。

白僵蠶────────

【性味歸經】　鹹、辛，平。入肝、肺經。

【功能】　祛風，化痰，止痙，散結。

【配伍應用】　治風疹瘙癢，單用有一定療效。《本草綱目》治隱疹風瘡，用本品焙後研末，每服一錢，酒送服。方例：人參消風散。

【用量用法】　3～10g，煎服；研末服，每次 1～1.5g。

刺蒺藜

【性味歸經】　苦、辛，微溫。入肝、肺經。

【功能】　祛風，活血，平肝，疏肝。

【配伍應用】　治風疹瘙癢。《別錄》：「治身體風癢，頭痛。」內服。方如：白蒺藜。亦治白癜風，如《千金方》用本品前服治白癜風。方例：白駁片。

【用量用法】　6～10g，煎服。

全　蠍

【性味歸經】　甘、辛，平，有毒。入肝經。

【功能】　祛風，解毒。

【配伍應用】　治皮膚風瘡隱疹。《開寶本草》：「治諸風隱疹。」

【用量用法】　2～5g，煎服；研末服，每次 0.6～1g。

【注意事項】　血虛生風者慎用。

薄　荷

【性味歸經】　辛，涼。入肺、肺經。

【功能】　疏散風熱，解毒透疹。

【配伍應用】　治皮膚瘙癢，可配防風、蟬蛻、地膚子等同用。多內服，亦可煎洗。《本草求真》謂其治「隱疹瘡疥……」。

【用量用法】　2～10g，煎服。不宜久煎。

蛇床子————

【性味歸經】 辛、苦，溫。入腎、脾經。

【功能】 燥濕殺蟲，溫腎助陽。

【配伍應用】 治皮膚瘙癢。外用煎洗或研末調塗，對濕疹、疥癬亦有一定療效。方例：苦參湯；對濕疹、疥癬亦有一定療效。方例：苦參湯、諸瘡一掃光。

【用量用法】 3～10g，煎服，或入丸散。外用15～30g，水煎洗或研末敷。

【注意事項】 陰虛火旺或下焦有濕熱者不宜內服。

青 蒿————

【性味歸經】 苦，寒。入肝、膽經。

【功能】 外用：止癢。

【配伍應用】 《本經》謂「主疥瘙痂癢惡瘡……」。治風疹皮膚瘙癢，可煎水洗，或鮮品搗汁外塗。外用對疥癬、漆瘡等亦有一定療效。

【用量用法】 3～10g，煎服，不宜久煎，或以鮮品絞汁服。

蒼耳草————

【性味歸經】 苦、辛，寒，有小毒。

【功能】 祛風除濕，解毒，通竅。

【配伍應用】 治風疹瘙癢，多外用、煎洗或熬膏塗。亦可治麻風。方例：靡風丸。

【用量用法】 6～15g，煎服，或熬膏及入丸散。

蒼耳子—————

【性味歸經】　甘、苦，溫，有小毒。入肺、肝經。

【功能】　祛風除濕，發汗，止痛，通竅。

【配伍應用】　治皮膚瘙癢疥癩、麻風等。內服或外用均可。本品與蒼耳草都有一定毒性。

【用量用法】　3～10g，煎服，或入丸散。

【注意事項】　過量中毒。

貫　眾—————

【性味歸經】　苦，微寒，有小毒。

【功能】　清熱解毒，殺蟲，止血。

【配伍應用】　外用治漆瘡。如《本草綱目》用貫眾研末油調外敷治漆瘡。配白芷研末油調塗可治白禿頭瘡。

【用量用法】　10～15g，煎服。外用適量。

明　礬—————

【性味歸經】　酸、澀，寒，有小毒。

【功能】　燥濕，收斂，祛痰，止血，殺蟲，止癢。

【配伍應用】　治漆瘡可煎水塗。治濕疹、疥瘡、癬、水田皮炎可煅存性研末外撒或油調敷。《直指方》用石榴皮蘸明礬粉外搽治牛皮癬。《本草綱目》治疣配地膚子等分，經常煎洗。方例：二味拔毒散。

【用量用法】　內服1～3g，入丸散。外用適量，研末撒或調敷，或化水洗。

【注意事項】　體虛胃弱及無濕熱痰火者忌服。

朴　硝————————

【性味歸經】　苦、鹹，寒。

【功能】　清熱，瀉下，軟堅。

【配伍應用】　治漆瘡、風疹可煎水塗。

【用量用法】　外用適量。

白　芷————————

【性味歸經】　辛，溫。入肺、胃經。

【功能】　祛風，除濕，止癢。

【配伍應用】　治皮膚瘙癢，對頭臉部的皮膚瘙更好。一般作外用，可煎水洗或研末調敷，亦可內服。

【用量用法】　3～10g，煎服。

五倍子————————

【性味歸經】　酸，平。

【功能】　收澀，解毒，止血。

【配伍應用】　治濕疹、鵝口瘡、皮癬、皮膚皸裂等，可研末調敷。

【用量用法】　1.5～6g，入丸散劑用。外用適量，煎湯熏洗，或研末撒敷。

石　膏————————

【性味歸經】　甘、辛，大寒。

【功能】　收斂生肌。

【配伍應用】　煅後研末外用治濕疹。

【用量用法】　15～60g，煎服。內服宜生用，打碎入煎劑。外用須經火煅研末。

【注意事項】　脾胃虛寒及陰虛內熱者忌服。

滑　石————————

【性味歸經】　甘、淡，寒。
【功能】　清熱吸濕。
【配伍應用】　外用：清熱吸濕，治濕疹、痱子。
【用量用法】　10～15g，煎服，外用適量。

萹　蓄————————

【性味歸經】　苦，寒。
【功能】　清熱，利尿，殺蟲。
【配伍應用】　外用清熱、收濕、殺蟲止癢。治濕疹、疥癬，可煎水洗。
【用量用法】　10～15g，煎服。外用適量。

紫　草————————

【性味歸經】　苦，寒。
【功能】　清熱，解毒。
【配伍應用】　治濕疹可煎汁或熬膏塗。
【用量用法】　3～10g，煎服，或作散劑。外用可油浸用或熬膏塗。
【注意事項】　脾虛便溏者忌用。

黃　柏————————

【性味歸經】　苦，寒。
【功能】　瀉火，燥濕，解毒。
【配伍應用】　治濕疹，可研末調塗或煎水敷，亦可內服。方例：二妙丸、三黃洗劑。

常用中藥性味功能速查

【用量用法】　3～10g，煎服，或入丸散。外用適量。

【注意事項】　本品大寒大苦，易損胃氣，脾胃虛寒者忌服。

黃　連————

【性味歸經】　苦，寒。

【功能】　清熱，燥濕，瀉火，解毒。

【配伍應用】　治濕疹，可研末外撒或煎水敷，亦可內服。方例：黃連膏。

【用量用法】　2～10g，煎服，或入丸散。外用適量。

【注意事項】　本品大苦大寒，過量或服用日久，易致敗胃。凡胃寒嘔吐，脾虛泄瀉者均忌服。

青　黛————

【性味歸經】　鹹，寒。

【功能】　清熱，解毒。

【配伍應用】　治濕疹、黃水瘡。外用：調塗。方例：青黛散。

【用量用法】　1.5～3g，作丸散服。外用乾敷或調敷患處。

【注意事項】　胃寒者慎用。

吳茱萸————

【性味歸經】　辛、苦，溫，有小毒。

【功能】　燥濕止癢。

【配伍應用】　外用可治濕疹、黃水瘡等。可研末調塗。

【用量用法】　本品辛熱燥烈，易損氣動火，不宜多用久服，陰虛有熱者忌用。

【注意事項】　1.5～5g，煎服。外用適量。

麻黃根————————

　　【性味歸經】　甘，平。
　　【功能】　收斂。
　　【配伍應用】　治濕疹。如配硫磺等分，加米適量研末調塗治陰部濕瘡。
　　【用量用法】　3～10g，煎服。外用適量，研末作撲粉。
　　【注意事項】　有表邪者忌服。

雄　黃————————

　　【性味歸經】　辛，溫，有毒。
　　【功能】　燥濕，解毒，殺蟲。
　　【配伍應用】　治疔瘡、皮癬、黃水瘡及神經性皮炎、帶狀　疹等。研末調塗。方例：二味拔毒散。
　　【用量用法】　內服 0.3～0.9g，入丸散服。外用適量，研末調敷，或燒煙薰。
　　【注意事項】　孕婦忌服。切忌火煅，煅燒後即分解氧化為三氧化二砷（AS_3O_3），有劇毒。雄黃能從皮膚吸收，故局部外用亦不能大面積塗搽及長期持續使用。

斑　蝥————————

　　【性味歸經】　辛，寒，有大毒。
　　【功能】　攻毒，蝕肌，殺蟲。
　　【配伍應用】　治疥瘡、皮癬、牛皮癬及神經性皮炎等。《本草綱目》謂其「治風癬疥癩，楊梅者瘡，攻毒殺蟲。」如斑蝥微炒研末，蜜調塗治癬；治疣痣可用斑蝥三個，砒霜少許，糯米五錢，共炒黃，去米，加蒜一個搗爛敷疣或痣上。治

牛皮癬及神經性皮炎可用酒浸液外塗。

【用量用法】　內服 0.03～0.06g，作丸散服。外用適量，研末敷貼發泡，或酒醋浸塗。

【注意事項】　斑蝥對皮膚、黏膜有強烈地刺激作用，可發紅起泡，使用時應注意用量、濃度。

硫　磺

【性味歸經】　酸，溫，有毒。

【功能】　殺蟲。

【配伍應用】　外用治疥瘡、濕疹，研末調塗。

【用量用法】　1～3g。入丸散服。外用適量，研末撒，或油調塗，或燒煙薰。

【注意事項】　陰虛火旺及孕婦忌服。

爐甘石

【性味歸經】　甘，平。

【功能】　收濕，斂瘡，止癢。

【配伍應用】　治皮膚瘙癢、濕疹，可研末撒或水調塗。方例：三石散。

【用量用法】　外用適量，研末撒或調塗。

密陀僧

【性味歸經】　鹹、辛，平，有毒。

【功能】　燥濕，殺蟲，斂瘡。

【配伍應用】　治濕疹、疥癬、腋臭，研末撒或調塗。另治黑癍，用人乳調搽，夜塗，白天洗掉。密陀僧散治白癜風及汗斑。

【用量用法】　內服 0.2～0.5g，研末服。外用適量，研

末撒或調塗，或製膏藥或藥膏、油劑。

木槿皮————————

【性味歸經】　甘，平。

【功能】　清熱，殺蟲，止癢。

【配伍應用】　治濕疹、疥瘡、皮癬，煎水薰洗，或研末調塗。治癬亦可酒浸液外塗。

【用量用法】　3～10g，煎服。外用適量，酒浸搽，或煎水重洗。

【注意事項】　無濕熱者不宜服。

土茯苓————————

【性味歸經】　甘、淡，平。

【功能】　祛風，利濕，解毒。

【配伍應用】　治濕瘡、梅毒、牛皮癬等。單用有一定療效。方例：萆薢滲濕湯、金蟾脫甲酒、土茯苓合劑。

【用量用法】　15～60g，煎服。

馬齒莧————————

【性味歸經】　酸，寒。

【功能】　清熱利濕，解毒。

【配伍應用】　治濕疹，外用煎水洗或鮮品搗爛外敷。

【用量用法】　30～60g；鮮品加倍，煎服。外用適量。

花　椒————————

【性味歸經】　辛，溫，有小毒。

【功能】　燥濕，殺蟲，止癢。

【配伍應用】　治皮膚濕疹、陰癢，多煎水洗。可配苦

參、地膚子、蛇床子等同用。

【用量用法】　2～5g，煎服，或入丸散劑服。外用適量，煎水洗或含漱，或研末調敷。

艾　葉————————

【性味歸經】　苦、辛，溫，有小毒。

【功能】　除濕止癢。

【配伍應用】　治濕疹皮膚癢、疥瘡、皮癬等。可煎水外洗或研末調敷。

【用量用法】　3～10g，煎服。外用適量。

輕　粉————————

【性味歸經】　苦、辛，寒，有大毒。

【功能】　殺蟲攻毒。

【配伍應用】　治疥瘡、皮癬、梅毒、下疳等。方例：一掃光、鵝黃散。

【用量用法】　0.1～0.2g，入丸散劑服。外用適量，研末調塗或乾撒。

【注意事項】　本品毒性強烈，內服不能過量，也不可持續服用，以防中毒；服後要及時漱口，以免口腔糜爛。孕婦忌服。

藜　蘆————————

【性味歸經】　苦、辛，寒，有大毒。

【功能】　殺蟲止癢。

【配伍應用】　治疥瘡、皮癬、白禿頭瘡等，多外用，研末生油調塗。

【用量用法】　0.3～0.9g，作丸散服。外用研末，油調

塗。

【注意事項】　本品毒性強烈，內服宜慎。體弱、素有失血及孕婦均忌服。反細辛，芍藥及五參。服之吐不止，飲蔥湯可解。

烏梢蛇

【性味歸經】　甘，平。

【功能】　祛風，通絡，攻毒。

【配伍應用】　治皮膚瘙癢、疥瘡、皮癬、麻風等，內服或外用均可。《本草綱目》治白癜風配枳殼（麩炒）、牛膝、天麻、熟地、白蒺藜、五加皮、防風、桂心，浸酒服。治臉部黥皰，用其肉燒灰，臘豬脂調敷。

【用量用法】　5～10g，煎服。

白花蛇

【性味歸經】　甘、鹹，溫，有毒。

【功能】　祛風，除濕，通絡，定痙，止痛。

【配伍應用】　治疥癬、麻風等，可研末服或浸酒服。亦可配烏梢蛇、蝮蛇同用治麻風。

【用量用法】　3～10g，煎服；研末服，每次1～1.5g。

海桐皮

【性味歸經】　苦，平。

【功能】　祛風，化濕，殺蟲，通絡。

【配伍應用】　治疥瘡、皮癬。可配木槿皮、蛇床子等浸酒外塗或研末後豬脂調敷。

【用量用法】　6～12g，煎服。外用適量。

樟　腦————————

【性味歸經】　辛，熱，有毒。

【功能】　殺蟲止癢。

【配伍應用】　治疥瘡、皮癬，可研末浸酒外擦。方例：一掃光、一擦光。

【用量用法】　0.1～0.2g，入丸散劑服，或用酒溶化後服。外用適量，研末撒或調塗。

【注意事項】　本品有毒，內服宜慎，並當控制劑量，以防中毒。孕婦忌服。

皂角刺————————

【性味歸經】　辛，溫。

【功能】　搜風殺蟲。

【配伍應用】　治皮癬、麻風等。治麻風可內服。治癬可與醋熬汁外塗。

【用量用法】　3～10g，煎服。外用適量，醋煎塗患處。

大風子————————

【性味歸經】　辛，熱，有毒。

【功能】　祛風燥濕，殺蟲攻毒。

【配伍應用】　治疥瘡、皮癬、麻風、梅毒等。治麻風內服（不入煎劑）。治疥瘡、皮癬、梅毒可外用：搗敷或研末（煅存性）香油調敷。方例：一掃光。

【用量用法】　0.3～1g，煎服。外用適量，搗服或煅成性研末調服。

【注意事項】　本品有毒，內服宜慎，陰虛血熱者忌服。勿過量或持續服用。

何首烏

【性味歸經】　苦、甘、澀，微溫。入肝、腎經。

【功能】　補肝腎，益精血，解毒，收斂。

【配伍應用】　治血虛風疹瘙癢，可配生地、當歸、黃芪、白蒺藜等同用。治疥瘡、皮癬可煎濃汁塗敷，可配艾葉、薄荷等同用。

【用量用法】　10～30g，煎服。

【注意事項】　大便溏瀉或濕痰較重者不宜服。

冰　片

【性味歸經】　苦、辛，涼。

【功能】　止癢，宣毒，防腐，消腫，止痛。

【配伍應用】　治疥瘡、皮癬等，研末外撒或煎水塗。多配伍使用。

【用量用法】　0.03～0.1g，入丸散服，不入煎劑。外用適量。

【注意事項】　孕婦慎服。

川楝子

【性味歸經】　苦，寒，有小毒。

【功能】　殺蟲，止癢。

【配伍應用】　治疥瘡、皮癬，煎汁塗或焙黃研末調塗（多用煉豬油）。

【用量用法】　3～10g，煎服。外用適量。

穀精草

【性味歸經】　辛、甘，平。

【功能】 祛風，清熱，止癢。

【配伍應用】 治疥瘡、皮癬，可煎水洗。

【用量用法】 6～15g，煎服。

羊　蹄————

【性味歸經】 苦、酸，寒，有小毒。

【功能】 清熱，解毒，殺蟲。

【配伍應用】 治疥瘡、頑癬。外用：加醋磨汁外塗。亦可用其根汁配礬石、輕粉外塗治疥癬。

【用量用法】 10～15g，煎服。外用適量。

辣　椒————

【性味歸經】 辛，熱。

【功能】 祛濕，消炎，溫經，止痛。

【配伍應用】 治疥癬凍瘡，煎水洗。

【用量用法】 外用適量。

生　薑————

【性味歸經】 辛，微溫。

【功能】 解表散寒，除臭。

【配伍應用】 治狐臭，薑汁外擦。

【用量用法】 外用適量。

鴉膽子————

【性味歸經】 苦，寒，有毒。

【功能】 腐蝕贅疣。

【配伍應用】 治疣贅可搗爛外敷（治尋常疣）。注意保護正常皮膚（可用膠布剪孔貼上，將疣露出）。

【用量用法】　外用適量。

冬瓜子————

【性味歸經】　甘，寒。

【功能】　清熱，利濕，化痰，排膿。

【配伍應用】　《本經》謂其「令人悅澤好顏色，益氣不飢。」《日華諸家本草》謂「除皮膚風及黑䵟，潤肌膚。」《本草述鉤元》：治「鼻面酒皶……，」內服或外用增多可。

【用量用法】　10～15g，煎服。

山慈姑————

【性味歸經】　甘、微辛，寒，有小毒。

【功能】　清熱解毒，消腫散結。

【配伍應用】　《本草拾遺》：「療痛腫……亦剝人面皮，除皮䵟皯。」

【用量用法】　3～6g，煎服。外用適量。

苦楝皮————

【性味歸經】　苦，寒，有小毒。

【功能】　殺蟲，療癬。

【配伍應用】　治疥癬，外用研末調敷。

【用量用法】　6～15g；鮮品加倍，煎服。外用適量。

第二章

常用中藥藥理藥效表

一、抗　菌

藥物名稱	有效成分及作用機理
麻　黃	麻黃揮發油對金黃色葡萄球菌、A、B型溶血性鏈球菌、流感嗜血桿菌、肺炎鏈球菌、炭疽桿菌、白喉桿菌、大腸桿菌、奈瑟雙球菌等有不同程度的體外抑制作用。
桂　枝	桂枝對金黃色葡萄球菌、傷寒桿菌以及常見的致病真菌均具有較強的抑制作用；醇提取物對大腸桿菌、金黃色葡萄球菌、肺炎球菌、炭疽桿菌、霍亂孤菌等有抑制作用；桂皮油、桂皮醛對變形桿菌、結核桿菌有抑制作用。
紫　蘇	紫蘇油對自然污染的霉（醇母）菌有抑制作用；紫蘇醛、蒎烯具有抗綠膿桿菌作用。 紫蘇醛和檸檬醛為抗真菌的主要活性成分。
細　辛	細辛醇浸劑、揮發油對革蘭氏陽性菌、枯草桿菌及傷寒桿菌有抑制作用；煎劑對結核桿菌和傷寒桿菌有抑制作用。細辛揮發油中的黃樟醚體外有較強的抗真菌作用。
生　薑	生薑水浸劑和提取物對金黃葡萄球菌、傷寒桿菌等多種致病菌有顯著抑制作用，對多種致病真菌有抑制作用。 有效成分為薑烯酮和薑油酮。

藥物名稱	有效成分及作用機理
荊芥	荊芥煎劑對金黃葡萄球菌和白喉桿菌有較強的抗菌作用，對炭疽桿菌、B型鏈球菌、傷寒桿菌等多種致病菌有一定抑制作用，亦具有抗結核作用。
防風	防風新鮮汁和防風煎劑對多種致病菌有抑制作用。
羌活	羌活水煎劑、羌活揮發油對痢疾、大腸、傷寒、綠膿、布氏桿菌有一定抑制作用。 羌活水提物在5%濃度即對部分致病性淺部真菌產生抑制作用，可作為廣譜抗淺部真菌中草藥。
薄荷	薄荷煎劑對金黃色及白色葡萄球菌，A型及B型鏈球菌，卡他及腸炎球菌，福氏痢疾、炭疽、白喉、傷寒、綠膿、大腸、變形桿菌及白色念球菌、陰道滴蟲，均有抑制作用。
菊花	菊花水浸劑或煎劑對金黃色葡萄球菌、B型溶血性鏈球菌、大腸桿菌、宋內氏痢疾桿菌、變形桿菌、傷寒桿菌、副傷寒桿菌、綠膿桿菌、人型結核桿菌、藿亂孤菌都有抑制作用。菊花水浸劑對某些常見皮膚致病真菌有抑制作用。
升麻	升麻對金黃色及白色葡萄球菌、B型鏈球菌、白喉桿菌、傷寒桿菌、綠膿桿菌、埃希氏大腸桿菌、志賀氏痢疾桿菌有抑制作用。 升麻醇提取的升麻素對白色念球菌、石膏樣毛癬菌、紅色毛癬菌、新型隱球菌、狗小芽孢菌、鐵鏽色小孢子菌、發癬毛癬菌、石膏樣小孢子菌、絮狀表皮癬菌、羊毛狀小孢子菌、熱帶念珠菌等真菌有抑制作用。
知母	知母對傷寒桿菌、痢疾桿菌、白喉桿菌、肺炎球菌、葡萄球菌有一定抑制作用；對某致病性皮膚真菌及白色念球菌也有一定的抑制作用。

常用中藥性味功能速查

藥物名稱	有效成分及作用機理
天花粉	天花粉煎劑對溶血性鏈球菌、肺炎鏈球菌和白喉桿菌有一定的抑制作用。
梔 子	梔子水煎液對多種皮膚癬菌，如毛癬菌、黃癬菌、小牙孢癬菌有抑制作用。
黃 芩	黃芩在體外能抑制金黃色葡萄球菌、肺炎鏈球菌、溶血性鏈球菌、肺膜炎雙球菌、痢疾桿菌、白喉桿菌、炭疽桿菌、變形桿菌、結核桿菌、藿亂孤菌以及鉤端螺旋體等的生長。
黃 連	黃連具有廣譜抗病原體作用，有效成分主要為小檗鹼、藥根鹼、巴馬亭等。 黃連能顯著抑制葡萄球菌、鏈球菌、肺炎球菌、藿亂孤菌、炭疽桿菌和各型痢疾桿菌的生長，對枯草桿菌、肺炎桿菌、百日咳桿菌、白喉桿菌、鼠疫桿菌、布氏桿菌、大腸桿菌、變形桿菌、傷寒桿菌也有一定抑制作用。
黃 柏	在體外黃柏水煎劑或醇浸劑對金黃色葡萄球菌、白色葡萄球菌、檸檬色葡萄球菌、溶血性鏈球菌、肺炎鏈球菌、炭疽桿菌、霍亂桿菌、白喉桿菌、枯草桿菌、大腸菌、綠膿桿菌、傷寒桿菌、副作寒桿菌、腦膜炎雙球菌、糞產鹼桿菌等有不同程度的抑制作用。
龍膽草	龍膽草煎劑對綠膿桿菌、變形桿菌、傷寒桿菌、金黃色葡萄球菌、石膏樣毛癬菌、星形奴卡氏菌等有不同程度抑制作用。
秦 皮	秦皮煎劑對金黃色葡萄球菌、大腸桿菌、痢疾桿菌等有不同程度的抑制作用。
連 翹	連翹體外對金黃色葡萄球菌、溶血性鏈球菌、多型痢疾桿菌、傷寒桿菌、變形桿菌等有顯著抑制作用；連翹還有抗內毒素作用。

藥物名稱	有效成分及作用機理
金銀花	金銀花在體外對金黃色葡萄球菌、溶血性鏈球菌、肺炎鏈球菌、腦膜炎球菌、傷寒桿菌、副傷寒桿菌、志賀氏、福氏、施氏痢疾桿菌以及大腸桿菌、綠膿桿菌、變形桿菌、霍亂孤菌等有不同程度的抑制作用。
苦　參	苦參鹼體外對痢菌桿菌、大腸桿菌、變形桿菌、B型鏈球菌及金黃色葡萄菌均有明顯的抑制作用。苦參水煎液能抑制毛癬菌、黃癬菌、小芽孢癬菌和紅色表皮癬菌等多種皮膚真菌的生長。苦參醇浸膏於體外能殺滅陰道滴蟲。
蒲公英	本品煎劑和浸劑對金黃色葡萄球菌、溶血性鏈球菌及卡他雙球菌有顯著抑制作用。
穿心蓮	穿心蓮黃酮部分在體外對痢疾桿菌有明顯抑制作用。
大青葉	大青葉能抑制金黃色葡萄球菌、鏈球菌、腦膜炎球菌、肺炎球菌、傷寒桿菌、大腸桿菌、流感桿菌、白喉桿菌、痢疾桿菌、鉤端螺旋體等的生長。
板藍根	板藍根煎劑能抑制金黃色葡萄球菌、肺炎鏈球菌、甲型鏈球菌、流感桿菌、大腸桿菌、傷寒桿菌、痢疾桿菌、鉤端螺旋體等的生長。其有效成分可能是色胺酮和吲哚類衍生物。
貫　眾	貫眾對痢疾桿菌、傷寒桿菌、大腸桿菌、綠膿桿菌、變形桿菌以及金黃色葡萄球菌等有明顯的抗菌作用。
魚腥草	魚腥草對金黃色葡萄球菌、白色葡萄球菌、溶血性鏈球菌、肺炎球菌、卡他球菌、白喉桿菌、變形桿菌、志賀氏、旋氏、福氏及宋內氏痢疾桿菌、豬霍亂桿菌、結核桿菌有不同程度的抑制作用。
山豆根	山豆根所含苦參鹼對痢疾桿菌、變形桿菌、大腸桿菌、金黃色葡萄球菌、綠膿桿菌等有明顯抑制作用。

藥物名稱	有效成分及作用機理
白頭翁	白頭翁鮮汁、煎劑、乙醇提取物等對金黃葡萄球菌、綠膿桿菌、痢疾桿菌、枯草桿菌、傷寒桿菌、沙門氏菌等有顯著的抑制作用。
熊　膽	熊膽體外試驗對 A 型鏈球菌、金黃色球菌、肺炎鏈球菌、卡他球菌、流感嗜血桿菌、大腸桿菌、綠膿桿菌、肺炎克雷伯氏菌等均有抑制作用。
牡丹皮	丹皮提取物對白色和黃色葡萄球菌、溶血性鏈球菌、肺炎球菌、枯草桿菌、大腸桿菌、傷寒桿菌、副傷寒桿菌、痢疾桿菌、變型桿菌、綠膿桿菌、百日咳桿菌及霍亂孤菌等有一定的抑制作用。丹皮酚是抗菌的有效成分之一。
赤芍藥	赤芍藥對痢疾桿菌、傷寒、副傷寒桿菌、綠膿桿菌、大腸桿菌、變形桿菌以及葡萄球菌、鏈球菌、肺炎球菌、百日咳桿菌、霍亂孤菌等均有顯著抑制作用；具有抗肝纖維化及降低門脈高壓作用。
紫　草	紫草水、醇及油溶液對變形桿菌、溶血性鏈球菌、金黃色葡萄球菌、綠膿桿菌、大腸桿菌、痢疾桿菌等有明顯抑制作用。
青　蒿	青蒿水煎劑對表面葡萄球菌、卡他球菌、炭疽桿菌、白喉桿菌有較強的抑制作用；對金黃色葡萄球菌、綠膿桿菌、痢疾桿菌、結核桿菌等也有一定的抑菌作用。
番瀉葉	番瀉葉對多種細菌有抑制作用，如對大腸桿菌、痢疾桿菌、變形桿菌、甲型鏈球菌有明顯抑制作用。番瀉葉對真菌有抑制作用。100%番瀉葉浸出液對白色念球菌有明顯抑制作用。
巴　豆	巴豆水煎液對金黃色葡萄球菌、炭疽桿菌、B 型溶血性鏈球菌、白喉桿菌、綠膿桿菌有一定抑制作用。

第二章　常用中藥藥理藥效表

433

藥物名稱	有效成分及作用機理
大　黃	大黃具有廣譜抗菌作用，較敏感的細菌為厭氧菌，其次是葡萄球菌、溶血性鏈球菌和淋病雙球菌，再次為白喉桿菌、傷寒、副傷寒桿菌和痢疾桿菌。對一些致病性真菌、多種皮膚癬菌有抑制作用。大黃主要抑菌成分是游離型甙元，主要有大黃酸、大黃素、蘆薈，大黃素作用較強。其抗菌機理主要是對菌體核酸和蛋白質合成及糖代謝有抑制作用。
商　陸	商陸水浸劑在試管內對許蘭氏黃癬菌、奧杜盎氏小芽胞癬菌等皮膚真菌有殺滅作用。野蘿蔔根（高陸根）煎劑酊劑對流感桿菌及肺炎鏈球菌部分菌株有一定的抑制作用。
雷公藤	雷公藤對金黃色葡萄球菌、607 分枝桿菌、枯草桿菌、無核桿菌有明顯的抑制作用，對革蘭氏陰性細菌也有抑制作用，對真菌尤其是皮膚白色念球菌感染療效特佳。其抑菌的主要成分是雷公藤紅素。
秦　艽	秦艽醇浸液對痢疾桿菌、傷寒桿菌、肺炎球菌等有抑制作用。秦艽水浸液對同心性毛癬菌、許蘭氏黃癬菌、奧杜盎氏小芽胞癬菌等均有抑制作用。
豨薟草	豨薟草對白色念球菌及金黃色葡萄球菌有輕度抑制作用。
蒼　朮	北蒼朮提取物體外對耐四環素、鏈霉素、氨青霉素的福氏痢疾桿菌 F_{13} 株的亞抑菌濃度為 3.125mg/ml。
厚　朴	厚朴煎液在體外對葡萄球菌、溶血性鏈球菌、肺炎球菌、百日咳桿菌等革蘭氏陽性菌及炭疽桿菌、傷寒桿菌、副傷寒桿菌、霍亂桿菌、大腸桿菌、變形桿菌、枯草桿菌等革蘭氏陰性桿菌均有抑殺作用。

藥物名稱	有效成分及作用機理
茯 苓	茯苓水煎劑對金黃色葡萄球菌、大腸桿菌及變形桿菌有一定抑制作用。
茵陳蒿	茵陳蒿煎劑對金黃色葡萄球菌、白喉桿菌、炭疽桿菌、傷寒桿菌、甲型副傷寒桿菌、綠膿桿菌、大腸桿菌、弗氏痢疾桿菌、志賀氏痢疾桿菌、腦膜炎雙球菌與枯草桿菌等有不同程度的抑制作用。10%的茵陳蒿煎劑可完全抑制人型結核桿菌的生長。茵陳精油作 1.800 倍稀釋可抑制枯草桿菌、金黃色葡萄球菌和大腸桿菌，對致病性皮膚真菌的抑制作用更強。
金錢草	金錢草沖劑對肺炎鏈球菌有抑制作用。
虎 杖	虎杖煎劑在體外對金黃色葡萄球菌、白色葡萄球菌、溶血性鏈球菌、卡他球菌、變形桿菌、福氏痢疾桿菌等均有抑制作用。其有效成分大黃素、大黃素葡萄糖甙和白藜蘆醇甙（PD）對金黃色葡萄球菌和肺炎雙球菌有抑制作用。
肉 桂	肉桂油和桂皮醛具有強大抑菌作用，對革蘭氏陽性菌的效果比陰性菌好，對霉菌也有效，可由抑制霉菌生長間接抑制黃曲霉素生長。
陳 皮	25%濃度的陳皮對紅色毛癬菌、石膏樣毛癬菌、羊毛狀小孢子菌、絮狀表皮癬菌、白色念球菌等淺部真菌具有抑菌作用。
木 香	木香揮發油能抑制鏈球菌、金黃色與白色葡萄菌的生長。木香煎劑對許蘭氏黃癬菌及蒙古變種真菌有抑制作用。
香 附	香附揮發油對金黃色葡萄球菌有抑制作用，香附烯的抑菌作用比揮發油強，且對宋氏痢疾桿菌也有效。香附提取物對真菌有抑制作用。

藥物名稱	有效成分及作用機理
烏　藥	鮮烏藥葉煎劑對金黃色葡萄球菌、炭疽桿菌、B 型溶血性鏈球菌、白喉桿菌、大腸桿菌、綠膿桿菌、痢疾桿菌等有抑制作用。
山　楂	山楂對志賀、福氏、宋內等痢疾桿菌有較強的抗菌作用；對金黃色葡萄球菌、B 型鏈球菌、左腸桿菌、變形桿菌、炭疽桿菌、白喉桿菌、傷寒桿菌、綠膿桿菌等也有抗菌作用。一般對革蘭氏陽性細菌作用強於革蘭氏陰性細菌。
萊菔子	萊菔子有效成分萊菔素對葡萄球菌和大腸桿菌具有顯著的抑制作用。萊菔子水浸劑（1：3）在試管內對同心性毛癬菌等 6 種皮膚真菌有不同程度的抑制作用。
槐　花	槐花水浸液（1：5）在試管內對黃色毛癬菌、許蘭氏黃癬菌、奧本杜盎氏小芽胞癬菌、羊毛狀小芽胞癬菌、星形奴卡氏菌等皮膚真菌均有不同程度的抑制作用。
茜　草	茜草對金黃色葡萄球菌、肺炎球菌、卡他球菌、流感桿菌以及部分皮膚真菌等皆有不同程度的抑制作用，但對 A 型及 B 型鏈球菌無效。
仙鶴草	仙鶴草的熱水或乙醇浸液對枯草桿菌、金黃色葡萄球菌、傷寒桿菌以及人型結核桿菌有抑制作用。
白　及	白及在試管內能抑制多種革蘭氏陽性菌，對人型結核桿菌亦有顯著抑制作用。白及膠漿對白色葡萄球菌和 A 型鏈球菌也有明顯抑制作用。
川　芎	川芎對多種 G⁻（革蘭氏陰性）腸道菌，如大腸桿菌、痢疾桿菌、變形桿菌、綠膿桿菌、傷寒桿菌、副傷寒桿菌及霍亂孤菌等均有抑制作用。
川貝母	川貝母醇提物對金黃色葡萄球菌和大腸桿菌有明顯的抑菌作用。

藥物名稱	有效成分及作用機理
毛冬青	毛冬青煎劑1：128對金黃色葡萄球菌，1：32對奈氏球菌、肺炎球菌、宋氏痢疾桿菌，1：8對傷寒桿菌、大腸桿菌有抑制作用。
莪 朮	莪朮揮發油體外試驗，具有抑制金黃色葡萄球菌、溶血性鏈球菌、大腸桿菌、傷寒桿菌、霍亂孤菌等的作用，其中脂溶部分三個單體對紅色發癬菌酵母及里曲菌等有高度抑制活性，其主要成分是對 - 甲氧基桂酸乙酸，為一種廣譜抗真菌成分。
血 竭	1：2血竭水浸液，在試管內對黃色毛癬菌、石膏樣毛癬菌、許蘭氏黃癬菌等多種致病真菌有不同程度的抑制作用；對金黃色葡萄球菌、白色葡萄球菌、檸檬色葡萄球菌，奈氏球菌，白喉桿菌及傷寒桿菌都有較強的抑菌作用；對大腸桿菌、綠膿桿菌、福氏痢疾桿菌也有抑制作用。
馬錢子	馬錢子煎劑對嗜血流感桿菌、肺炎鏈球菌、甲型鏈球菌和卡他球菌均有抑制作用；對皮膚真菌如許蘭氏黃癬菌、奧氏小芽胞癬菌等也有不同程度的抑制作用。
薑 黃	薑黃的醇提取液、薑黃素和揮發油可抑制八迭球菌、高夫克氏菌、棒狀桿菌和梭狀芽胞菌。薑黃素對微球菌也有抑制作用。薑黃揮發油對紅色毛癬菌、石膏樣毛癬菌、絮狀表皮癬菌、石膏樣小孢子菌，羊毛狀小孢子菌、許蘭氏毛癬菌、白色念球菌、新生隱球菌、裴氏著色真菌、申克氏孢子菌等有一定抑制作用。
紫 菀	紫菀煎劑體外實驗對痢疾桿菌、傷寒桿菌、副傷寒桿菌、大腸桿菌、變形桿菌和綠膿桿菌等均有抑菌作用。
前 胡	白花前胡揮發油在試管內對金黃色葡萄球菌的生長有較強的抑制作用，對大腸桿菌也有一定的抑制作用。

藥物名稱	有效成分及作用機理
牛　黃	體外試驗中牛黃能使流行性B型腦炎病毒直接滅活。
蟾　酥	蟾酥總甙注射液對綠膿桿菌、卡他球菌、葡萄球菌、變形桿菌有抑制作用。
刺五加	刺五加醇浸液（1：1）或水煎液（1：1）對白色葡萄球菌均有抑制作用，前者對奈瑟氏菌、大腸埃希菌也有一定的抗菌效果。
淫羊藿	淫羊藿對白色葡萄球菌、金黃色葡萄球菌有較顯著的抑制作用；對奈氏卡他球菌、肺炎鏈球菌、流感嗜血桿菌有輕度抑制作用。
補骨脂	補骨脂對金黃色葡萄球菌、結核桿菌，金枝桿菌及多種霉菌有抑制作用。
白　芍	白芍煎劑體外對志賀氏痢疾桿菌有抑制作用，對葡萄球菌、綠膿桿菌等也有一定抑制作用。
何首烏	何首烏水煎液體外對金黃色葡萄球菌、白色葡萄球菌、福氏痢疾桿菌、宋內氏痢疾桿菌、傷寒桿菌901、副傷寒桿菌、白喉桿菌、B型溶血性鏈球菌等均有不同程度的抑制作用。
南沙參	南沙參水浸劑（1：2）在管內對奧杜盎氏小芽胞癬菌、羊毛狀小芽胞癬菌等皮膚真菌均有不同程度的抑制作用。
黃　精	黃精水提出液（1：320）體外對傷寒桿菌、金黃色葡萄球菌和抗酸桿菌有抑制作用。黃精醇提水溶液濃度>2%時，對堇色毛癬菌、紅色表皮癬菌等真菌有抑制作用。
大　蒜	大蒜為植物廣譜抗生素，對多種致病菌如葡萄球菌、腦膜炎球菌、肺炎球菌、鏈球菌及白喉、痢疾、大腸、傷寒、副傷寒、結核桿菌和霍亂孤菌都有明顯抑制和殺滅作用。大蒜對皮膚真菌亦有抑制作用，大蒜新素在1：51 200 濃度可明顯抑制白色念球菌；在1：200 900 濃度可抑制新生隱球菌。

常用中藥性味功能速查

二、抗病毒

藥物名稱	有效成分及作用機理
麻 黃	麻黃揮發油對流感病毒（亞 A 型）有明顯的抑制作用，對 A 型流感病毒 PR_8 株感染的小鼠有治療作用。
防 風	防風水煎液及其復方有一定抑制流感病毒 A_3 作用。防風粗提水物有抗哥倫比亞 SK_4 病毒作用。
薄 荷	薄荷煎劑對單純疱疹病毒有抑制作用，5%薄荷煎劑對孤兒病毒亦有抑制作用。
天花粉	天花粉蛋白對艾滋病（AIDS）患者的細胞內人類免疫缺陷病毒（HIV）有較強的抑制復制可蔓延作用，並可降低感染細胞無感染的比率。
秦 皮	本品對流感病毒、疱疹病毒等有一定抑制作用，對家兔實驗性單純疱疹性角膜炎有明顯防治作用。
金銀花	金銀花能抑制流感病毒京科 68-1 株、孤兒病毒 $ECHO_{11}$ 及單純疱疹病毒的致細胞病變作用。
黃 柏	黃柏對 B 型肝炎表面抗原（HBsAg）有明顯地選擇性抑制作用。
蒲公英	蒲公英煎劑或水提物能延緩 $ECHO_{11}$ 及疱疹毒引起的人胚腎或人胚肺原代單層細胞的病變。
大青葉	大青葉能抑制 B 型腦炎病毒、腮腺炎病毒、流感病毒、腺病毒等。
板藍根	體外及雞胚試驗表明板藍根能明顯抑制流感病毒 PR_8 株及京科 68-1 株的增殖，並能延緩流感病毒京科 68-1 株及腺病毒所致人胚腎原代單層上皮細胞的病變。板藍根注射液對腎綜合徵出血熱病毒（HERSV）在體外有殺滅作用。板藍根對 B 型肝炎有較好的療效。

藥物名稱	有效成分及作用機理
甘 草	甘草甜素可能抑制 HIV 病毒的復制，還可抑制 HIV 在 CD_4 靶細胞上致細胞毒樣作用。甘草多糖（GPS）濃度為 32.2mg/ml 時，對水泡性口腔病毒（VSV）、腺病毒Ⅲ（AdvⅢ）、單純疱疹病毒Ⅰ型（HSV-1）和牛痘病毒（VV）均有明顯抑制作用，能顯著抑制細胞病變發生，使組織培養細胞得到保護。
魚腥草	魚腥草對流感病毒亞洲 A 型京科 68-1 株、孤兒病毒等有一定抑制作用。
赤芍藥	赤芍對流感病毒、副流感病毒、疱疹病毒及某些腸道病毒有一定抑制作用。
青 蒿	青蒿有抗流感病毒作用。
黃 精	黃精 1：10 濃度對腺病毒和疱疹病毒有抑制作用。
虎 杖	虎杖能抑制 A 型肝炎病毒，對 B 型肝炎表面抗原（HBsAg）亦有明顯抑制作用。
大 黃	大黃對某些病毒如流感病毒、單純疱疹病毒、B 肝病毒等均有抑制作用。
巴 豆	皮下注射巴豆油制劑，能降低感染流行性 B 型腦炎病毒的小鼠死亡率並延長其存活時間。
厚 朴	厚朴對小鼠實驗性病毒肝炎有一定的改善實質性病理損害作用。
茵陳蒿	體外試驗證明，濱蒿 1：10 濃度對孤兒病毒有抑制作用。茵陳水煎液對乙型肝炎表面抗原（HBsAg）呈輕度抑制作用。
金錢草	金錢草對 B 型肝炎表面抗原（HBsAg）似有抑制作用。用反相被動血凝抑制試驗檢測到金錢草的水及 50%乙醇兩種溶劑提取物對 HBsAg 均有明顯抑制作用。

藥物名稱	有效成分及作用機理
貫 眾	貫眾對流感病毒、副流感病毒、腺病毒、脊髓灰質炎病毒、埃可病毒、柯薩奇病毒、流行性B型腦炎病毒及單純疱疹病毒等均有明顯抗病毒作用。對B型肝炎表面抗原（HBsAg）也有抑制作用。
大 蒜	體外試驗表明，大蒜提取物0.15mg/ml時，可殺滅流感病毒B, 0.015mg/ml時殺滅疱疹病毒。還有抗巨噬細胞毒的作用。

三、抗　炎

藥物名稱	有效成分及作用機理
麻 黃	偽麻黃鹼、甲基麻黃鹼、麻黃鹼抗炎作用與其抑制花生四烯酸的釋放和代謝有關。此外，所含雜環化合物，如惡唑烷酮類亦有抗炎作用。
桂 枝	桂枝煎劑、桂枝總揮發油等對急性炎症有明顯的抑制作用。桂枝總揮發油對呼吸道炎症有消炎作用。 　　其抗炎機理與抑制組胺生成、PGE的合成釋放、清除自由基等有關。
細 辛	細辛油抗炎作用原理除增加腎上腺皮質功能外，抑制炎症介質的釋放、毛細血管通透性升高、白細胞游走及結締組織增生亦為其作用環節。
生 薑	生薑油所含的薑烯酮有抗炎作用。 　　抗炎作用與興奮垂體－腎上腺皮質系統有關。
升 麻	升麻異阿魏酸、北升麻提取物或單穗升麻提取物給大鼠灌胃，對角叉菜膠或右旋糖酐所致足腫脹均有抑制作用。

藥物名稱	有效成分及作用機理
柴　胡	柴胡皂甙和柴胡揮出油，均有抗炎作用。 　　作用機理較為複雜，除柴胡皂甙a或b能興奮腺垂體分泌促腎上腺皮質激素（ACTH），刺激腎上腺引起皮質激素的合成和分泌外，尚對炎症過程的許多環節如滲出、毛細血管通透性增加、炎症介質的釋放、白細胞游走、結締組織增生都有一定的關係。
菊　花	菊花提取物給小鼠腹腔注射，對組胺所致毛細血管通透性增加有抑制作用，減少臺盼藍擴散。
防　風	防風水煎劑和醇浸劑能抑制大鼠蛋清足腫與巴豆油致小鼠耳廓腫脹，亦能降低小鼠腹腔毛細血管通透性。
知　母	所含芒果甙有顯著抗炎作用。
梔　子	梔子的乙醇、乙酸乙酯、甲醇提取物塗於小鼠耳殼，對二甲苯致小鼠耳殼腫脹均有明顯抑制作用；對外傷所致小鼠和家兔實驗性軟組織損傷也有明顯治療作用。
黃　芩	黃芩甙、黃芩素有明顯降低炎症時小鼠耳毛細血管通透性亢進及低氣壓所致小鼠實驗性肺出血。腹腔注射100mg/kg對鹿角菜膠性大鼠腳爪水腫有與阿司匹林相似的抗炎作用。
黃　連	黃連的甲醇提取物對多種致炎物所致大鼠腳爪水腫及肉芽腫形成均有顯著抑制作用，局部用藥也可顯著抑制炎性肉芽腫的發展。
黃　柏	黃柏及其所含水檗鹼用受精卵法試驗具有顯著抗增生作用。
龍膽草	龍膽鹼、gentiadine 口服或龍膽注射液腹腔注射可使大鼠蛋清性或甲醛性腳腫減輕，龍膽鹼的抗炎作用較水楊酸鈉約強 4～7 倍。

藥物名稱	有效成分及作用機理
秦　皮	秦皮甲素、秦皮乙素都有明顯的抗炎作用，其機理可能與其興奮腎上腺皮質功能有關。
苦　參	苦參有顯著抗炎作用，所含生物鹼為主要抗炎成分。
金銀花	金銀花有顯著的抗炎作用，注射給藥時可明顯抑制新鮮雞蛋清、鹿角菜膠等所致的大鼠腳爪水腫，能明顯抑制巴豆油性肉芽囊大鼠的炎性滲出和炎性增生。黃褐毛忍冬總皂甙 Ful 具有顯著抗炎活性，為主要成分。
穿心蓮	穿心蓮甲、乙、丙、丁素灌服 1g/kg 能顯著抑制二甲苯、醋酸所致小鼠皮膚或腹腔毛細血管通透性亢進，減少巴豆油性肉芽囊中急性滲出液量，抑制大鼠蛋清性腳腫。穿心蓮內酯成分的水溶衍生物注射液也具有顯著抗炎作用。
大青葉	大青葉有顯著的抗炎作用，其煎劑 5g/kg 灌服明顯抑制大鼠甲醛性腳腫，10g/kg 則可降低二甲苯所致家兔皮膚毛細血管通透性亢進。
魚腥草	魚腥草煎劑及魚腥草所含魚腥草素、懈皮素、檞皮甙及異檞皮甙等黃酮類化合物具有抗炎作用，能顯著抑制炎症早期的毛細血管通透性亢進。
山豆根	本品所含苦參鹼、氧化苦參鹼、槐果鹼等均顯著抗炎作用。
熊　膽	天然熊膽、引流熊膽及人工熊膽均有明顯的抗炎作用。
生地黃	地黃煎劑和醇浸劑對大鼠實驗性甲醛性關節炎有顯著的抑制作用。
牡丹皮	丹皮酚對多種實驗性動物炎症有顯著抑制作用。丹皮酚抗炎作用機理與抑制炎性細胞游走、抑制炎性組織前列腺素合成有關。

藥物名稱	有效成分及作用機理
赤芍藥	芍藥甙具有顯著的抗炎作用，牡丹酚則有較強的抗炎作用，對多種致炎劑所致毛細血管通透性亢進、滲出和水腫以及免疫性炎症均有顯著抑制作用。
紫 草	乙酰紫草素為紫草抗炎作用有效成分之一，其抗炎機理可能與抑制花生四烯酰脂氧酶代謝有關。
青 蒿	青蒿水提物對大鼠酵母性足腫有明顯的抗炎作用，莨菪亭是抗炎成分之一。
大 黃	大黃對多種實驗性炎症模型表現出明顯的抗炎作用。其抗炎作用機理主要與抑制花生四烯酸代謝有關。大黃可抑制環氧化酶，使前列腺素 E（PGE）合成減少，並抑制白三烯 B_4（LTB_4）的合成，而 PGE 和 LTB_4 均為致炎活性物質。
蘆 薈	蘆薈對多種原因引起的實驗動物炎症有明顯抗炎作用，其抗炎活性取決於它對細胞膜和細胞骨架的穩定活性。
巴 豆	巴豆霜 5g/kg 給小鼠灌胃，可顯著抑制小鼠腹腔毛細血管的通透性及巴豆油誘發的小鼠耳腫脹。
商 陸	商陸皂甙甲（EsA）對多種急、慢性炎症模型有明顯抑制作用，腹腔注射 EsA 能明顯抑制乙酸提高小鼠腹腔毛細血管通透性的作用，並能顯著抑制二甲苯引起的小鼠耳殼腫脹。EsA 的抗炎作用可能主要是由抑制巨噬細胞的吞噬和分泌功能；抑制巨噬細胞釋放血小板活化因子；抑制外周血單核細胞產生腫瘤壞死因子實現的。
虎 杖	虎杖煎劑外用對燙傷、燒傷創面有收斂、防止感染和消炎作用。
附 子	烏頭鹼對滲出性炎症有抑制作用，且同時抑制滲出液中白細胞的滲出。

藥物名稱	有效成分及作用機理
雷公藤	雷公藤內酯腹腔注射對實驗小鼠有明顯抗炎作用，其抗炎作用機理與興奮下丘腦—垂體—腎上腺皮質系統有關。
秦艽	秦艽鹼甲有抗炎作用，其作用機理與通過神經系統興奮垂體—腎上腺系統有關。
豨薟草	豨薟草 1 份與臭梧酮 2 份製成豨桐丸煎劑給大鼠灌服，能顯著抑制甲醛性和蛋清性關節炎腫脹。腺豨薟二醇酸、腺豨薟二酸、腺豨薟醇酸等具有抗炎作用。
防 己	防己對炎症反應的許多環節均有不同程度的抑制作用。防己鹼（Tet）直接作用於腎上腺，能刺激垂體－腎上腺系統，使腎上腺皮質功能增強而發揮抗炎作用。
五加皮	南五加對急性和慢性炎症均有明顯抑制作用。
澤 瀉	澤瀉煎劑可顯著減輕小鼠耳廓腫脹，可明顯抑制大鼠棉球肉芽腫。
車前子	車前子能明顯降低皮膚及腹腔毛細血管通透性，降低紅細胞膜的通透性。
獨 活	獨活所含甲氧基歐芹素抗炎效果比消炎痛作用強。
金錢草	金錢草水針劑、金錢草酮及酚酸物對組織胺引起的小鼠血管通過性增加、巴豆油引起的小鼠耳部炎症反應均有顯著的抑制作用。
川 烏	川烏總鹼、烏頭鹼（AC）、中烏頭鹼（MAC）、次烏頭鹼（HAC）及 3-1 乙酸烏頭鹼（3-AAC）均有較強的抗炎作用。 烏頭鹼透過興奮下丘腦 CRH 神經細胞而改善下丘腦—垂體—腎上腺軸功能，其抗急性炎症的效應可能與中樞神經系統及抑制組織中的前列腺釋放有關。

藥物名稱	有效成分及作用機理
乾 薑	乾薑醚提物、水提物都有抗炎作用。其抗炎作用可能是由腎上腺皮質的功能而發揮。
肉 桂	肉桂丙酮提取物表兒茶精、兒茶精、前矢車菊素 B_2、前矢車菊素 B_4 和肉桂醇 D_1 及肉桂醇 D_2 有較強的抑制實驗小鼠肉芽生長的作用。
香 附	香附石油醚提取物抗炎作用為氫化可的松的 8 倍，有效成分為三萜類化合物。香附醇提物對角叉菜膠和甲醛引起的足腫脹有明顯的抑菌作用。
地 榆	地榆具有較明顯的抗炎作用。抑制炎症滲出，使皮膚血管通透性降低，減輕組織腫脹程度，可能是地榆抗炎主要機理之一。
槐 花	槐花所含芸香苷及槲皮素均有明顯抗炎作用。抗炎作用可能與黃酮類物質的抗氧化作用及抑制過氧化物的形成有關。
蒲 黃	蒲黃水煎濃縮液外用、蒲黃水煎醇沉注射劑，蒲黃提取物均有一定的抗炎作用。其抗炎消腫作用與其調節機體免疫功能和改善局部血液循環，促進重吸收以及降低毛細血管通透性等作用有關。
鬱 金	200％鬱金水浸醇提物 0.3ml/100g 肌肉注射 3 天，對甲醛性大鼠足腫脹有明顯抗炎作用。
薑 黃	薑黃的石油醚、醇的水提取物對實驗大鼠均有抗炎作用。
乳 香	動物實驗結果表明，以乳香為主藥組成的方劑有明顯的抗炎作用，並可增加小鼠腹腔巨噬細胞的吞噬功能。
沒 藥	以沒藥等組成的筋骨擦劑，對巴豆油引起的小鼠耳部炎症和大鼠蛋清性足腫，均有明顯抑制作用。

藥物名稱	有效成分及作用機理
丹 參	丹參酮可使組織胺所致小鼠毛細血管由透性增，對蛋清所致小鼠急性關節炎，對滲出性甲醛腹膜炎反應都有明顯抑制作用。
桃 仁	桃仁多種提取物具有較好的抗炎作用。其抗急性滲出作用強，抗肉芽形成也有一定作用。
牛 膝	牛膝酒劑對大鼠甲醛性腳趾腫脹有明顯的消炎作用。抗炎作用機理實驗證明是由提高機體免疫功能，激活小鼠巨噬細胞系統，改善微循環，促進炎症病變的吸收等發揮作用的。
毛冬青	毛冬青乙素可降低二甲苯引起的毛細血管通透性增加，對角叉菜引起的大鼠急性足腫有抑制作用，有抑制豚鼠紫外線紅斑的形成作用，還可降低腎上腺 VitC 含量，因此，其抗炎作用可能是由垂體腎上腺皮質系統而發揮作用。
血 竭	血竭有明顯的抗炎鎮痛作用。
桔 梗	粗桔梗皂貳有較強的抗炎作用。桔梗水提物可增強巨噬細胞的吞噬功能，增強中性粒細胞的殺菌力，提高溶菌霉的活力。
苦杏仁	杏仁的蛋白酶水解產物對炎症有抑制作用。杏仁中提取的蛋白質成分 KR-A 和 KR-B 都表現明顯的抗炎作用。
前 胡	紫花前胡甲醇提取物對炎症初期反應的小鼠的血管通透性亢進有明顯的抑制作用。
靈 芝	靈芝對多種實驗性炎症模型均有較強的抗炎作用。
牛 黃	天然牛黃具有顯著的抗炎作用。其主要成分膽酸、去氧膽酸、SMC 以及牛磺酸等也具有不同程度和特點的抗炎活性。

447

藥物名稱	有效成分及作用機理
麝香	麝香水提物對小鼠巴豆油性耳部炎症、大鼠瓊脂性關節炎、酵母性關節腫、佐劑型多發性關節炎均有非常顯著的抑制作用，對大鼠燙傷性血管滲透性增加、羧甲基纖維素引起的腹腔白細胞游走，亦具有抑制作用。
蟾酥	中華大蟾蜍分泌物及花背蟾蜍分泌物的乙醇提取物均有抑制足腫的作用。
人參	人參皂貳 R_0 對急、慢性炎症均有顯著抑制作用。
刺五加	刺五加地上莖浸膏能明顯抑制二甲苯所致小鼠耳部炎症，大鼠甲醛性、角叉菜膠性足跖腫脹和大鼠棉球肉芽組織增生。並有抑制炎症滲出作用。
當歸	當歸對急性滲出性炎症有較明顯的抑制作用，對變態反應性炎症也有一定影響。當歸抗炎機理可能包括降低毛細血管通透性、抑制 PGE_2 合成，以及抑制某些致炎物質如 5-HT 釋放等作用環節。
白芍	白芍的平肝止痛功能可能與其抗炎作用有一定關係。白芍提取物能抑制蛋清所致大鼠急性足腫脹和棉球肉芽腫，表明該藥對急性滲出性炎症及增生性炎症均有效。
五味子	五味子 gomisinA 有抗炎作用，可抑制花生四烯酸連鎖反應，其主要作用環節是直接作用於巨噬細胞，抑制花生甲烯酸的游離，從而發揮抗炎作用。
山茱萸	山茱萸水煎劑能抑制醋酸引起的小鼠腹腔毛細血管通透性增高、大鼠棉球肉芽緩組織增生、二甲苯所致耳廓腫脹以及蛋清引起的大鼠足墊腫脹，降低大鼠腎上腺內抗壞血酸的含量。
銀杏葉	BN52021 0.01mg、0.1mg、1mg/kg 可使真皮皮膚炎症細胞浸潤明顯下降。用 1mg/kg 對牛磺膽酸鈉造成的大鼠急性胰腺炎有治療作用，可降低死亡率。

四、抗潰瘍

藥物名稱	有效成分及作用機理
知　母	知母煎劑 5g/kg 灌服對大鼠水浸捆縛應激性胃潰瘍的發生有顯著抑制作用。
黃　連	黃連及小檗鹼均具有抗實驗性胃潰瘍作用，50％甲醇的黃連提取物 1g/kg 灌服，對鹽酸、乙酸所致大鼠胃黏膜損傷有顯著的保護作用。
山豆根	山豆根醇提水不溶部分能抑制胃液分泌，對大鼠幽門結紮性潰瘍、應激性潰瘍、醋酸性潰瘍等均有明顯效果。
鴉膽子	鴉乳對應激、阿司匹林及幽門結紮、慢性醋酸型等小鼠或大鼠四種胃潰瘍模型均有顯著保護效果。
蘆　薈	蘆薈多糖給小鼠灌胃，對水浸應激性潰瘍形成有明顯的抑制作用。其作用機理可能是由免疫增強作用來對抗攻擊因子從而實現對實驗性胃潰瘍的預防保護作用。
五加皮	南五加萜酸灌胃 50-100mg/kg, 對炎症痛型、幽門結紮型和無水乙醇型大鼠實驗性胃潰瘍均具良好的保護作用，並可顯著升高幽門結紮大鼠胃液中氨基己糖含量，而對胃液分泌和胃蛋白酶活性無明顯影響，提示其可增加胃黏膜的保護因素。
蒼　朮	茅蒼朮及北蒼朮對幽門結紮型潰瘍、幽門結紮－阿司匹林潰瘍、應激性潰瘍有較強的抑制作用，茅蒼朮對組織胺所致潰瘍，北蒼朮對血清所致潰瘍亦有抑制作用。
厚　朴	厚朴煎液及厚朴醇提物（主要活性成分為厚朴酚）均有明顯抗潰瘍作用。厚朴抗潰瘍、抗分泌作用主要與其中樞性的分泌抑制有關。
陳　皮	陳皮有效成分甲基橙皮甙不僅有明顯抑制潰瘍發生效果，而且能抑制胃液分泌。

藥物名稱	有效成分及作用機理
肉　桂	肉桂水提物和肉桂醚提物對水浸應激性、消炎痛加乙醇型、0.6mol/1鹽酸引起鼠胃黏膜損傷型、幽門結紮型潰瘍型有顯著保護作用。
吳茱萸	吳茱萸煎劑具有對抗鹽酸性胃潰瘍和消炎痛加乙醇性胃潰瘍作用，對水浸應激性和結紮幽門性胃潰瘍有抑制作用。
乾　薑	乾薑石油醚提取物能對抗水浸應激性、吲哚美辛加乙醇性、鹽酸性和結紮幽門性胃潰瘍的形成。乾薑水提物也能對抗幽門性潰瘍形成。
枳　實 枳　殼	枳實、枳殼揮發油有預防大鼠幽門結紮潰瘍形成的作用，並能顯著減少胃液量、胃酸的分泌及胃蛋白酶的活性。
地　榆	地榆煎液對乙醇所致急性胃黏膜損傷有明顯保護作用，可使潰瘍面積顯著縮小。
白　及	大鼠灌服白及煎劑（1％，1.5ml）後對鹽酸所致胃黏膜損傷有明顯保護作用，潰瘍抑制率可達94.3％。其胃黏膜保護作用可能是由刺激內黏膜合成和釋放內源性前列腺素而起作用的。
延胡索	延胡索有效成分去氫延胡索甲素對大鼠實驗性胃潰瘍有明顯保護作用。其作用機理初步認為與機體兒茶酚胺有關，可能由下丘腦—垂體—腎上腺系統實現。
乳　香	乳香能使潰瘍指數及胃內容物游離酸度顯著下降，保護胃黏膜不受損傷。
丹　參	丹參水煎劑對利血平性、乙酸性潰瘍有顯著抑制作用，其有效成分為水溶液部分，其作用機理在於胃黏膜黏液糖蛋白含量增加。

藥物名稱	有效成分及作用機理
人 參	口服人參根多糖、人參莖葉多糖對多種實驗性大鼠胃潰瘍均有抑制作用。
熟地黃	熟地黃液十二指腸給藥，能明顯抑制大鼠幽門結紮型胃潰瘍的發生率和潰瘍指數，抑制胃液量、總酶度及總酸排出量，且有一定的量效關係。
白 芍	白芍對大鼠應激性潰瘍及幽門結紮引起的胃潰瘍均有一定的保護作用。

五、利　膽

藥物名稱	有效成分及作用機理
生 薑	生薑丙酮提取液及生薑酚有明顯的利膽作用。
柴 胡	柴胡水浸劑和煎劑有明顯的利膽作用，能使實驗動物的膽汁排出量增加，使膽汁中的膽酸、膽色素和膽固醇的濃度降低，其中醋炙柴胡利膽作用最強。 　利膽成分可能是黃酮。
薄 荷	薄荷揮發油的主要成分薄荷醇有很強的利膽作用，可增加膽汁的分泌和排泄量。
升 麻	有弱而持久的利膽作用。
黃 芩	黃芩乙醇提取物及黃芩素、黃芩貳可促進家兔膽汁分泌，並有降低血中膽紅素的作用。
黃 連	黃連有效成分木蘗鹼能促進膽汁形成，有利膽作用。
龍膽草	龍膽草注射液能顯著地增加膽汁流量。
金銀花	金銀花所含多種綠厚酸類化合物具有顯著的利膽作用，可增加大鼠膽汁分泌。

藥物名稱	有效成分及作用機理
蒲公英	蒲公英注射液或乙醇提取物十二指腸給藥，能使麻醉大鼠的膽汁分泌量增加 40%以上，其利膽活性成分主要在樹脂部分。
熊　膽	熊膽所含多種膽汁酸均有顯著的利膽作用，熊膽水溶液靜注能顯著促進麻醉兔膽汁分泌，且膽汁中膽酸含量增加。
大　黃	大黃可促進犬和貓膽汁分泌，使膽紅素和膽汁酸含量增加，其作用機理主要是促進肝小葉膽汁分泌，此作用可能與大黃能疏通膽小管及微細膽小管膽汁瘀滯、增加膽管舒縮有關。其退黃作用與大黃加強膽紅素排泄及抑制溶血反應有關。大黃鬆弛奧狄氏括約肌促進膽汁排泄。
茵陳蒿	茵陳色原酮泌膽作用比 6,7- 二甲氧基香豆素強一倍；6,7- 二甲氧基七葉亭能促進膽汁酸分泌；對羥基苯乙酮能明顯增加膽汁酸和膽紅素的含量；茵陳色原酮、茵陳炔內酯、茵陳炔酮、茵陳烯炔及揮發油組分可增加膽汁分泌量，但對膽汁酸分泌影響小。
金錢草	大鼠每天灌服四川大金錢草煎劑，6 週後膽汁排出量明顯增多。
肉　桂	肉桂水提物可使膽汁分泌明顯增加；醚提物可使膽汁流量明顯增加。
陳　皮	橘油（陳皮揮發油）具有較強的溶解膽固醇結石的能力，但也有較大的刺激性。
香　附	香附水煎液對麻醉大鼠膽汁分泌有促進作用。
艾　葉	艾葉油混懸液十二指腸給藥，可使膽汁流量顯著增加，亦可增加四氯化碳中毒大鼠膽汁流量，但不如正常動物明顯。

藥物名稱	有效成分及作用機理
川棟子	川棟子能鬆弛奧狄氏括約肌，收縮膽囊，促進膽汁分泌。
薑黃	薑黃提取物薑黃素、揮發油、薑黃酮以及薑烯、龍腦和信豐萜醇都有利膽作用。能增加膽汁的分泌和生成，能促進膽囊收縮，其中以薑黃素作用最強。
五味子	北五味子多糖具有促進小鼠膽汁分泌的作用，表明有利膽作用。

六、降酶保肝

藥物名稱	有效成分及作用機理
升麻	升麻甲醇提取物對四氯化碳引起的血清 GOT、GPT 有顯著降低作用，肝組織學檢查也有明顯改善。
梔子	梔子不同炮製品對四氯化碳所致小鼠急性肝損傷有明顯保護作用；梔子灌胃可使血清膽紅素、谷丙轉氨霉（GPT）和谷草轉氨霉（GOT）均有明顯降低；梔子正丁醇提取物對 Anit 引起的肝組織灶性壞死、膽管周圍炎和片狀壞死等病理變化有明顯保護作用。
黃芩	黃芩黃酮對乙醇或 LP0 所致實驗性動物血清 GPT、GOT 升高有顯著抑制作用。
柴胡	柴胡、醋炙柴胡、柴胡醇、柴胡皂貳等對多種原因引起的實驗性肝損傷均有一定的治療作用，能使 AST、ALT 的活性降低，使肝組織的損傷減輕。
生薑	生薑蜂蜜封存液和生薑油對肝損傷有一定治療作用，能降低血清 SGPT，減輕肝細胞的脂肪變性和壞死程度。生薑有效成分生薑酚和薑烯酮對肝損傷也有抑制作用。

藥物名稱	有效成分及作用機理
龍膽草	龍膽注射液對四氯化碳引起的肝臟損害有一定保護作用,能減輕肝組織壞死和細胞變性。
薄荷	薄荷注射液皮下注射對四氯化碳造成的大鼠肝損害有一定對抗作用,使肝細胞腫脹、變性、壞死等病理變化明顯減輕,使血清谷丙轉氨霉活性明顯降低。
金銀花	黃褐毛忍冬總皂甙 Ful 可明顯對抗實驗小鼠 SGPT 的升高,降低肝臟甘油三酯含量,並使中毒肝臟壞死總數及壞死發生率明顯降低,表明有顯著的保肝作用。
蒲公英	蒲公英注射液肌肉注射或蒲公英煎劑灌胃連結 7 天,對四氯化碳所致的大鼠肝損傷均有顯著降低血清谷谷丙轉氨酶和減輕肝細胞脂肪變性的作用。
穿心蓮	穿心蓮內酯對四氯化碳、D-半乳糖胺及朴熱息痛所致肝損傷均有顯著對抗作用;穿心蓮內酯能使四氯化碳所致血清谷草轉氨酸、谷丙轉氨酸,鹼性磷酸霉、膽紅素和肝甘油三酯的升高,分別下降 85.2%、66.9%、69.8%、59.7%及 65.8%。
山豆根	山豆根所含有效成分苦參鹼、氧化苦參鹼對四氯化碳所致家兔和小鼠的急性肝損傷、D-氨基半乳糖所致的小鼠肝損傷均有明顯保護效果,可使 SGPT 降低,肝細胞壞死減輕。
熊膽	熊膽具有明顯的保肝作用,其機理可能與熊膽減少肝細胞內細胞色素 P_{450} 含量,從而減少 CCl_4 代謝生成自由基有關。熊去氧膽酸可能是熊膽保肝有效成分之一。
生地黃	地黃煎劑對小鼠實驗性四氯化碳中毒性肝炎有保護作用,能防止肝糖原減少。
牡丹皮	丹皮總甙可顯著抑制 ALT_1AST 的升高,降低血清及中肝中 LPO 含量,減輕增大的脾指數。

藥物名稱	有效成分及作用機理
赤芍藥	赤芍能明顯保護肝細胞膜和細胞器的損傷，減輕肝細胞變性壞死與間質細胞浸潤，減輕肝萎縮程度；臨床和實驗研究表明，赤芍可改善肝炎後期肝纖維化變化，促進肝纖維組織的重吸收。赤芍保肝和抗纖維化的機理可能還與其能顯著刺激血漿纖維聯接蛋白水平升高、改善微循環、降低門靜脈壓以及提高血漿纖維聯接蛋白（FN）水平有關。
柴 草	紫草有保肝作用，對 CCl_4 所致肝損傷大鼠血清轉氨酶和膽紅素的升高有明顯抑制作用。
虎 杖	虎杖煎劑可通過促進肝細胞的修復、再生及減輕炎症等途徑，恢復肝功能，清除黃膽，白藜蘆醇甙（PD）及其甙元可抑制 ADP（血清腺甙脫氨酶）和 NADPH（雙核苷酸磷酸酯）引起的大鼠肝微粒脂質的過氧化反應。認為保肝作用可能是由抑制過氧化脂質的進一步產生和抑制過氧化脂質對肝細胞的破壞來實現的。
厚 朴	厚朴酚對急性實驗性肝損傷有一定保護作用，可減輕損傷的肝細胞變性和壞死的病變過程，減輕肝損傷細胞超微結構的改變，促進亞細胞結構標誌酶活性恢復的作用，還能對抗免疫性肝纖維損傷，明顯防止肝纖維化及肝硬化的形成。
車前子	車前子水提液可使含 $Cq1N5 \times 10^{-3}$ mol/L 肝細胞培養液中 GPT 活性顯著降低，表明有抗肝毒作用。口服車前子殼粉可降低人的血清膽固醇值。
茵陳蒿	茵陳蒿原酮、車茛苕內酯、6，7-二甲氧基香豆素、茵陳黃酮，檞皮黃素、異鼠李黃素對大白兔肝細胞毒性有對抗作用。茵陳蒿湯注射液、茵陳注射液腹腔注射，均可降低谷丙轉氨酶活力，減輕肝細胞變性、壞死。

第二章 常用中藥藥理藥效表

藥物名稱	有效成分及作用機理
蘆　薈	蘆薈對實驗性肝損傷有保護作用，能降低多種原因引起的 SGPT（谷丙轉氨酶）升高。
茯　苓	酶茯苓注射液可對抗四氯化碳所致大鼠肝損傷的谷丙轉氨霉升高。茯苓可促進實驗性肝硬變動物肝臟膠原蛋白降解，使肝內纖維組織重吸收。
吳茱萸	吳茱萸水煎劑具有對抗四氯化碳引起大鼠血清谷丙轉氨酶（GPT）和谷草轉氨酶（GOT）值升高。
陳　皮	陳皮的甲醇提取物對 α-萘異硫氰酸酯（ANIT）引起的大鼠肝損害有保護作用。陳皮不僅能抑制 ANIT 引起的血清中膽紅素濃度的增加，還能抑制作為肝實質損害參數的肝內酶的釋放。
三　七	三七皂甙（PNS）對四氯化碳造成的肝損傷有保護作用，可抑制血清谷丙轉氨酶的升高。三七具有促進肝損傷修復和抗肝臟纖維化的作用。三七注射液具有明顯的降酶、消退黃疸和利膽作用。
鬱　金	溫鬱金 1 號注射液對大鼠四氯化碳肝損傷和 D-半乳糖胺肝損傷有保護作用，可降低血清谷丙轉氨酶，提高血漿總蛋白含量，促進白蛋白合成和抑制球蛋白的生成，抑制肝臟炎症反應，促進肝細胞損傷修復，保護肝細胞及促進肝細胞再生，並能使受損的肝細胞線粒體和粗面內質網恢復正常。
薑　黃	薑黃素、去甲基薑黃素及去二甲氧基薑黃素都有對抗四氯化碳（CCl_4）和半乳糖胺（CalN）對大鼠原代細胞培養時所致的損傷作用。能顯著降低谷丙轉氨酶。
桃　仁	桃仁提取物能明顯防止酒精所致小鼠肝臟谷胱甘肽的耗竭及丙二醛的形成，對 F^{2+}一半胱氨酸所致大鼠肝細胞脂質過氧化損傷也有明顯保護作用。

藥物名稱	有效成分及作用機理
丹 參	丹參 6-15g/kg 肌肉注射能明顯增加正常小鼠和大鼠的肝臟血流量，對肝臟損傷有保護作用。丹參注射液能增加損傷肝細胞 DNA、RNA 及蛋白質的含量，有利於促進肝細胞的再生與修復。丹參能使體外培養的成纖細胞發生顯著的形態學改變，並能抑制細胞的核分裂和增殖。提示丹參注射液能直接有效地抑製成纖維細胞合成基質。
靈 芝	靈芝具有減輕 CCl_4 對肝臟損傷，促進肝組織再生，促進肝臟蛋白質及核酸生物合成等作用。
人 參	人參皂貳 R。對半乳糖胺和四氯化碳誘導的大鼠原發性肝細胞中毒有抑制作用。
甘 草	甘草甜素或甘草次酸，對四氯化碳引起的肝硬化發生有抑制作用，可使肝膠原蛋白和血清 γ-球蛋白含量降低，並使 SGPT 水平下降，表明甘草甜素和甘草次酸可抑制肝纖維組織增生和減輕間質炎症反應。
冬蟲夏草	蟲草可抑制肝內儲脂細胞的增殖和轉化，減輕狄氏間隙膠原纖維的沉積，有效防止 CCl_4 誘導的大鼠肝纖維化，蟲草菌絲可減少肝內膠原總量及 I、III 型膠原在肝內沉積，促進肝庫普弗氏細胞生成 IL-1，IFN 及 TNF，調節免疫反應，細腳擬青霉也可以降低中毒小鼠 ALT，減輕肝組織損傷。
當 歸	當歸對小鼠及大鼠四氯化碳肝損傷有保護作用，可使炎症反應明顯減輕，血清轉氨酶下降。當歸對 D-氨基半乳糖所致大鼠肝損傷也有保護作用，能改善肝臟多項組織化學改變，增強肝糖原、葡萄糖-6-磷酸酶、5-核苷酸酶、三磷酸腺苷酸及琥珀酸脫氫酶的活性或反應，而有利於肝細胞功能的恢復。

第二章 常用中藥藥理藥效表

藥物名稱	有效成分及作用機理
白 芍	白芍提取物及有效成分（如水提物、醇提物、白芍總等）對肝損傷均有一定保護作用，能降低 SGPT。
何首烏	何首烏所含成分二苯烯對過氧化玉米油所致大鼠脂肪肝和肝功能損害、肝臟過氧化脂質含量升高、血清谷丙轉氨酶及谷草轉氨酶升高等均有明顯對抗作用，並使血清游離脂肪酸及肝臟過氧化脂質含量下降。
枸 杞	枸杞水提物（0.5%或1%）、枸杞子浸液對受損肝臟均有保護作用。
五味子	五味子醇提物及五味子甲素、乙素、丙素、醇甲、醇乙、酯甲、酯乙對化學毒物（CCl_4、硫代乙醯胺）引起的肝細胞損傷有明顯保護作用，可抑制轉氨霉的釋放，使 ALT 活性降低。
銀杏葉	銀杏葉總黃酮對 CCl_4 及 40% 乙醇造成的小鼠肝損傷有明顯保護作用。
絞股藍	絞股藍皂貳 2500mg/kg 使四氯化碳肝損傷大鼠的病理變化減輕，肝脂肪變和肝壞死明顯減輕。
大 蒜	大蒜可增加小鼠肝細胞中的谷胱甘肽S- 轉移霉的活性，從而提高肝臟的解毒能力。其機理可能是大蒜中揮發油阻止自由基的產生和抑制脂質過氧化反應有關；大蒜能明顯抑制血清谷丙轉氨酶升高和血清脂質過氧化產物丙二醛（MDA）的升高。

七、降血糖

藥物名稱	有效成分及作用機理
葛　根	葛根素和復方可使血糖明顯降低，其降糖作用可維持 24 小時，並能明顯改善高血糖小鼠的耐糖量。作為降糖藥，臨床常與天花粉、麥冬、生地、黃精等配合使用，效果更佳。
知　母	知母水提物對正常家兔，四氧嘧啶糖尿病家兔和小鼠以及胰島素抗血清所致糖尿病小鼠均有降糖作用，可使小兔血中酮體減少；所含知母多糖灌胃，可使小鼠血糖及肝糖原含量明顯降低，並可使四氧嘧啶高血糖小鼠血糖降低。
天花粉	天花粉分離出的 5 種聚糖 trichosansA、B、C、D 和 E，均可降低正常小鼠血中葡萄糖水平，trichosanA 還有降低四氧嘧啶誘發的小鼠高血糖的作用。
黃　連	黃連有效成分小檗鹼於初期可使血糖升高，以後逐漸降低，其降糖作用機理與胰島素無關，與其抑制肝臟糖原異生和／或促進外周組織中葡萄糖的酵解作用有關。
紫　草	紫草聚糖 A、B、C 均有不同程度的降低血糖作用。
五加皮	細柱五加給小鼠每日灌胃 100g/kg，連續 4 日，可抑制四氧嘧啶所致高血糖。
蒼　朮	蒼朮煎劑灌胃給藥，可使正常家兔血糖水平升高，但對四氧嘧啶性糖尿病家兔則有降血糖作用。
薏苡仁	薏苡多糖 A、B、C 有顯著降低血糖作用。
牛　膝	牛膝有效成分促脫皮甾醇能使高血糖素、抗胰島素血清、四氧嘧啶所致高血糖降低，但不影響正常血糖作用。
桔　梗	桔梗水或乙醇提取物，可使血糖下降。

藥物名稱	有效成分及作用機理
靈　芝	小鼠灌胃靈芝孢子粉的乙醇提取物，對靜脈注射四氧嘧啶引起的糖尿病形成有預防作用。
人　參	人參皂甙對四氧嘧啶高血糖大鼠有明顯的降血糖作用，並呈明顯量效關係。人參皂甙 Rb_2 降血糖的同時，可使肝組織中葡萄糖－6－磷酸酶和葡萄糖激酶活性趨向正常。上述兩種酶對維持血糖水平起重要作用。而 Rh_2 可能透過糾正上述兩種酶活性的異常變化而使糖的利用正常化，從而產生降低血糖作用。
麥門冬	給正常兔灌胃麥冬的水、醇提取物 0.2g/kg 則有降血糖作用。對四氧嘧啶性糖尿病兔，也有降糖作用，並促進胰島細胞恢復、肝糖原增加。
黃　精	黃精浸膏可引起血糖暫時性增高，隨後降低。黃精甲醇提取物（OM）腹腔注射後 4 小時，可使正常及鏈脲霉素引發的血糖升高小鼠的血糖濃度均明顯降低。OM 能明顯對抗腎上腺素引起的血糖升高，所以認為降糖作用可能與其抑制肝糖酵解系統的功能有關。
枸　杞	寧夏枸杞提取物可降低大鼠血糖、提高糖耐量。其降糖作用可能與所含的胍類衍生有關。
山茱萸	山茱萸醇提液可非常顯著地降低正常小鼠血糖含量。
大　蒜	動物實驗表明，不同劑量的大蒜素在治療的不同時間均可使血糖濃度降低。經由對健康人體葡萄糖耐量實驗表明，大蒜素能提高正常人葡萄糖耐糖量。

常用中藥性味功能速查

八、降血脂

藥物名稱	有效成分及作用機理
紫蘇	紫蘇子油能使 TC、TG、LDL-C 明顯降低，升高 HDL-C/TC 比值。 其降脂作用與所含 α-亞麻酸有關。
柴胡	柴胡皂甙肌肉注射能使實驗性高脂血症動物的膽固醇、甘油三酯和磷脂水平降低，其中以甘油三酯的降低尤為顯著，還能加速膽固醇-C^{14} 和其代謝產物從膽汁和糞便中排泄。
葛根	葛根素能明顯降低血清膽固醇。
黃芩	黃芩新素 II 可明顯減低血清總膽固醇、肝組織甘油三酯含量。黃芩甙能使游離脂肪酸下降。
金銀花	金銀花煎劑有降低血中膽固醇水平，對正常家兔有降脂作用。黃褐毛忍冬總甙 Ful 也能非常顯著地降低正常小鼠肝臟甘油三酯的含量。
山豆根	苦參鹼 50mg/kg 灌服可顯著降低高脂飼料所致實驗性高脂血症大鼠血清甘油三酯含量，減輕肝脂肪性變及一定的升高高密度脂蛋的效果。
熊膽	熊去氧膽酸抑制膽固醇合成，減少其自腸道吸收，明顯降低血中膽固醇及甘油三酯濃度。
赤芍藥	赤芍浸膏可顯著提升高密度蛋白膽固醇 HDL-Ch 及 HDL_2-ch，顯著降低總膽固醇 TC、低密度脂蛋白膽固醇 LDL-ch 和極低密度脂蛋白膽固醇 VLDL-Ch。
大黃	對動物高脂血症，大黃可使血清和肝臟總膽固醇（TC）、甘油三酯（TG）、低密度脂蛋白（LDL）、極低密度脂蛋白（VLDL）及過氧化脂質明顯降低，高密度脂蛋白膽固醇（HDL）/TC 比值升高。

藥物名稱	有效成分及作用機理
澤　瀉	澤瀉有降低高脂血症動物的血清膽固醇、甘油三酯，降低低密度脂蛋白、升高高密度脂蛋白的作用。
茵陳蒿	茵陳煎劑可使高膽固醇血症家兔，血清固醇和 β 脂蛋白下降，主動脈膽固醇含量明顯降低。
虎　杖	虎杖片能明顯地降低血清甘油三酯（TG）、總膽固醇（TC）和低密度脂蛋白膽固醇（LDL-C）含量，提高高密度脂蛋白膽固醇（HDL-C）／TC 和 HDL-C／LDL-C 比值，且降 TG 作用明顯優於安妥明。
山　楂	山楂提取物和醇浸膏能使動脈粥硬化兔血中卵磷脂比例提高，膽固醇和脂質在器官上的沉積降低。30％的山楂浸膏對乳幼大白鼠有較強的降脂作用。山楂水煎劑對膽固醇合成酶活力有抑制作用，可使其肝細胞微粒體及小腸黏膜的羥甲基戊二醯輔酶A 還原酶活力下降。山楂核醇提物能顯著降低鵪鶉血清總膽固醇含量，特別是低密度脂蛋白及極底密度脂蛋白膽固醇降低 34.4％～65.6％，並能減少膽固醇及膽固醇酯在動脈壁中的沉積。山楂核總三萜酸提取物有顯著降低血清膽固醇和甘油三酯作用。
小　薊	小薊成分中芸香甙和氧化芸香甙能降低血中膽固醇、甘油三酯。
蒲　黃	餵飼蒲黃可明顯降低高脂血症模型家兔中的血清膽固醇。臨床也證實蒲黃有較好的降低血清中膽固醇和甘油三酯等脂質容量的作用。蒲黃總提取物及多種成分均可降低高脂大鼠 TC，其提取物 A_2 可降低乳鼠 TA 和 TG。
西洋參	西洋參莖葉皂甙（SSLQ）能明顯降低高脂血症大鼠血清 LDL-膽固醇（C）含量，顯著提高 HDL-膽固醇及其亞分組 HDL_2-膽固醇的含量，降低血清總膽固醇（TC）與 HDL-C（TC/HDL-C）和 LDL-C/HDL-C 的比值。

常用中藥性味功能速查

藥物名稱	有效成分及作用機理
鬱　金	白金降脂丸（鬱金、白礬）和單味鬱金能使實驗大鼠血清中膽固醇和甘油三酯明顯下降，並能明顯降低高脂大鼠全血黏度和血漿比黏度，升高大鼠主動脈壁 cAMP 水平。
薑　黃	薑黃色素（含薑黃素 20%）能明顯降低實驗大鼠血清、主動脈和肝臟的膽固醇及甘油三酯的含量，提示薑黃素有抗動脈粥樣硬化的作用。
沒　藥	藥理實驗結果表明，沒藥具有降血清膽固醇和血脂的作用。
紅　花	紅花油可降低實驗小鼠血清膽固醇、肝膽固醇含量。
水　蛭	水蛭可降低高脂血症家兔的血脂總膽醇和甘油三酯。
半　夏	半夏可以阻止或延緩食餌性高血脂症的形成，並對高血脂症有一定治療作用，其中明顯降低 TC 和 LDL-C。
酸棗仁	酸棗仁總皂貳能顯著降低正常大鼠的血清膽固醇總量（TC）和低密度脂蛋白膽固醇（LDL-C），降低血清甘油三酯（TG），顯著升高 HDL_2-C。
人　參	人參皂貳有較強的降血脂作用和抗動脈粥樣硬化作用。紅參提取物、人參皂貳能使高膽固醇飼養的大鼠血清總膽固醇、甘油三酯和非酯化脂肪酸明顯減少。血清高密度蛋白膽固醇明顯升高，動脈硬化指數明顯降低。人參的降血脂作用與人參促進脂質代謝，影響膽固醇及血中脂蛋白的合成、分解、轉化、排泄有關。
川　芎	川芎煎劑和醇提液灌胃或皮下注射給藥均能明顯提高大、小鼠高密度脂蛋白膽固醇含量和降低低密度脂蛋白膽固醇含量。
甘　草	甘草甜素對患實驗性高脂血症家兔有明顯降脂作用，可使血漿膽固醇和甘油三酯含量明顯降低。

藥物名稱	有效成分及作用機理
當 歸	阿魏酸可顯著抑制高脂飼料餵飼的大鼠血清膽固醇水平的升高，對甘油三酯的磷脂則無影響。復方當歸液靜脈注射 3 週使高脂膜型家兔血清甘油三酯明顯降低。
何首烏	何首烏及其提取物均有顯著的降血脂作用。其降血脂與抗膽固醇作用的有效成分包括蒽醌類、二苯烯化合物以及卵磷脂等。
黃 精	黃精煎劑對實驗性高脂血症家兔的甘油三酯、β－脂蛋白和血膽固醇均有明顯下降；黃精 95％醇提物也有明顯降低總膽固醇（TC）和甘油三酯（TG）的作用。
枸 杞	枸杞可降低大鼠血清膽固醇，明顯抑制灌飼膽固醇和豬油的家兔的血清膽固醇增高。
山茱萸	山茱萸醇提液可非常顯著地降低正常小鼠血清總膽固醇和甘油三酯的含量。
銀杏葉	銀杏葉水提物和乙醇萃取物可明顯降低大鼠血清膽固醇含量，同時升高血清磷脂，改善血清膽固醇及磷脂比例。
大 蒜	新鮮大蒜具有延緩脂肪肝發生的作用，並有顯著阻止肝中膽固醇和脂肪升高的作用。其降脂機理：①大蒜中的有效成分可與含（-SH）的酶和底物發生置換反應，從而干擾了脂質合成；②大蒜油由增加酯酶活性，加速甘油三酯的水解；③大蒜油在代謝過程中需要利用 NADPH（是脂肪酸、膽固醇、甘油三酯的生物合成不可缺少的底物），使 NADPN 減少；④大蒜油可與氧化型谷胱甘肽（G-SS-G）反應，引起 GSH 生成受阻，GSH 的不足又進一步影響到肝臟胰島素的代謝，使胰島素半衰期延長，間接影響脂類代謝。

常用中藥性味功能速查

藥物名稱	有效成分及作用機理
絞股藍	膠股藍皀甙能明顯抑制鵪鶉血清總膽固醇（TC）及低密度脂蛋白（LDL）、極低密度脂蛋（VLDL）的升高，提高高密度脂蛋白（HDL）的含量。

九、抗動脈粥樣硬化

藥物名稱	有效成分及作用機理
穿心蓮	穿心蓮中提得的黃酮成分 APL_{0134} 具有顯著的防治動脈粥樣硬化、缺血一再灌注損傷及可能具有防止冠脈腔內成形朮後再狹窄等作用。
赤芍藥	赤芍藥有顯著抗動脈粥樣硬化作用，其機理可能與改變脂質蛋白組織、減少 Ca^{++} 沉積於動脈壁、抑制 LPO 生成、調節 $TXA_2 - PGl_2$ 平衡以及赤芍的抑制血小板聚集和提高 cAmp 等有關。
澤 瀉	澤瀉提取物給家兔口服，可抑制實驗性動脈粥樣硬化、血管內膜斑塊的生成和減輕病變的程度，縮小病變範圍。
茵陳蒿	茵陳煎劑能使動脈壁粥樣硬化斑塊減輕、內脂肪沉著減少，表明有抗動脈粥樣硬化作用。
蒲 黃	蒲黃及其有效成分和復方失笑散在臨床上用於治療動脈粥樣硬化方面取得了較好的療效，這除其降脂作用外，還與其能調整脂質蛋白亞組分的比例和內皮細胞（EC）保護作用有關。
丹 參	丹參可減少主動脈粥樣硬化面積及主動脈壁的膽固醇含量。

藥物名稱	有效成分及作用機理
水 蛭	水蛭粉對家兔實驗性動脈粥樣硬化有預防和治療作用，使主動脈和冠狀動脈內斑塊消退顯著，斑塊內膠原纖維明顯增生，膽固醇結晶減少。
甘 草	少量甘草甜素（2mg／d）可使實驗性動脈粥樣硬化家兔的血膽固醇降低，動脈粥樣硬化程度減輕。大量（20mg／d）還可抑制大動脈及冠狀動脈粥樣硬化程度的發展。
何首烏	何首烏及其提取物均有顯著的抗動脈粥樣硬化及延緩動脈粥樣硬化發展的作用。
絞股藍	絞股藍皂甙可明顯延緩動脈粥樣硬化的發生發展。
大 蒜	大蒜能降低血脂，防止動脈粥樣硬化的發生和發展。

十、抗血小板聚集和血栓形成

藥物名稱	有效成分及作用機理
紫 蘇	紫蘇體外實驗均能對抗 ADP 和膠原引起的血小板聚集，體外還可使血漿中 FXA_2 濃度降低。 其抑制血小板聚集與抑制血小板合成和釋放 TXA_2 有關。
防 風	防風中聚乙炔類化合物可抑制人類血小板中花生四烯酸的代謝。防風正丁醇萃取物腹腔注射給小鼠，玻片法、毛細玻管法表明其能顯著延長凝血時間，斷尾法表明其亦能明顯延長出血時間。
葛 根	葛根總黃酮能顯著降低實驗小鼠全血黏度、血小板黏附率，抑制 ADP 誘導的血小板聚集，還能明顯抑制 ADP 誘的小鼠體內血小板血栓形成。

藥物名稱	有效成分及作用機理
黃　芩	黃芩所含多種黃酮有較強的抑制血小板聚集作用，有效成分為黃芩素、漢黃芩素、千層紙素、黃芩新素 II 及白楊素。
黃　連	黃連的有效成分小檗鹼有顯著的抗血小板聚集作用，對正常及血小板高聚集率患者，小檗鹼也能顯著降低 ADP 和腎上腺素所致的血小板聚集。
秦　皮	從日本秦皮中分得的 3-甲氧基-4-羥基-苯乙醇、對羥基苯乙醇及 2，6-二甲氧基對苯醌以及秦皮乙素在體外均有顯著抑制血小板聚集作用，此外，秦皮甲素還有顯著抗血凝作用。
穿心蓮	穿心蓮全草水提黃褐色粗結晶 APN 有顯著的抗血小板聚集作用。實驗表明，穿心蓮根總黃酮能抑制血小板聚集，增強小鼠耐缺氧能力，增加心肌血流量。
牡丹皮	牡丹皮提取物能使血小板的 HHT 和 TXB_2 產生抑制，主要是抑制從花生四烯酸至 PGH_2 的環氧化霉反應。此外，丹皮酚、苯芍藥甙、苯氧化芍藥甙對內毒素、膠源、ADP 誘導的大鼠和人的血小板凝集有抑制作用。
赤芍藥	赤芍藥煎劑具有較強的抗凝血和防治血檢形成作用。赤芍及其所含一些成分能顯著抑制血小板聚集活性。赤芍精還能使高脂飼料飼養之大鼠血小板內 cAMP 顯著升高，此可能是其能抑制血小板聚集的機理之一。
獨　活	獨活水浸出物、乙醇提取物（H_6F_4）均有抑制血小板聚集作用，其有顯著活性的五種成分是二氫歐山芹醇、二氫歐山芹醇乙酸脂、甲氧基歐芹素、二氫歐山芹素和二氫歐山芹醇葡萄糖甙。獨活乙醇提取物還能抑制血栓形成。
厚　朴	厚朴酚與和厚朴酚能明顯抑制膠原、花生四烯酸所誘導的家兔富血小板血漿的聚集，並抑制 ATP 釋放。

藥物名稱	有效成分及作用機理
防 己	粉防己鹼（Tet）對多種因素誘發的大鼠、兔、豬的血小板聚集有明顯抑制作用。Tet 對鈣依賴性磷酸酶活性有抑制作用，推測 Tet 抑制膠原誘導的 AA 釋放可能是由拮抗鈣調素激活磷酸二酯酶A_2而發揮作用。
豨薟草	家兔靜脈注射豨薟草溶液 3g（生藥）/ml，能明顯抑制血栓形成。用豨薟通栓丸（含豨薟草、水蛭、三七、當歸、川芎、桃仁等）能降低全血黏度及血小板聚集率，使血栓形成時間延長，血栓長度減少，血栓乾濕重均減輕。
澤 瀉	澤瀉及其不同提取液具有抗血小板聚集作用，對家兔體外 ADP 和 AA 誘導的血小板聚集均有明顯抑制作用，對降低血漿凝固程度、縮短纖溶時間亦有顯著功效。
虎 杖	白藜蘆（PD）6.7～107.2μmol/L 可明顯抑制 AA 和 ADP 誘導的兔血小板聚集和 TXB_2 的產生。虎杖能顯著降低飼以高脂飼料大鼠的全血黏度和 RBC 聚集指數，提示虎杖能改善長期高脂飲食所造成的血液高黏狀態，降低紅細胞的聚集性，這對防治血栓形成和瘀血症有重要意義。
乾 薑	乾薑、乾薑水提物、乾薑揮發油均有抗血小板聚集及血檢的作用。乾薑揮發油抑制血栓形成的機理可能與凝血系統有關，尤其是增強內源性的凝血功能有關。
肉 桂	給家兔灌胃肉桂水煎液 40g/kg, 能抑制 ADP 誘導的大鼠血小板聚集，體外有抗凝作用，不影響兔纖維蛋白溶解活性。提示肉桂可能有預防靜脈或動脈血栓的形成作用。
吳茱萸	吳茱萸水提物有抗血栓作用，明顯延長白陶土部分凝血活霉時間及 V 因子時間（VF）。
乳 香	以乳沒組成的方劑的研究結果表明，該方劑有體外抗血栓形成的作用，並能降低血脂。
薑 黃	薑黃素對血小板聚集有明顯抑制作用。

藥物名稱	有效成分及作用機理
川 芎	川芎嗪在體外對誘導劑 ADP、膠原、凝血酶誘導所致的家兔血小板聚集有強烈的抑制作用。對已聚集的血小板有解聚作用,並能降低對 ADP 誘導血小板電球減緩率和聚集力,其作用與阿司匹林和潘生丁相同。體外實驗中,川芎及其有效成分有抗血栓形成作用。
沒 藥	從沒藥樹脂分離出的沒藥固酮 E 對血小板聚集有明顯的抑制作用,還具有體外抗血栓形成的作用,表明沒藥對心肌梗死及血栓栓塞性疾病具有治療價值。
紅 花	紅花煎劑、有效成分紅花素均能抑制血小板聚集,後者對已聚集的血小板有非常明顯的解聚作用,並能提高大鼠纖維蛋白的溶解活性,顯著降低血栓的長度和重量,防止血栓形成和發展。
桃 仁	桃仁具有提高血小板中 cAMP 水平,抑制 ADP 誘導血小板聚集;抑制血細胞凝固及抑制血栓形成的作用。
毛冬青	毛冬青甲素可明顯抑制 ADP、膠原及花生四烯酸誘導的兔血小板聚集。毛冬青可能主要通過促進動脈內皮生成前列環素而產生其抗血栓形成的作用。
水 蛭	水蛭素可顯著抑制實驗大鼠血栓的形成。螞蟥的五種不同提取液對體外血栓形成有不同程度的抑制作用。
血 竭	血竭能顯著抑制血栓的形成,可顯著縮短出血時間、凝血時間、凝血霉時間,抑制血栓形成。
酸棗仁	酸棗仁油可明顯抑制 ADP 誘導的大鼠血小板聚集反應。
靈 芝	赤芝或紫芝子實體體外實驗對血小板聚集有抑制作用。靈芝浸膏對大鼠體外循環血小板血栓形成有抑制作用,對大鼠動脈血在體外形成的血栓長度和濕重有減少作用。

藥物名稱	有效成分及作用機理
蟾 酥	蟾酥對血小板聚集的程度與速度均有抑制作用。
全 蠍	全蠍提取液對大鼠下腔靜脈血栓形成有抑制作用,能減輕血栓重量;同時使激活部分凝血霉時間和凝霉原時間均明顯延長,抗凝血酶III活性和纖溶酶原含量明顯降低。表明其抗靜脈血栓形成作用與抗凝及促纖溶作用有關。
地 龍	地龍提取液具有很好的抗凝作用,能顯著延長血液的凝血時間、凝血酶時間、凝血酶原時間,能降低血液的黏度,抑制血栓形成。其抗凝機理是對凝血酶-纖維蛋白原反應的直接抑制作用。
牛 黃	天然牛黃對於膠原所致血小板聚集有弱的抑制作用;對於纖維蛋白溶解、纖維蛋白平板法實驗表明有較強的纖溶活化作用。
當 歸	當歸具有抑制血小板聚集及抗血栓形成的作用。急性腦血栓患者經當歸治療後,血液流變學特性明顯改善,血黏滯性降低,血漿纖維蛋白原含量降低,凝血酶原時間延長,紅細胞及血小板電泳時間縮短。
人 參	各種人參皂甙濃度為 0.5mmol/L 和 1.0mmol/L 時,對凝血酶誘導的纖維蛋白原轉化為纖維蛋白有劑量依賴性抑制作用。整體實驗證明,腹腔注射人參二醇皂甙(PDS)100mg/kg,可降低大鼠全血黏度。當劑量增至 200mg/kg 時,全血黏度、血漿黏度、血沉速度均顯著降低。此外靜脈注射 PDS50mg/kg 和 70mg/kg,可以抑制家兔血小板聚集。人參抑制血小板聚集作用的機理,是由於人參皂甙激活腺苷酸環化酶和抑制磷酸二酯酶活性,使血小板內 cAMP 含量升高,同時血小板內環氧酶和血栓素 A_2 合成酶受到抑制,還可能是由於 Ca^{2+} 拮抗作用。人參能夠抑制動脈粥樣硬化形成,也是其抗血栓形成的機制之一。

藥物名稱	有效成分及作用機理
鉤 藤	鉤藤鹼能明顯抑制花生四烯酸、膠原及 ADP 誘導的大鼠血小板聚集。
山茱萸	山茱萸醇提液對 ADP 誘發的血小板聚集有明顯抑制作用，對血小板聚集而誘發的肺栓塞有一定的對抗作用。
銀杏葉	銀杏丙酯是血小板活化因子（PAF）受體拮抗劑中最有臨床應用前景的藥物（PAF 是迄今發現的最有效的血小板聚集誘導劑）。銀杏葉黃酮 3.9～7.8mg／kg 灌胃給藥，能對抗膠原－腎上腺素所致的小鼠體內血栓形成。
絞股藍	絞股藍水醇提取物 35mg／kg 靜注對兔血小板聚集有明顯抑制作用，血栓素 B_2（TXB_2）亦明顯減少。經由對 44 例患有心血管疾病的人和 56 例健康人的觀察，絞股藍皂甙對人體血小板有顯著地抗聚集作用和解聚作用。
花 椒	花椒提取物在 10mg／200ml 血小板劑量下，對閾濃度 ADP 誘導的血小板聚集有明顯的抑制作用，且對聚集抑制、聚集斜率和到達最大聚集時間均存在劑量依賴關係。花椒具有預防血栓形成的作用。
大 蒜	大蒜片劑能使病人血漿黏稠度和血細胞比容值均有下降。從大蒜油中分離出的丙二烯一硫化物、丙二烯二硫化物、甲烯丙基三硫化物（MATS）、二烯丙基蒜素（DATS）在體內外均有較好的抗血小板聚集作用，並可提高血小板 cAMP 的水平。並能抑制血栓形成。

十一、改善心肌缺血、缺氧

藥物名稱	有效成分及作用機理
葛　根	葛根總黃酮和葛根素有明顯的擴張冠狀血管的作用，能使正常和痙攣狀態的冠脈擴張。對心肌缺血再灌注損傷亦有明顯的保護作用。
菊　花	菊花水煎醇沉制劑對離體兔心有顯著擴張冠脈、增加冠脈流量的作用。對在體犬心也有增加冠脈流量和心肌耗氧量的作用。
黃　連	黃連有效成分小檗鹼能顯著提高小鼠心腦及整體耐缺氧能力，能顯著降低衰竭心臟的心肌和正常心肌耗氧量。
苦　參	對犬急性心肌缺血性室顫，苦參鹼可顯著提高 DE－T，延長 ERP。
熊　膽	豚鼠離體心臟灌流人工熊膽、天然熊膽均能增加冠狀動脈血流量，降低心肌耗氧量。
牡丹皮	牡丹皮水煎酒沉液或粉針劑靜脈注射，可使因結紮冠脈引起的犬心外膜電圖 N－STBΣ－ST 變化明顯改善，並降低心肌耗氧量，增加冠脈流量和降低心排出量。
赤芍藥	赤芍有明顯的擴張冠脈、抗心肌缺血作用。
防　己	貓靜注粉防己鹼（Tet）5mg／kg，5 分鐘後可顯著降低其心肌耗氧量及氧攝取率。Tet 對高 K、NE、H_2O_2 及高鈣引起的〔Ca^{2+}〕i 增高的抑制作用可能是其抗心肌缺血機理之一。
附　子	去甲烏藥鹼具有擴張冠狀動脈和增加心肌營養性血流量的作用。
丹　參	丹參煎劑、復方丹參注射液、β－（3，4 二羥基苯基）乳酸，對心肌缺血及心肌梗死有保護作用。

藥物名稱	有效成分及作用機理
川 芎	川芎嗪對家兔心肌缺血再灌注損傷時心肌血流動力等有異常保護作用。川芎及其提取物均有擴張冠脈、增加冠脈流量、降低心肌耗氧量的作用。
薑 黃	薑黃素可使異丙腎上腺素誘導大鼠心電圖缺血性改變減輕，降低缺血心肌組織中 MDA 的重量。薑黃素還可提高大鼠心肌耐缺氧能力，對大鼠心肌的缺血性損傷具有一定的保護作用，其機制可能與清除自由基功能有關。
三 七	麻醉犬靜注三七後，在動脈壓下降，冠脈流量增加的同時，心肌氧攝取率和心肌耗氧量均顯著下降或減少，甚至在降壓情況下，仍增加冠脈流量並降低心肌耗氧量。
毛冬青	毛冬青 3.2g/kg 給小鼠灌胃，能顯著延長小鼠常壓耐缺氧時間；3.37g（生藥）/kg 顯著增加大鼠離體心臟冠脈流量，減緩心率，增加心搏幅度；12.5g（生藥）/kg 能顯著對抗大鼠急性心肌缺血心電圖 ST 段上移 T 波增高。
前 胡	右旋白花前胡素 c（Pd-Ⅲ）可改善離體缺血再灌注工作心臟的收縮與舒張功能，並能促進心排出量、冠脈流量及心率恢復，改善心肌的工作效率，減少肌酸激酶（ck）釋放和心肌線粒體鈣含量，表明對心臟缺血有保護作用。
酸棗仁	酸棗仁水溶液對心肌缺血性心電圖變化有明顯改善作用。
靈 芝	犬或貓冠狀寶插管法表明，靜脈注射從赤芝發酵液中提出的總生物鹼，能使冠脈流量增加 62%，而使冠脈阻力和心肌耗氧量明顯降低。
蟾 酥	體外試驗表明，蟾酥可使纖維蛋白原液的凝固時間延長，其抗凝血作用與尿激酶類似，可使纖維蛋白溶解後溶酶活性化，而增加冠脈灌流量。

藥物名稱	有效成分及作用機理
人　參	人參皂甙可能是人參抗缺氧作用的有效成分。人參皂甙對心肌缺血後再灌注所引起的心肌損傷有保護作用。
黃　芪	黃芪能在整體上提高心肌細胞抗缺氧缺糖的能力。
刺五加	刺五加莖、葉皂甙對實驗性心肌梗死犬均能明顯增加心肌血流量，降低冠脈阻力，亦可降低心率，降低血壓、左室壓力（LVP）；並減少心室內壓最大下降速率及左室舒張末期壓（LVEDP）升高幅度；同時減少人肌耗氧量及心肌耗氧指數，降低心肌氧利用率。
淫羊藿	離體豚鼠心臟灌注 200%淫羊藿煎劑 0.5ml，可使冠脈流量平均增加 126.6%。給麻醉靜脈注射淫羊藿水溶液 0.5mg/kg，可使冠脈流量明顯增加，並減少冠脈阻力。對垂體後葉素所致急性心肌缺血有保護作用。
當　歸	當歸具有抗心肌缺血作用，對缺血再灌注引起的心肌損傷有保護作用。
麥冬(麥門冬)	麥冬皂甙能明顯增強離體蟾蜍心臟的心肌收縮力及增加心排出量。麥冬皂甙及氨基酸小劑量均可使離體豚鼠心臟的心肌收縮力增強，冠脈流量增加，大劑量則作用相反。山麥冬總氨基酸、山麥冬總皂甙（TSLSL）均可對抗神經垂體素所致大鼠心電圖急性缺血性改變。
絞股藍	絞股藍具有抗心肌缺血和改善心臟功能；可降低麻醉犬血壓，降低心肌耗氧量。

十二、強　心

藥物名稱	有效成分及作用機理
附　子	附子及其製劑可使心肌收縮力增強、心率加快、心排除量增加和心肌耗氧量增加。附子製劑及有效成分對多種動物離體和在位心臟、正常或衰竭心臟均有明顯的強心作用。
乾　薑	8-薑辣素對豚鼠左右心房均產生強度不同的增強收縮力作用，並加快收縮頻率。乾薑甲醇提取物薑酚和薑烯酮可使離體豚鼠心房自主運動增強。乾薑尚具有保護心肌細胞的作用。
肉　桂	桂皮醛能夠增加豚鼠離體心臟灌流標本的收縮力及心搏數。肉桂水煎劑使腦紋狀體及下丘腦嗎啡肽含量提高正常水平，並明顯提高血漿 18-羥脫氧皮質酮水平。同時，還明顯改善主動脈內膜的高血壓損害。
吳茱萸	吳茱萸可使離體蟾蜍心肌收縮幅度增高。不同濃度的吳茱萸均能使蟾蜍心輸出量增加，且劑量越大，作用愈強。吳茱萸 0.2g/kg 能使麻醉犬射血前期與左室射血期比值變小，心肌收縮功能指數增加，心搏出量、心排出量、心臟指數、左室每搏動增加，血壓升高。
枳　實	枳實注射液對離體豚鼠心臟有輕度增加冠脈流量和明顯加強心肌收縮力，減緩心率和增加心排出量的作用。
香　附	香附水或醇提取物低濃度對離體蛙心，以及在位蛙心、兔心和貓心有強心作用和減緩心率作用。其總生物鹼、甙類、黃酮類化合物和水溶液也都有強心和減緩心率作用。
人　參	人參治療量能增加心肌收縮力、減慢心率、增加心排出量和冠脈流量，具有明顯的強心作用。

藥物名稱	有效成分及作用機理
小 薊	小薊水煎劑和酊劑對離體蛙心和家兔心臟有明顯興奮作用，可增強離體蛙心、家兔心臟和豚鼠心房肌的收縮強度和頻率，其強心的主要活性成分是兒茶酚胺類和氧化芸香甙。
靈 芝	靈芝在 0.01%～0.1%濃度時可使離體蛙心收縮幅度增大，高濃度（71%）則呈現抑制心臟的作用。對戊巴比妥鈉所致家兔在體衰竭心臟，腹腔注射赤芝酊或靈芝菌絲體乙醇提取物均有明顯強心作用，使心肌收縮力分別增加41.08%和42.7%。
牛 黃	天然牛黃具有顯著強心作用，對於離體蛙心、豚鼠心臟及貓心乳頭肌等均能明顯增強心肌收縮力，同時使心率增加。
蟾 酥	蟾毒配基類和蟾毒素類化合物均有強心作用。
山 楂	山楂提取物可使在體、或離體蟾蜍心收縮力增強，且持續時間長，山楂所含的三萜酸能改善冠脈循環，使冠狀動脈性衰竭得以代償，達到強心作用。山楂製劑對豚鼠的心臟能引起顯著持久的擴張冠脈作用，並增加心搏能力。
淫羊藿	淫羊藿煎劑灌注蟾蜍離體心臟和心耳，使心肌收縮力明顯增強，有效率達 90%；心臟注入可使在位心肌收縮力也增加，並可使戊巴比妥鈉造成人工心衰心肌張力恢復。家兔靜脈注射淫羊藿煎劑 1g/kg 可使心排出量明顯增加。
南沙參	1%南沙參浸劑對離體蟾蜍心臟有明顯強心作用，使其收縮振幅增大。
山茱萸	山茱萸（肉）注射液靜脈注射，能增強心肌收縮力，提高心臟效率，擴張外周血管，明顯增強心臟泵血功能，使血壓升高而有利於休克的治療。

藥物名稱	有效成分及作用機理
黃　精	0.15%黃精醇製劑可增強離體蟾蜍心臟收縮力，2%黃精醇製劑可增加犬在位心臟冠脈流量。

十三、抗心律失常

藥物名稱	有效成分及作用機理
葛　根	黃豆貳元、葛根素和葛根乙醇提取物有預防和對抗實驗性心律失常的作用。作用機理初步認定上述成分影響了細胞膜對鉀、鈉、鈣離子的通透性，也可能影響了兒萘酚胺的作用，從而降低心肌興奮性之故。
黃　連	動物實驗及臨床研究均表明小檗鹼和藥根鹼具有顯著的抗心律失常作用。
苦　參	苦參總鹼能顯著提高烏頭鹼誘發的大鼠心律失常及心臟停搏用量。
山豆根	山豆根總生物鹼腹腔注射或肌注，對由烏頭鹼、洋地黃毒貳、氯仿、腎上腺素、氯化鉀等所致的實驗性動物的心律失常等均有明顯對抗作用。其所含苦參鹼、氧化苦參鹼、槐果鹼等均具有明顯抗律失常作用。
牡丹皮	牡丹皮水煎醇沉液、丹皮酚能不同程度地降低實驗動物室顫、室速的發生率，縮短持續時間，並縮小心肌梗死範圍，其機理可能與抑制 SOD 的下降和 MDA 含量的升高有關。
防　己	粉防己鹼（Tet）能對抗哇巴因、烏頭鹼、氯化鈣、氯化鋇、氯仿加腎上腺素等所致動物心律失常，其作用機理是通過阻抑 Ca^{2+} 內流而實現的。

藥物名稱	有效成分及作用機理
青　蒿	青蒿素對烏頭鹼、冠脈結紮和刺激所誘發的大鼠心律失常均有顯著抗心律失常作用。
附　子	附子水溶部分灌服或靜脈注射均能對抗烏頭鹼所致大鼠心律失常。去甲烏藥鹼對多種實驗性過緩型心律失常有防治作用。可加快尿酯引起的心動過緩，使異搏定引起的心動過緩或房室傳導阻滯恢復正常，對抗硫酸鎂、光翠雀鹼引起的小鼠實驗性心動過緩。
山　楂	山楂浸膏對神經垂體素引起的心律不齊有一定抑制作用，三萜烯酸類能增加冠狀動脈血流量，提高心肌對強心甙作用的敏感性，增加心排出量，減弱心肌應激性和傳導性，具有抗心室顫動、心房顫動和陣發性心律失常等作用。
三　七	三七總皂甙對多種實驗性心律失常均有一定對抗作用，如人參二醇（PDS）可明顯降低右心房自發頻率，降低自律性與取消折返在抗心律失常中起主要作用。人參三醇甙（PTS）表現出更為廣泛的抗心律失常作用。三七皂甙（PNS）對心房肌生理特性的抑制作用如降低興奮性及減慢房室結的傳導，可能是其防治室上性心律失常的主要原因。
酸棗仁	酸棗仁的醇提物的水溶液靜脈注射能明顯對抗氯化鋇和改善烏頭鹼誘發的大鼠心律失常的心電圖變化，也能明顯改善大鼠心肌缺血的心電圖變化。
靈　芝	靈芝具有良好的拮抗心律失常的作用。
甘　草	炙甘草提取液對氯仿誘發小鼠室顫、腎上腺素誘發家兔心律失常、烏頭鹼誘發的大鼠心律失常、氯化鋇和毒毛旋花子甙K誘發的豚鼠心律失常均有抑制作用，並能減慢心率、延長麻醉大鼠心電的P-R和Q-T間期。

藥物名稱	有效成分及作用機理
石菖蒲	石菖蒲揮發油對大鼠由烏頭鹼誘發的心律失常有一定的治療作用；能對抗家兔由腎上腺素和氯化鋇誘發的心律失常，還有減緩心率的作用。
鉤 藤	鉤藤有抗心律失常作用，其主要有效成分為鉤藤鹼，其抗心律失常作用，除了 Ca^{2+} 通道阻斷外，與其 K^+ 通道抑制作用有關。
刺五加	刺五加莖葉總皂甙能推遲對烏頭鹼所致大鼠心律失常出現時間，對氯化鋇所致大鼠多源性窒性心動過速有明顯的預防和治療作用。表明刺五加有明顯的抗心律失常作用。
淫羊藿	淫羊藿提取物№ 5-1-1 對毒毛旋花子甙 K 及腎上腺素誘導產生的豚鼠實驗性心律失常，雖不能完全對抗，但可明顯縮短其持續時間。淫羊藿可能含有某種 β 型受體阻滯劑的成分。
冬蟲夏草	冬蟲夏草菌製成的膠囊，每粒 250mg，對房性及室性早搏均有較好療效，有效率分別為 84.4%及 84.6%。
當 歸	當歸有抗對腎上腺素、乙醯膽鹼引起的心律失常作用。
麥門冬	麥門冬對多種實驗性心律失常有預防和治療作用。
大 蒜	大蒜粉劑有抗實驗動物心律失常的作用。

第二章 常用中藥藥理藥效表

十四、降血壓

藥物名稱	有效成分及作用機理
防 風	防風提取物有降壓作用，有效成分為亥茅酚、5-0-甲基維期阿未醇及升麻素等。
葛 根	葛根煎劑、浸劑及其有效成分總黃酮都有一定的降壓效果。
升 麻	升麻酊劑有鎮靜和降壓作用。
黃 芩	黃芩的多種製劑、多種給藥途徑及對不同的動物均表現有降壓作用。
黃 連	黃連有效成分小檗鹼有明顯降壓作用。其降壓機制可能涉及多種途徑，如直接擴張血管及抑制血管運動中樞、抗腎上腺素、抑制多種升壓反射、抗膽鹼酯酶等。
黃 柏	黃柏流浸膏或醇提液鹼性物質腹腔注射均有顯著的降壓效果。其降壓機制與小檗鹼類似，與阻斷神經節、抑制血管中樞及抗交感等神經介質有關。
山豆根	山豆根鹼有降壓作用，其機理與其擴張血管作用有關。氧化苦參鹼及槐果鹼靜注於麻醉犬，均有快速降壓效果，其降壓作用與神經節阻斷作用有關。
熊 膽	人工熊膽、天然熊膽多種膽汁酸鹽均有降低血壓作用。
生地黃	地黃降低血壓的作用機理可能與升高 cAMP，使 cGMP/cAMP 比值降低而引起血壓降低有關。
青 蒿	青蒿素靜注於兔有降壓作用，其降壓作用主要是它對心臟的抑制作用所致；青蒿素無腎上腺素 α 受體阻斷作用，亦無擬膽鹼作用或組織胺釋放作用。
秦 艽	秦艽鹼甲能降低豚鼠血壓。

常用中藥性味功能速查

藥物名稱	有效成分及作用機理
防　己	麻醉貓靜注或肌注或灌胃粉防己鹼（Tet），麻醉家兔靜注 Tet 均有明顯的降壓作用。Tet 的降壓效果應主要是由擴張阻力血管所致，有效降壓的血漿濃度可選擇性地擴張動脈阻力血管，致使後負荷降低，心排出量增加。
澤　瀉	澤瀉中分離出的 alismol 口服或腹腔給藥對 DOCA 型高血壓、腎型高血壓和原發性高血壓大鼠都有持久的抗高血壓作用。
虎　杖	給麻醉家貓靜脈注射白藜蘆醇甙（PD）50mg/kg，血壓有先微升，後緩慢大降的作用。虎杖中蒽醌對麻醉兔亦有明顯降壓作用。
山　楂	山楂乙醇浸出物能使麻醉兔血壓緩慢下降。山楂總黃酮能使貓血壓下降，其總提取物對小鼠、兔、貓亦有較明顯的中樞降壓作用。北山楂黃酮、三萜酸及水解物對麻醉貓的血壓顯示不同程度的降壓效應。
萊菔子	萊菔子提取液能明顯降低家兔缺氧性肺動脈高壓和體動脈壓，其降壓強度與酚妥拉明基本相等。萊菔子水醇法提取液對家兔、貓及狗均有降壓作用，其作用緩和耐持久，降壓效果穩定。
三　七	三七的多種製劑如三七皂甙（PNS）、三七醇提物均有明顯降低血壓作用，且維持時間較為持久。
酸棗仁	酸棗仁能預防大鼠腎性高血壓形成。酸棗仁醇提物和水溶液對大鼠、犬和貓均有明顯的降壓作用。
天　麻	靜脈注射天麻注射液 1g/kg，家兔的血壓很快下降，總外周阻力最大降低了 41.8%。
鉤　藤	鉤藤、鉤藤總鹼及鉤藤鹼均有明顯降低血壓的作用。鉤藤降壓主要是對血管運動中樞、外周神經及神經遞質、心臟與血管功能等的調節作用得以實現的。

藥物名稱	有效成分及作用機理
羚羊角	羚羊角醇提液有降低血壓的作用。
地　龍	地龍的多種製劑有降壓作用。
牛　黃	天然牛黃具有顯著降低血壓效果，人工培植牛黃也有降低血壓作用。膽酸鈣、去氧膽酸、膽紅素、SMC（羊滑肌收縮物質）以及牛黃酸均有不同程度的特點的降低血壓作用。
吳茱萸	從吳茱萸分離的脫氫吳茱萸次鹼對麻醉大鼠靜脈注射後具有降血壓和減慢心率作用。其降壓作用是由前列腺素合成而間接起作用。
人　參	高麗紅參粉對正常大鼠、自發性高血壓大鼠、脫氧皮質酮性高血壓大鼠和腎性高血壓大鼠均有明顯的降壓作用。
刺五加	國產刺五加醇浸水溶液可使麻醉兔與貓血壓下降 $10\sim30$mmHg，刺五加根醇提取液有擴張血管作用。刺五加總黃酮亦有降壓和擴張末梢血管的作用。
淫羊藿	淫羊藿煎劑及水煎乙醇浸出液對家兔均有降低血壓作用，其降壓作用可能與阻斷交感神經節有關。
當　歸	當歸對冠狀血管、腦血管、肺血管及外周血管均有擴張作用。當歸水提醇沉液靜脈注射可使麻醉犬血壓下降的同時外周血流量增加，血管阻力降低。
銀杏葉	銀杏葉水提物（黃酮含量 0.95mg／ml）、醇提物（黃酮含量 1.9mg／ml）和單黃酮山奈酚、檞皮素及銀杏內酯 B 對正常人血清血管緊張素轉換酶有抑制作用，從而使血管緊張素 II 生成減少，而發揮擴張血管和降低血壓作用。
附　子	附子中含有降壓和升壓的有效成分，降壓的有效成分主要是清旋去甲烏藥鹼；升壓的有效成分主要是氯化鉀基多巴胺和去甲豬毛菜鹼。

藥物名稱	有效成分及作用機理
麝　香	麝香注射液對結紮和未結扎冠狀動脈左前降支（LAD）的狗有明顯降低血壓作用。

十五、鎮靜催眠

藥物名稱	有效成分及作用機理
麻　黃	麻黃揮發油鎮靜作用可能在腦幹。
桂　枝	桂枝總揮發油、水提取物及桂枝醛有鎮靜、抗驚厥作用。
紫　蘇	紫蘇醛、豆甾醇及時蘿油腦有鎮靜作用。
細　辛	細辛揮發油有鎮靜作用。
生　薑	生薑油和有效成分生薑酚或薑烯酮有顯著的鎮靜催眠作用。
荊　芥	荊芥油有一定鎮靜作用。
防　風	防風水煎劑有鎮靜作用，並與閾下催眠劑量戊巴比妥鈉有協同作用。
柴　胡	柴胡煎劑、總皂甙及柴胡皂甙元對中樞神經系統有明顯的抑制作用。
薄　荷	圓葉薄荷和歐薄荷的精油對中樞神系統有抑制作用（含薄荷醇不低於 45%）。
升　麻	升麻根的提取物能夠延長硫噴妥鈉引起的大鼠催眠效果。升麻素和北升麻酐也有鎮靜作用。
知　母	所含芒果甙 50～200mg/kg 腹腔注射，能顯著抑制大、小鼠自發活動，顯示有明顯鎮靜作用。

藥物名稱	有效成分及作用機理
梔子	梔子醇提物腹腔注射或灌胃均可使小鼠自發活動減少，並能明顯增強環己烯巴比妥鈉的催眠作用，使小鼠睡眠時間顯著延長，表明有鎮靜作用。
黃芩	黃芩非經口給藥時可顯著減少實驗動物自發活動，加強大腦皮質抑制過程。
黃連	黃連有效成分小檗鹼有中樞鎮靜作用，可抑制小鼠自發活動，降低小鼠體溫，延長環己巴比妥、戊巴比妥所致睡眠時間。
秦皮	秦皮甲素、秦皮乙素能顯著延長環己巴比妥所致小鼠睡眠時間，貳元作用為強。
山豆根	苦參鹼、氧化苦參鹼、槐果鹼等具有鎮靜、鎮痛和降低體溫作用。
熊膽	天然熊膽、引流熊膽、人工熊膽均有顯著鎮靜作用。
生地黃	小鼠試驗表明，地黃能顯著加強閾下劑量戊巴比妥鈉的催眠作用。
牡丹皮	丹皮酚有鎮靜催眠作用，其作用機理與對電刺激中樞網狀結構和丘腦下部引起的覺醒反應有抑制作用有關。
赤芍皮	芍藥貳和丹皮酚有明顯的鎮靜催睡作用。
紫草	紫草素、乙酰紫草素 10mg/kg 腹腔注射，能明顯延長環己烯巴比妥鈉引起的小鼠睡眠時間。
五加皮	小鼠腹腔注射南五加提取物 15g/kg, 能明顯提高戊巴比妥鈉閾下睡眠時間，入睡深，蘇醒慢。
附子	生附子能延長環己巴比妥催眠時間，抑制小鼠的自發活性。
延胡索	延胡索及其有效成分左旋四氫巴馬汀，對兔、犬及猴均有鎮靜催眠作用。

藥物名稱	有效成分及作用機理
川 芎	川芎對中樞神經系統有鎮靜作用。川芎煎劑能抑制大鼠自發活動，對小鼠的鎮靜作用更顯著，能延長戊巴比妥鈉的睡眠時間。
天南星	天南星有明顯鎮靜作用，能延長戊巴比妥鈉催眠作用時間。
酸棗仁	酸棗仁水煎液及其皂甙、黃酮化合物、酸棗仁油均有鎮靜催眠的作用。
靈 芝	靈芝的多種製劑如赤芝酊、赤芝恆溫滲濾液、靈芝發酵濃縮液、薄樹芝醇提水溶液、赤芝孢子粉醇提液等均有鎮靜作用。
天 麻	天麻水浸劑、天麻素及其甙元、天麻水醇提液均能明顯抑制小鼠自發活動，且可對抗咖啡因興奮作用。天麻和天麻素還可延長小鼠睡眠時間或增加小鼠的入睡率。
鉤 藤	鉤藤及其有效成分有鎮靜作用。
羚羊角	羚羊角外皮醇浸出液能降低小鼠朝向性運動反應，縮短巴比妥及乙醚麻醉的誘導期。羚羊角醇提液、水煎液、水解液可延長硫賁妥鈉所致睡眠時間。
僵 蠶	僵蠶水浸液對小鼠、家兔均有催眠作用。
地 龍	地龍熱浸液，醇提液對小鼠及兔均有鎮靜作用。
牛 黃	天然牛黃有一定鎮靜作用，能延長戊巴比妥鈉所致小鼠睡眠時間，促使閾下劑量的水合氯醛導致小鼠翻正反射消失。
石菖蒲	石菖蒲水煎劑、去油水煎劑可使小鼠自主活動度明顯降低，與閾下催眠劑量的戊巴比妥鈉有顯著協同作用。石菖蒲揮發油的鎮靜作用更強，0.05mg／kg 即能顯示出極強的催眠效果。

藥物名稱	有效成分及作用機理
西洋參	西洋參皂甙和五加提取物可明顯降低小鼠的自發活動。與異戊巴比妥鈉有協同催眠作用，不僅提高入睡率，縮短入睡時間，還顯著延長睡眠時間。其作用機理與其所含人參皂甙 Rb_1 有關。
黨　參	黨參注射液、水提物、甲醇提取物均具有鎮靜催眠作用。
白　芍	白芍注射液皮下給藥，可延長戊巴比妥鈉引起小鼠睡眠時間，白芍總甙對小鼠睡眠節律有一定影響，可延長正常大鼠慢波睡眠（SWS）持續時間，可明顯延長游泳大鼠SWS及異相睡眠的總時間。
五味子	五味子醇甲有廣泛中樞抑制作用，並且有安定藥的作用特點。
絞股藍	絞股藍提取浸膏 450mg/kg 給小鼠灌胃，自發活動減少，產生鎮靜作用；50mg/kg、100mg/kg 腹腔注射可增強戊巴比妥鈉催眠閾下劑量對子鼠的睡眠作用，延長戊巴比妥鈉催眠劑量對子鼠的睡眠時間。

十六、鎮靜抗驚厥

藥物名稱	有效成分及作用機理
生　薑	生薑油能明顯對抗驚厥，生薑酚和薑烯酮可分別延長驚厥死亡時間。
防　風	防風可使動物驚厥發生潛伏期延長。
熊　膽	熊膽有顯著抗驚厥作用。

藥物名稱	有效成分及作用機理
秦　皮	秦皮乙素可對抗小鼠電驚厥，延緩士的寧、戊四氮等所致小鼠驚厥。
牡丹皮	丹皮酚有鎮靜抗驚厥作用。
赤芍藥	芍藥甙和丹皮酚有明顯鎮靜抗驚厥作用。
芫　花	芫花乙醇提取物能對抗士的寧和咖啡因所致引起的驚厥。
酸棗仁	酸棗仁水煎液可對抗士的寧所致的驚厥，使小鼠死亡率明顯降低。
靈　芝	赤芝孢子粉醇提水溶液和薄樹芝醇提水溶液可明顯抑制對小鼠快速靜脈注射菸鹼所致的強直性驚厥。
天　麻	天麻水浸劑、天麻浸膏可對抗戊四氮所致陣攣性驚厥，延長驚厥潛伏期，縮短陣攣時間，提高半數致驚厥量或降低死亡率。
鉤　藤	鉤藤具有抗驚厥作用。
羚羊角	羚羊角具有抗驚厥作用。
全　蠍	全蠍對小鼠士的寧、煙鹼、戊四氮等多種藥物引起的驚厥有一定對抗作用。
僵　蠶	僵蠶蛹水煎劑和僵蠶水煎劑灌胃均能明顯對抗士的寧引起的小鼠強直性驚厥，顯著降低士的寧引起的小鼠驚厥的死亡率。
地　龍	地龍熱浸液，醇提液對小鼠及家兔均有鎮靜作用，對戊四唑或咖啡因引起的驚厥及電驚厥均有對抗作用，能使驚厥發生的潛伏期延長，使驚厥發生率和死亡率明顯下降。
牛　黃	天然牛黃具有明顯的抗驚厥作用。人工牛黃也有類似作用。

藥物名稱	有效成分及作用機理
石菖蒲	石菖蒲混懸液可對抗戊四唑引起的驚厥，石菖蒲揮發油中的 α-細辛腦可能是其抗驚厥的有效成分。
西洋參	西洋參皂貳對皮下注射戊四氮和士的寧引起的驚厥均有明顯的抑制作用。
白 芍	白芍對戊四氮、士的寧引起的驚厥有對抗作用。
五味子	五味子醇甲有廣泛的中樞抑制作用，能對抗小鼠電休克（MES）及中樞興奮藥戊四唑、煙鹼和北美黃連鹼所致強直性驚厥。

十七、解　熱

藥物名稱	有效成分及作用機理
麻 黃	麻黃揮發油、麻黃配桂枝的餾出液和蜜沫麻黃煎液等有解熱效果。
桂 枝	桂枝煎劑及其有效成分桂皮醛、桂皮酸鈉可使傷寒、副傷寒菌苗致熱的家兔體溫降低，其機理可能是由於皮膚血管擴張，促進發汗使散熱增加所致。
紫 蘇	紫蘇水提浸膏和紫蘇揮發油均有明顯的解熱降溫作用。
細 辛	細辛油有解熱作用。
生 薑	生效有效成分6-生薑分酚或6-薑烯酮均有明顯解熱降溫作用。
荊 芥	荊芥煎劑有明顯解熱作用。荊芥油有降溫作用。
防 風	防風煎劑或醇浸劑都有一定的解熱作用。
羌 活	羌活注射、羌活揮發油有明顯的解熱作用。

藥物名稱	有效成分及作用機理
柴 胡	柴胡煎劑、注射劑、醇浸膏、揮發油、粗皂 以及復方柴胡搽劑等製劑對動物實驗性發熱均有明顯解熱作用，且能使正常動物體溫降低。解熱的主要成分是柴胡皂貳、皂貳元 A 和揮發油。
薄 荷	薄荷能引起皮膚毛細血管擴張，促進汗腺分泌，增加散熱。這一作用可能是由興奮中樞而實現的。
葛 根	葛根醇浸液灌胃，對傷寒混合菌苗致熱家兔有較強的解熱作用。有人認為葛根粉能使皮膚血管擴張，促進散熱，能使呼吸運動加強，增加水分排出而使體溫下降。
菊 花	菊花浸膏灌胃，對人工發熱家兔有解熱作用。其解熱作用可能與中樞抑制作用有關。
升 麻	北升麻甲醇提取物或異阿魏酸灌胃，均可使正常大鼠體溫下降，並有解熱作用。升麻醇木糖貳有降低實驗動物體溫的作用。
知 母	所含芒果貳有解熱作用。
栀 子	腹腔注射栀子醇提液可使小鼠體溫顯著下降。
黃 芩	黃芩對酵母、傷寒菌苗所致家兔發熱有解熱作用。
苦 參	苦參注射液、氧化苦參鹼均有顯著解熱作用，能使發熱體溫顯著降低。
金銀花	金銀花及以金銀花為主的多種復方具有明顯解熱作用。
連 翹	連翹及以連翹為主藥的多種復方製劑有顯著解熱作用。
穿心蓮	穿心蓮和多種穿心蓮內酯及其衍生物注射劑對家兔有不同程度的解熱作用。
大青葉	大青葉煎劑 5～10g／kg 灌服對傷寒菌苗所致家兔發熱有明顯的解熱作用。

藥物名稱	有效成分及作用機理
熊　膽	天然熊膽、引流熊膽及人工熊膽均具有解熱作用。
牡丹皮	丹皮酚、丹皮酚碘酸鈉腹腔注射可使正常小鼠體溫下降，對三聯疫苗引起的發熱有解熱作用。
赤芍藥	芍藥弎對小鼠正常或實驗性發熱體溫有顯著的降低作用。
紫　草	紫草水煎液、紫草素及乙酰紫草素可使正常小鼠體溫降低，對發熱也有解熱作用。
青　蒿	青蒿水提物對正常大鼠有明顯的降低體溫作用。用蒸餾法製備的青蒿注射液對百、白、破三聯疫苗致熱的家兔有明顯的解熱作用。
大　黃	大黃能使感染所致發熱患者和致熱動物體溫明顯降低。
芫　花	芫花水提物腹腔注射有與氯丙嗪相似的降低體溫作用。
秦　艽	秦艽鹼甲對酵母所致大鼠發熱有解熱作用。
防　己	粉防己鹼（Tet）對人工致熱家兔有一定解熱作用。
茵陳蒿	茵陳蒿提取物有顯著解熱作用。6，7-二甲氧基香豆素對正常小鼠、大鼠體溫有明顯降溫作用，對鮮啤酒酵母、2，4-二甲硝基苯酚致熱大鼠和過期傷寒菌苗致熱家兔有良好的退熱作用。
香　附	香附醇提物對注射酵母菌引起的大鼠發熱有解熱作用，其效價為水楊酸6倍。
地　龍	地龍中的蛋白質經加熱或受酶的作用分解後有解熱作用。
牛　黃	天然牛黃有顯著的解熱作用，人工培植牛黃也有類似效果。其有效成分為牛黃酸。

藥物名稱	有效成分及作用機理
北沙參	北沙參根的乙醇提取物能使正常兔的體溫輕度降低，對傷寒菌苗引發的發熱兔也有降溫作用。

十八、鎮　痛

藥物名稱	有效成分及作用機理
桂　枝	桂枝水提物加總揮發油的混合物，對熱刺激引起的疼痛反應有明顯的抑制作用，並能提高痛閾值。
細　辛	遼細辛揮發油具有很強的鎮痛作用，並能明顯提高痛閾值。
生　薑	有效成分生薑酚、薑烯酮有明顯的鎮痛作用，能顯著提高痛閾值。
荊　芥	荊芥水煎劑有顯著鎮痛作用。主要成分為 d－薄荷酮、3－甲基環己酮。
防　風	防風乙醇浸出液能明顯提高痛閾，防風揮發油有良好的鎮痛效果。
羌　活	羌活注射液及羌活揮發油可使小鼠痛閾值顯著提高。止痛作用成分為甲醇提取中的正丁醇組分。
柴　胡	用小鼠尾壓刺激法、熱板法和醋酸熱體法等所引起的疼痛反應，柴胡均有較明顯的抑制作用；柴胡皂甙能使痛閾值明顯升高。
升　麻	升麻提取物灌胃，對醋酸引起的小鼠扭體反應及壓尾刺激均有鎮痛作用。
梔　子	皮下注射京尼平 0.5g/kg，能抑制腹腔注射醋酸引起的小鼠扭體反應，提示有鎮痛作用。

藥物名稱	有效成分及作用機理
秦 皮	秦皮乙素有鎮痛作用。
熊 膽	天然熊膽、人工熊膽均有鎮痛作用。
牡丹皮	丹皮酚黃酸鈉、丹皮酚油劑均有不同程度的鎮痛作用。
赤芍藥	芍藥貳有較弱的鎮痛作用。
青 蒿	青蒿水提取物能明顯延長痛閾反應時間和減少扭體反應次數，具有一定的鎮痛作用。
芫 花	芫花乙醇提取物有一定鎮痛作用。
巴 豆	巴豆霜給小鼠灌胃可顯著延長小鼠熱刺激疼痛反應時間，降低其對疼痛的反應。
獨 活	獨活所含氧基歐芹素鎮痛作用與阿司匹林作用相同。
川 烏	烏頭類生物鹼有明顯鎮痛作用。對鎮痛作用機理的研究表明，烏頭鹼（Ac）的鎮痛作用部位主要在中樞神經系統，烏頭類生物鹼鎮痛作用與腦內單胺類遞質水平有關。
漢防己	漢防己總鹼及甲、乙、丙素均有鎮痛作用。
五加皮	熱板法試驗表明，南五加正丁醇提取物及短梗五加醇提物小鼠腹腔注射，均能提高痛閾值，具有明顯的鎮痛作用。
虎 杖	虎杖煎劑外用對外傷出血有良好的鎮痛作用。
附 子	生附子對小鼠尾根部加壓致痛法能使痛閾值提高 30%～40%，給小鼠腹腔注射附子液具有顯著的鎮痛作用，而除去生物鹼後的鎮痛作用明顯減弱。
乾 薑	乾薑醇提物經化學分離得的薑酚和揮發油及乾薑醚提物、水提物均有鎮痛作用。
肉 桂	肉桂水煎液有明顯鎮痛作用。

藥物名稱	有效成分及作用機理
吳茱萸	吳茱萸炮製後能增強鎮痛消炎作用，以甘草制吳茱萸的作用最強。
木香	木香75%乙醇提取液有鎮痛作用。
香附	香附20%乙醇提物能明顯提高實驗小鼠的痛閾，所含三萜類化合物（IV-B）5ml/kg灌胃的鎮痛效果與乙酰水楊酸相當。
烏藥	烏藥的水提液、醇提物水溶液能明顯提高實驗小鼠熱板法痛閾值。
仙鶴草	仙鶴草水提取物及酸水提取物對疼痛有一定抑制作用。
延胡索	延胡索多種製劑均有明顯鎮痛作用，特別是醇提出浸膏、醋製流浸膏及散劑均有很強的鎮痛作用。其作用機理可能是左旋四氫巴馬汀由阻斷D、多巴胺受體使腦內絞狀體亮氨酸腦啡肽含量增加而發揮作用的。
鬱金	動物實驗表明溫鬱金有較好的止痛作用。
乳香	乳香的鎮痛作用有較成分為乙酸正辛酯。
馬錢子	馬錢子有明顯的鎮痛作用。
天南星	天南星有鎮痛作用。
酸棗仁	酸棗仁水煎液有鎮痛作用。
靈芝	靈芝具有良好的鎮痛作用，靈芝10g/kg組的鎮痛作用效應與已知藥氨基比林0.38/kg的效果相似。
天麻	用電擊鼠尾法證明，腹腔注射天麻水醇提取液5g/kg，鎮痛率達41.4%。
羚羊角	羚羊或羚羊角塞水提液，能顯著提高小鼠痛閾，具有極顯著的鎮痛作用。
牛黃	牛黃有效成分去氧膽酸、牛磺酸均有一定鎮痛作用。

藥物名稱	有效成分及作用機理
全　蠍	蠍身及蠍尾製劑對運動皮膚痛或內臟痛均有顯著鎮痛作用。
蟾　酥	蟾酥既能解毒消腫，又有良好的止痛作用，臨床多用於癰疽腫塊、喉痺、牙痛、肌肉勞損、骨刺、關節炎引起的疼痛。其這一功效，與其對中樞神經系統的作用有關。
當　歸	當歸有明顯鎮痛作用。
白　芍	白芍的有效成分白芍總貳有一定鎮痛作用。
銀杏葉	皮下注射銀杏葉總黃酮 40，80mg/kg，有顯著鎮痛作用，其作用機理可能有中樞神經系統參與。

十九、調節冤疫功能

藥物名稱	有效成分及作用機理
紫蘇葉	紫蘇葉乙醚提取物可增強脾細胞免疫功能，乙醚提取物和紫蘇醛有免疫抑制作用。紫蘇葉提取物具有干擾素誘導活性。 　　紫蘇葉汁可使 MDP 及 OK432 處理過的小鼠血中腫瘤壞死因子（TNF）水平明顯下降，其水溶性提取物可直接抑制巨噬細胞產生 TNF 的能力，抑制 IgE 的產生，抑制 DNP－lgE 抗體和總 IgE 抗體產生。
荊　芥	荊芥油對致敏豚鼠平滑肌的慢反應物質（SPS－A）釋放有抑制作用，對大鼠被動皮膚過敏反應物質（PCA）亦有一定抑制作用。荊芥穗有明顯的抗補體作用。
柴　胡	柴胡熱水提取高分子組分、柴胡多糖、柴胡果膠多糖等能促進機體免疫功能。

藥物名稱	有效成分及作用機理
防　風	防風煎劑能提高腹腔巨噬細胞的吞噬功能。防風水提液能顯著提高機體非特異性免疫功能。防風多糖能明顯增強網狀內皮系統吞噬功能。
金銀花	體外試驗或腹腔給藥時金銀花能促進外周血細胞和小鼠腹腔炎性細胞對異物的吞噬能力。
穿心蓮	穿心蓮水煎劑能提高人外周白細胞吞噬金黃色葡萄球菌的能力。穿心蓮內酯磺化物（AS 注射液），能明顯增加外周血白細胞吞噬肺炎鏈球菌或金黃色葡萄菌的能力。穿心蓮甲素注射液、喜炎平注射液也均可增強吞噬細胞能力。
板藍根	板藍根提取的多糖（HP）50mg/kg 腹腔注射具有顯著的免疫增強效果，可使正常小鼠脾重明顯增加。
魚腥草	魚腥草具有免疫增強效果。
山豆根	山豆根煎劑灌服可提高小鼠 Meth 腫瘤細胞中和活性，提高小鼠 IgM、PFC 數及血清 IgM、IgG 水平。山豆根製劑及其所含數種生物鹼均有較強的免疫藥理活性。苦參鹼還有明顯的升白作用。
鴉膽子	鴉膽子靜注能顯著增加小鼠脾細胞溶血空斑數，亞急性毒性實驗中可見淋巴組織增生，臨床用鴉乳治療胃癌取效的患者可見胃病變局部有大量淋巴細胞浸潤。靜滴鴉乳還可使癌症患者中性粒細胞化學發光增加，使癌症患者血清 α-干擾素短暫升高。鴉乳還可消除環磷酰胺的降血作用。
生地黃	生地對 ConA 誘導的淋巴細胞的 DNA 合成和蛋白質合成以及 1L-2 的產生都有明顯增強作用，提示生地黃具有明顯的免疫增強作用，多糖類為其有效成分。
赤芍藥	赤芍的不同提取物對免疫功能似有不同的影響。

第二章　常用中藥藥理藥效表

藥物名稱	有效成分及作用機理
巴 豆	給小鼠灌胃巴豆霜，可顯著降低小鼠胸腺指數、脾指數、腹腔巨細胞吞噬率、吞噬指數、炭粒廓清率，說明巴豆霜有抑制免疫功能的作用。
青 蒿	黃花蒿的多種提取物對人補體、中粒細胞氧化及 T 淋巴細胞增殖均呈抑制作用。青蒿琥酯能提升大鼠血清補體水平，明顯減少外周白細胞移行指數，明顯提高單個核細胞的促凝值，促進 Ts 細胞增值，抑制 TE 細胞產生，阻止白細胞介素及各種炎症介質的釋放，從而起到免疫調節作用。
大 黃	大黃對感染模型小鼠，可使其胸腺指數、脾指數增高，並能促進血清溶血素生成，還能明顯提高小鼠腹腔巨噬細胞的吞噬功能，使吞噬率和吞噬指數升高，還能增加脾臟淋巴細胞轉化率及白細胞介素（1L-2）的生成。此外，大黃在體內有輔助病毒誘生干擾素的作用，可使患者體內干擾素效價增加 2 倍以上。
紫 草	紫草不同組分具有不同的免疫藥理活性。
蘆 薈	蘆薈含有免疫刺激物質，能增強小鼠對單核細胞增多性李司忒氏菌感染的抵抗能力。
商 陸	商陸多糖 -1（PAP-1）及商陸多糖 -2（PAP-2）均能增強免疫功能。
川 烏	烏頭鹼 76.5 μ g/kg 腹腔注射，能使 LACA 純系小鼠脾臟重量顯著減少，脾溶血空斑形成細胞（PFC）的溶血能力及溶血素產生顯著降低。
雷公藤	雷公藤及其多種成分均有明顯的抑制免疫功能的作用。

藥物名稱	有效成分及作用機理
豨薟草	豨薟草對細胞免疫和體液免疫均有抑制作用，對非特異性免疫功能亦有一定抑制作用。
茯 苓	茯苓水提液、茯苓粉、茯苓多糖、茯苓素均有增強免疫作用。
五加皮	小鼠腹腔注射南五加注射液 30g/kg，對脾臟抗體形成細胞（PFC）有明顯抑制作用，並可降低腹腔巨噬細胞吞噬率和吞噬指數。南五加還有明顯抗排異作用。
豬 苓	豬苓水煎液、豬苓 85％乙醇提取物水溶部分均可明顯增加小鼠脾重和吞噬指數。豬苓多糖可使腹腔巨噬細胞三磷酸腺苷酶、酸性磷酸酶、α－醋酸萘酯酶活性增強。
澤 瀉	澤瀉煎劑可使小鼠廓清指數（K）值明顯降低，使血清溶血素抗體含量稍有降低，但對免疫器官（胸腺、脾臟、肝臟）重量和血清抗體 IgG 含量無明顯影響。
薏苡仁	薏苡仁中含多糖類葡聚糖 1～7 及酸性多糖類 CA－1、CA－2 均顯示抗體補體活性。
附 子	附子注射液對體液免疫和細胞免疫均有增強作用，可使小鼠血清抗體（IgM、IgG）滴度及脾臟抗體形成的細胞數明顯增加，可使血清補體含量明顯增加。
肉 桂	肉桂水煎液可顯著延長環磷酰胺引起免疫功能抑制小鼠的凝血時間，明顯升高紅細胞數目、白細胞數目，明顯增加胸腺、脾臟重量。
地 榆	地榆能促進細胞免疫功能，具有免疫增強作用。
槐 花	槐花中植物血凝素（PHA）使紅細胞凝集，促進淋巴細胞轉化成淋巴母細胞並進行分裂，提高巨噬細胞的吞噬能力。
三 七	三七具有人參相似的免疫調節作用，在不干擾正常機體免疫反應情況下，使過低或過高的免疫反應恢復正常。

藥物名稱	有效成分及作用機理
蒲 黃	不同劑量蒲黃短期給藥，對動物體重、一般臟器及外周白細胞均無明顯影響，但可使胸腺、脾臟顯著縮小，重量減輕，提示蒲黃有抑制免疫器官生長的作用。
丹 參	丹參有抑制免疫作用。
艾 葉	臨床的動物實驗研究表明，艾葉炙可增強機體細胞免疫功能，炙後 3H-TdR 摻入淋巴細胞數量顯著增加，淋巴細胞轉化率明顯提高。
牛 膝	牛膝的免疫功能，主要是對體液免疫和非特異性免疫有較明顯增強作用。
苦杏仁	苦杏仁甙肌肉注射，明顯促進有絲分裂原對小鼠脾臟T 淋巴細胞的增殖，對小鼠肝庫普弗細胞吞噬功能及 rDNA 的活性有非常明顯的促進作用。
酸棗仁	酸棗仁能增強小鼠的細胞免疫和體液免疫，並使小鼠受抑制的細胞免疫功能恢復正常。
天 麻	天麻及天麻多糖具有促進機體特異性和非特性免疫的作用。
牛 黃	天然牛黃能增強機體免疫功能。天然牛黃可顯著提高小鼠腹腔巨噬細胞的吞噬活性，人工牛黃作用與其相似。
人 參	人參對免疫功能有明顯的促進作用，不僅對正常動物，而且對免疫功能低下的動物（如荷瘤動物）均有提高免疫功能的作用。其機理可能通過增高 cAmp 促進淋巴細胞分化成熟，繼而促進了淋轉。
西洋參	複方西洋參膠囊（活鱉、西洋參、生地等組成）可明顯提高小鼠腹腔巨噬細胞吞噬能力，增加幼鼠肝、脾、胸腺等免疫器官的重量。
黨 參	黨參有增強免疫系統的作用。
黃 芪	黃芪能提高機體多方面免疫功能。

常用中藥性味功能速查

藥物名稱	有效成分及作用機理
白　朮	白朮多糖（PAM）在一定的濃度範圍內能單獨激活或協同 ConA/PHA 促進正常小鼠淋巴細胞轉化並能明顯提高 IL-2 分泌的水平，PAM 對氫化可的松造成的免疫抑制小鼠淋巴細胞的增殖功能有恢復作用。
甘　草	甘草酸單胺（AG）、非甘草次酸的貳元糖蛋白（LX）有抑制免疫作用。
刺五加	刺五加多糖可增加荷瘤小鼠脾臟重量，並使脾臟內巨噬細胞數明顯增高，表明有增強免疫功能作用。
鹿　茸	鹿茸有增強細胞和體液免疫功能。鹿茸精可增強小鼠和氫化可的松及環磷酰胺所致免疫功能低下小鼠的巨噬細胞吞噬功能。
淫羊藿	淫羊藿具有非特異性免疫功能。其對特異性免疫功能的影響與其成分和機體的免疫功能狀態有關。淫羊藿總黃酮和淫羊藿多糖均可顯著促進淋巴細胞轉化，增強細胞免疫。淫羊藿多糖和總黃酮也可增強體液免疫。淫羊藿對體液免疫功能具有雙向調節作用。
肉蓯蓉	肉蓯蓉可增強免疫功能。肉蓯蓉水提液可明顯增強小鼠腹腔內吞噬細胞的吞噬能力，增加溶血素和 PFC（空斑形成細胞）值。同是能使巨噬細胞內 cAmp 水平上升而 cGmp 水平下降，從而使 CAMP / CGMP 比值升高。能使免疫器官（胸腺、脾臟重要增加，3H－TdR 的摻入淋巴細胞的量增多，綿羊紅細胞致敏的小鼠的 DTH 反應增強。
冬蟲夏草	冬蟲夏草對體液免疫其有雙重調節作用；調節細胞免疫。
當　歸	當歸及其成分當歸多糖、阿魏酸均有增強機體免疫功能作用。

藥物名稱	有效成分及作用機理
熟地黃	熟地黃對獼猴細胞免疫功能和紅細胞膜穩定性均有明顯增強作用。熟地黃醚溶性物質能對抗氫化可的松引起的小鼠血液 T 淋巴細胞的減少。地黃提取液還能誘生人干擾素，使之效價明顯提高，並能增加病毒誘生干擾素作用。
白　芍	白芍水煎劑、白芍總甙均能提高巨噬細胞吞噬功能。白芍水煎劑可拮抗環磷酰胺對小鼠外周血 T 淋巴細胞抑制作用，使之恢復正常水平。白芍總甙的免疫調節作用與 T 調節細胞關係密切。白芍總甙對超適量 DNFB 誘導特異性 Ts 細胞有明顯的促進作用，並可明顯促進特異性 T_H 細胞的誘生。白芍水煎液還能促進脾細胞抗體生成，增強小鼠對綿羊紅細胞的體液反應。白芍總甙有較強的誘生干擾素作用。白芍總甙對脂多糖誘導的大鼠腹腔巨噬細胞產生白細胞介素 I 的功能，具有低濃度促進和高濃度抑制的作用。
何首烏	口服何首烏可使小鼠胸腺重量明顯增加，並能對抗老年小鼠的胸腺萎縮及強的松犬引起的胸腺萎縮。此外何首烏還能使腹腔淋巴結、腎上腺及脾臟等重量增加。還能明顯提高腹腔巨噬細胞的吞噬能力，升高吞噬指數。何首烏水煎劑醇提物對小鼠 T 淋巴細胞及 B 淋巴細胞免疫功能均有增強作用。
阿　膠	阿膠能明顯增強小鼠單核吞噬細胞的功能，提高廓清率。阿膠對小鼠細胞免疫功能也有顯著增強作用。
北沙參	北沙參多糖（GLP）細胞免疫功能和 T 細胞、B 細胞的增生均有抑制作用。
麥門冬	麥門冬具有免疫促進作用，能顯著增加小鼠的脾臟重量、增強巨噬細胞的吞噬作用和對抗由環磷酰胺所致的小鼠白細胞減少。

藥物名稱	有效成分及作用機理
枸杞	枸杞能增強體液免疫、細胞免疫。枸杞多糖（LBP）增強免疫的機理可能部分是由調節中樞下丘腦與外周免疫器官脾臟交感神經釋放去甲腎上腺素等單胺遞質及腎上腺皮質釋放皮質激素等環節互相調協而實現的。
山茱萸	山茱萸不同組分的免疫效應不同，即使同一類組分間其作用也不相同。山茱萸總甙是一種免疫抑制劑。山茱萸中的熊果酸在體外試驗時，能快速有效殺死培養細胞，是一種殺細胞藥物。山茱萸中的嗎錢子素對免疫反應有雙向作用，高濃度（$0.062 \sim 0.5$mg／ml）時體外對淋巴細胞為抑制作用，在低濃度（$0.016 \sim 0.031$mg／ml）時顯示促進作用。
絞股藍	4.5g／kg 絞股藍皂甙灌胃給予環磷酰胺所致免疫低下的小鼠 21 天後，外周血 T 細胞活性，酯酶染色（ANAS 陽性率），體液免疫（HC50）功能均有明顯恢復。小鼠灌胃絞股藍皂甙 25mg／kg21 天，能提高外周血 T 細胞α-ANAE 陽性率和肝臟 SOD 活性，增強小鼠細胞免疫，免疫調節及清除自由基作用。絞股藍皂甙能提高外周血白細胞數目，增強其吞噬酵母多糖時的發光值。逆轉小鼠由醋酸潑尼松而引起的白細胞數目減少和吞噬發光值降低。絞股藍皂甙對環磷酰胺或 60Co 照射所致白細胞降低小鼠具有明顯升高白細胞數的作用。
大蒜	大蒜水提物劑量 0.5g/kg 能顯著提高小鼠腹腔巨噬細胞的吞噬功能，提高整個巨噬細胞系統對剛果紅染料粒從血中的清除率。大蒜單獨使用或與其他激活劑協同作用時具有增強巨噬細胞的對抗腫瘤作用，同時可增強某些瘤細胞對巨噬細胞介導的細胞毒作用的敏感性。

第二章　常用中藥藥理藥效表

藥物名稱	有效成分及作用機理
五味子	五味子有升白細胞的作用和增強免疫功能，其主要成分為五味粗多糖。
銀杏葉	銀杏葉脂溶性提取物、水溶性提取物和水脂溶性提取物能增強免疫功能。

二十、抗衰老

藥物名稱	有效成分及作用機理
人　參	人參皂甙可促進高代齡人胚肺或纖維細胞（ZBS）增殖，及使單胺氧化酶（活性提高是促使衰老因素之一）活性降低。人參皂甙還可使衰老細胞群「不分裂」細胞轉化為「分裂」細胞，使細胞分裂周期縮短。
黃　芪	黃芪能提高人體的免疫功能，減緩人胚肺二倍體細胞的自然衰老過程，使細胞壽命達 98 代，使壽命延長 1/3。
三　七	三七葉總甙可明顯延長果蠅的平均生存時間，顯著提高 40 天齡果蠅飛翔能力，具有一定的抗衰老作用。
牛　膝	牛膝具有延緩衰老的作用。以懷牛膝煎劑灌服小鼠 30 天，可顯著提高衰老模型小鼠 SOD 活力，降低血漿 LPO 水平。
靈　芝	赤芝水提物能延長果蠅的平均壽命，具有延緩衰老功能。靈芝多糖 GLA、GLB、GLC 對氧自由基的產生和紅細胞脂質過氧化均有抑制作用，並對 OH 有清除作用，具有 SOD 樣的活性，是靈芝抗衰老的重要作用。靈芝多糖對人胚肺二倍體細胞 DNA 合成作用具有促進作用，對血清蛋白質、肝臟蛋白質和骨髓細胞蛋白質的生物合成均有促進作用亦是靈芝抗衰老的重要作用機理。
天　麻	天麻煎劑能縮短果蠅幼蟲的發育期，延長成蟲壽命，表明有抗衰老作用。

藥物名稱	有效成分及作用機理
山 藥	懷山藥可增強小鼠血中谷胱肽過氧化酶（GSHP）的活性，使過氧化脂質（LPO）降低，對過氧化氫酶（CAT）、超氧化物歧化酶（SOD）的活力有升高的趨勢，可見懷山藥可能具有延緩衰老的作用。
刺五加	刺五加水煎物質濾液可明顯延長果蠅壽命。
鹿 茸	鹿茸強身延年的功能主要與其抗氧化作用有關。
淫羊藿	延年益壽作用主要與其延緩衰老、抗氧化作用有關。
補骨脂	補骨脂20%水煎液浸泡桑葉能延長家蠶幼蟲期和家蠶壽命，並使家蠶的食桑量明顯減少，認為這是由其增強免疫的內分泌功能而發揮抗衰老作用的。
肉蓯蓉	肉蓯蓉具有抗氧化延緩衰老作用。肉蓯蓉能提高機體應激能力，直接或間接消除自由基對機體的損害，抑制B型單胺氧化霉的活力，從而達到延緩衰老的目的。
冬蟲夏草	冬蟲夏草具有延緩衰老的作用。組織培養北蟲草可顯著降低肝勻漿脂質過氧化物（LPO）水平，有明顯抗脂質過氧化作用。冬蟲夏草菌絲體對大小鼠腦內單胺氧化酶B型（mAo-B）活性呈顯著抑制作用。腦組織內的 MAO-B 可引起腦內兒萘酚胺含量紊亂，從而導致衰老的發生。
黃 精	黃精及黃精參與構成的復方均具有延緩衰老的作用。黃精煎液能明顯降低心肌脂褐素的含量（蛋白質、核酸等大分子交聯或氧化，使脂褐素在細胞中累積，使細胞的整合性和功能逐漸喪失而衰老），從而發揮抗衰老作用。
五味子	五味子具有增強腎上腺皮質功能和促進脾臟的免疫功能，並促進生殖細胞的增生和促進卵巢的排卵作用等，表明五味子有一定抗衰老作用。
銀杏葉	銀杏總黃酮具有抗衰延年的作用。
絞股藍	絞股藍既有促進生長發育作用，又能延緩衰老過程。

藥物名稱	有效成分及作用機理
枸杞	枸杞有抗衰延年作用。枸杞抗衰延年機理可能由增強免疫機制，提高 DNA 損傷修復能力，維護細胞正常發育，促進衰老細胞向年輕化方向逆轉，對抗自由基過氧化，對肝脂質過氧化損傷起保護作用而實現的。

二十一、抗腫瘤

藥物名稱	有效成分及作用機理
生薑	生薑乙醇提取物可明顯抑制 Darlons 淋巴腹水瘤細胞和人淋巴細胞生長，顯著抑制中國大田鼠卵巢細胞和 Vero 細胞生長，明顯抑制 DNA 對胸腺嘧啶核苷酸的攝取，對亞硝化反應有明顯阻斷作用。
防風	防風多糖 JB0－6 對 S_{180} 荷瘤小鼠的脾指數有明顯增加作用；對荷瘤小鼠的胸腺細胞、脾細胞及 B 細胞增殖均有明顯改善作用；對荷瘤小鼠腹腔巨噬細胞的吞噬作用、細胞毒作用及 NK 細胞活性有改善作用。
葛根	葛根提取物、總皂貳、多糖、葛根素、大豆貳元對 P_{388} 白血病的 ^3H-TdR 摻入均有不同程度的抑制作用，並以總皂貳的作用最強。
知母	知母皂貳能使新生大鼠 AFP 下降，且使肝中 AFP、mR MA 降低近 1 倍，而對 ALB 的 RNA 影響不大，表明其可能是調節癌發育基因表達的調節因子。
黃芩	黃芩醇提取物及酊劑有一定抗腫瘤作用。
黃連	黃連有效成分小檗鹼具有抗癌作用，小檗鹼的一些類似物或衍生物有不同程度的抗癌活性，如 9－去甲檗鹼及其醋酸、苯甲醋酸、小檗鹼的硫化磷酸胺衍生物等具有抗癌效果。
山豆根	山豆根水浸、溫浸或水提取物對小鼠宮頸癌 U_{14}、肉瘤 S_{180}、大鼠腹水型去田肉瘤、腹水實體肝癌等有抗癌作用。

藥物名稱	有效成分及作用機理
天花粉	天花粉蛋白對絨毛膜上皮癌有獨特的療效，可選擇性地損傷絨毛膜上皮癌細胞和黑色素瘤細胞，對 Jar 細胞 G_1 期和 S 期均有抑制作用，能明顯降低絨癌細胞分泌 HCG 和黃體酮，癌細胞出現形態學改變並大量死亡。
穿心蓮	脫水穿心蓮內酯琥珀酸半酯對 Walker256 有一定抑制作用，其精氨酸復鹽能抑制大鼠乳腺癌 SHZ-88 細胞株的生長。穿心蓮內酯與亞硒酸鈉成而得之硒化穿心蓮內酯對小鼠肉瘤 180 的抑制率為 75％～88％。
貫　眾	東北貫眾對宮頸癌 14、肉瘤 180、腦瘤 22 及 ARS 腹水型均有顯著抑制作用，抗瘤率或生命延長率為 30.2％～62.2％。提得貫眾 B（為總間苯三酚類化合物）為抗癌的有效成分。
魚腥草	新魚腥草素對小鼠移植性肝癌有一定抑制作用。
苦　參	苦參總生物鹼和苦參鹼、脫氧苦參鹼、氧化苦參鹼等對小鼠艾氏腹水癌均有較顯著的抑制作用，以氧化苦參鹼作用最強。
鴉膽子	鴉膽子仁糊劑或水劑局部應用於甲基膽蒽醋酮誘發的小鼠皮膚癌和乳頭狀瘤能使瘤細胞發生退行性變和壞死，對正常組織也有類似作用。
生地黃	體外篩選法和噬菌體篩選法均證明地黃有抗腫瘤作用。所含多糖為地黃抗腫瘤的有效成分之一，其能明顯抑制腫瘤生長。
赤芍藥	赤芍水提物或 70％乙醇提物腹腔注射，可延長淋巴細胞白血病 L_{1210} 的生成時間，並能顯著增強環磷酰胺、甲氨喋呤對 S_{180} 和 L_{615} 的抗腫瘤作用。
紫　草	紫草有明顯抗腫瘤作用，主要有效成分為其所含色素。

藥物名稱	有效成分及作用機理
蘆薈	蘆薈具有明顯抗腫瘤作用，蘆薈苦素是其有效成分之一。
白頭翁	白頭翁能抑制植物種子發芽，毛茛貳類似物有抗腫瘤作用。毛茛貳花體外具有較強的細胞毒作用，其對 KB 細胞、BOL_{7420} 細胞克隆形成有明顯抑制作用。白頭翁皂貳 A_3 也有抑癌作用。
巴豆	巴豆提取物給小鼠腹腔注射對 S_{180} 實體型、S_{180} 腹水型、U_{14} 實體型、U_{14} 腹水型、肝癌腹水型及艾氏腹水癌皆有明顯的抑制作用，抑瘤率在 30％以上。
青蒿	青蒿素對 P_{388}、A_{549} 和 HT_{29} 有細胞毒作用。
商陸	商陸多糖－1（PAP－1）的抗腫瘤作用機理是由激活巨噬細胞（MΦ）和啟動誘生 TNF（腫瘤壞死因子）來發揮作用的；由增強 T 淋巴細胞功能來抑制移植性腫瘤，其增強 MΦ 細胞毒作用與其誘生 TNF 和 IL－1（白介素－1）密切相關。
獨活	獨活中香豆素如東莨菪素具有抗癌作用。
川烏	烏頭注射液（含烏頭總鹼 0.4mg／ml）以生理鹽水稀釋 10 倍，對實驗性小鼠胃癌、肉瘤 S_{180}、肺癌均有一定抑制作用。
雷公藤	雷公藤內酯對小鼠網織細胞白血病（L_{615}）有明顯療效。雷公藤甲素和乙素對小鼠淋巴細胞白血病（L_{1210}）和 P_{388} 及 L_{615} 白血病瘤株的有效劑量為 0.1mg／kg；1mg／ml 可抑制人離體鼻咽癌（KB）細胞。雷公藤內酯和雷公藤羥內酯的抗腫瘤作用是由於抑制癌細胞的 RNA 和蛋白質的合成以及使 DNA 複製過程中所必須的 RNA 聚合霉失活，從而干擾 DNA 的複製所致。雷公藤甲素能抑制乳癌和胃癌細胞系集落的形成，其強度與對人白血病細胞系 HL－60 相近。

常用中藥性味功能速查

藥物名稱	有效成分及作用機理
蒼　朮	蒼朮揮發油、茅朮醇、β－桉葉醇 100mg/ml 在體外對食管癌細胞有抑制作用，其中茅朮醇作用較強。
防　己	粉防己鹼（Tet）濃度在 16～24μg/ml 時對人體肝癌細胞有明顯殺傷作用，濃度在 80μg/ml 時，則對癌細胞起致死效應。Tet 和防己乙素對小鼠淋巴細胞白血病 L_{7712} 和小鼠肉瘤 S_{180} 細胞 DNA 合成具有抑制作用。Tet 能使惡性淋巴瘤 BM－1374、白血病 CEM－C_7 及 HL－60 細胞系發生細胞程序死亡。
厚　朴	厚朴甲醇提取物及所含木蘭醇對體內兩期致癌試驗引起的小鼠皮膚腫瘤有明顯抑制作用。
茯　苓	茯苓多糖、茯苓多糖粗提物 A、茯苓素對多種實驗性小鼠癌症有抑制作用，
豬　苓	獵苓乙醇提取物水溶部分、獵苓多糖粗提物、豬苓多糖對多種實驗性動物腫瘤有一定抑制作用。
薏苡仁	薏苡仁丙酮提取液可抑制艾氏腹水癌，延長實驗小鼠存活期；乙醇提取液亦具有抑制作用。
茵陳蒿	茵陳水煎劑灌胃給藥，可抑殺小鼠艾氏腹水癌細胞；口服菌陳水提物對移植 MethA 細胞的小鼠亦有抗腫瘤作用。
虎　杖	虎杖中的大黃素對小鼠肉瘤 S_{180}、乳腺癌、肝癌、艾氏腹水癌、淋巴肉瘤、黑色素瘤及大鼠瓦克癌等 7 個瘤株的治療均有療效。虎杖煎劑對小鼠艾氏腹水癌也有抑制作用。
烏　藥	烏藥對小鼠肉瘤 $_{180}$ 的抑制率為 44.8%。
地　榆	地榆對人子宮頸細胞培養株系均 JTC-26 體外試驗有明顯抑制作用，抑制率在 90%以上。

藥物名稱	有效成分及作用機理
小 薊	小薊所含某些生物鹼對 S 和 EAC 瘤均有一定抑制作用。小薊水煎液可對抗 4- 硝基鄰苯乙胺、疊氧鈾等誘變劑的致突變作用。
槐 花	槐花（槐角）製劑對人子宮頸癌細胞培養體系 JTC - 26 株，體外實驗有明顯抑制作用，抑制率在 90% 以上。槐皮素具有顯著抑制致癌的作用，能抑制離體惡性細胞的生長，對艾氏腹水癌細胞 DNA、RNA 和蛋白質的合成均有抑制作用，並誘發細胞內 cAMP 的產生或增多。
茜 草	茜草甲醇提取物具有顯著的抗小白鼠 $S_{180}A$ 和 P_{388} 白血病活性，並從中分離出抗癌有效成分環乙肽類化合物 RA-VII、RA-V-23、RA-IV 和 RA-II。
仙鶴草	仙鶴草根的乙醚提取部分具有很強的抑制 Hela 細胞集落形成的作用。其水浸膏在體外對 JTC - 26 有強烈的抑制作用，可殺死全部癌細胞。仙鶴草的水提醇提物對小鼠肉瘤 S_{180}、宮頸癌 U_{14}、腦瘤 B_{22}、艾氏腹水瘤 EAC、黑色素瘤 B_{16} 以及大鼠瓦克癌 W_{256} 等移植性腫瘤有一定抑制作用。
白 及	白及代血漿對小鼠肉瘤（S_{180}）、肝癌（HSC）、宮頸癌（U_{14}）、艾氏腹水癌轉實體瘤（EAC - ESC）、大鼠瓦克癌（W_{256}）均有明顯抑制作用。
丹 參	從丹參中分離出的有明顯抗腫瘤活性成分紫丹參甲素，對小鼠 Lewis 肺癌、黑色素瘤 $_{1316}$ 和 S_{180} 有不同程度的抑制作用。丹參酮有抑制小鼠肝癌 H_{22} 發生率的作用，其機理可能與抑制腫瘤細胞 DNA 合成，PCNA 表達及 DNA 聚合酶活性有關。
桔 梗	桔梗菊粉對艾氏腹水癌、腹水型腫瘤有較好的抑制作用。

藥物名稱	有效成分及作用機理
薑　黃	薑黃50％乙醇提物和薑黃素對白血病淋巴細胞和道爾頓淋巴瘤細胞產生明顯的細胞毒作用。去甲氧基薑黃素和去二甲氧基薑黃素可使肝癌細胞（HTC）100％死亡。
桃　仁	桃仁有效成分苦杏仁甙對腫瘤細胞有一定選擇性，苦杏仁甙水解產物氫氰酸和苯甲醛對癌細胞有協同破壞作用；苦杏紅甙能幫助體內胰蛋白霉消化癌細胞的透明樣黏蛋白被膜，使體內白細胞更易接近癌細胞，並吞噬癌細胞。
莪　朮	莪朮油製劑在體外對小鼠艾氏腹水癌細胞、615純系小鼠的L_{615}白血病（網組細胞型）及腹水型肝癌細胞等多種瘤株的生長有明顯的抑制和破壞作用。
紅　花	紅花的提取物及其成分豆甾醇有抗促癌作用。
苦杏仁	苦杏仁熱水提取物粗製劑對人子宮頸癌JTC-26株的抑制率為50％～70％。氫氰酸、苯甲醛、苦杏仁 體外實驗證明均有微弱的抗癌作用。
紫　菀	紫菀所含的表無羈萜醇對小鼠艾氏腹水癌有抑制作用。紫菀氯環五肽A、B、C對小鼠S_{180}有明顯抑制腫瘤生長的作用。
酸棗仁	酸棗仁油具有明顯的抗腫瘤作用，能明顯延長艾氏腹水癌荷瘤小鼠的生存天數。酸棗仁和酸棗仁油可明顯增強機體的體液免疫和細胞免疫功能，這可能是其抗腫瘤作用的重要機理。
靈　芝	熱水提取的靈芝子實體多糖對移植性小鼠Lewis肺癌、C_{26}結腸癌、S_{180}具有良好的抑瘤作用。
全　蠍	全蠍的醇製劑在體外能抑制人肝癌細胞呼吸。全蠍水提物和醇提物分別對人肝癌和結腸癌有抑制作用。
僵　蠶	僵蠶對小鼠肉瘤S_{180}有抑制作用。

藥物名稱	有效成分及作用機理
地 龍	地龍提取液對小鼠 S_{180} 和 H_{22} 均有良好的抑制作用，可使荷瘤小鼠的生存期延長，瘤體明顯縮小或消退。
牛 黃	人工牛黃對小鼠 S_{180} 及 S_{37} 有明顯的抑制作用。
麝 香	天然麝香或麝香酮對小鼠艾氏腹水瘤、小鼠肉瘤 S_{37} 及 S_{180} 的細胞有抑制作用。對人體食管鱗癌、胃腺癌、結腸癌、膀胱癌的組織勻漿培養液，也顯示對腫瘤細胞有抑制作用。
石菖蒲	石菖蒲揮發油 0.085ml/kg 劑量口服，對小鼠肝癌、S_{180} 有顯著的抗癌作用。
蟾 酥	蟾蜍貳元的化合物嚏根草貳元 -3 醋酸對大白鼠 W_{256} 腫瘤具有明顯抑制作用。蟾酥注射液 $50 \mu g/ml$（相當於生藥量）對大鼠氣管體外誘癌過程具有抑制作用。
人 參	人參皂貳對小鼠肉瘤 180（S_{180}）、艾氏腹水癌（EAS）有一定抑制作用。人參多糖抗腫瘤作用機理主要是由於其調整了機體的細胞和體液免疫功能。人參多糖在體內可誘生腫瘤壞死因子。人生根和莖葉多糖有抗補體活性。
黨 參	黨參和環磷胺組荷瘤小鼠開始死亡時間、平均存活時間、半數動物存活時間（LT_{50}）和全部動物死亡時間均延長，日存活率提高，明顯減少腫瘤體積和重量，減少肺轉移，上述效果優於單純使用環磷醯胺。
冬蟲夏草	蟲草 50mg/ml 對 Hela 細胞有顯著抑制作用，其生長曲線、分裂指數、軟瓊脂生長能力、集落生長率均較對照組為低。
刺五加	刺五加多糖（ASPS）對小鼠肉瘤 S_{180} 細胞、人白血病 K_{562} 細胞體外增殖有強烈抑制作用。ASPS 抗瘤機理與膜生化特性及改變有關，干擾膜的肌醇磷脂代謝，抑制磷脂醯肌醇轉換。

常用中藥性味功能速查

藥物名稱	有效成分及作用機理
甘　草	甘草次酸及其衍生物 3- 氧 -18- α 甘草次酸，對 Oberling Guenrin 骨髓瘤具有抑制作用。其作用與可的松 50mg/kg 作用相同。此外，對小鼠白血病也有抑制作用。
補骨脂	補骨脂素和 8- 甲氧基補骨脂素能顯著殺死小鼠肉瘤癌細胞。補骨脂素對人白血病細胞有較強的殺傷作用。補骨脂素可降低氨基甲酸乙酯誘發肺腺癌小鼠肺組織的支氣管及肺泡上皮增生性改變，增加肺腺癌小鼠腹腔吞噬指數和 E- 玫瑰花環形成的百分率。其作用機理是：8- 甲氧基補骨脂素和補骨脂素能顯著提高 S_{180} 細胞內 cAMP 水平，而對 cGMP 水平無影響，從而顯著增加了 cAMP / cGMP 比值。有人證明 cAMP 及其衍生物有抑制腫瘤細胞生長作用，還能促使惡變細胞向正常細胞轉化或使腫瘤消退。
黃　芪	黃芪多糖（APS）自身具有一定的抗腫瘤作用。
枸　杞	臨床用枸杞子凍乾粉混懸液和 Cy 聯合治療大鼠 Walktr 癌肉瘤 256 例，枸杞多糖（LBP）對 Cy 導致的白細胞減少，有明顯保護作用，1 週內的白細胞數即有明顯回升，第 14 天升至正常水平，提高機體免疫能力，減輕 Cy 的毒副作用，促進機體造血功能的恢復。
銀杏葉	白果黃素對 Raji 細胞感染 EB 病毒的致癌啟動因子有很強抑制作用，可在稀釋 57 倍的濃度下呈 75％的抑制效果，超過了具有很強拮抗致癌啟動因子維生素 A 酸（視黃酸）的作用。
大　蒜	新鮮大蒜可抑制小鼠乳腺癌的形成。大蒜辣素和蒜氨酸能抑制小鼠肉瘤 S_{180} 的生長。對人的胃癌也有明顯抑制作用。大蒜有效成分二烯丙基硫對 1，2- 二基硫小鼠腸癌發生有抑制作用。大蒜油局部外塗對苯並芘及二甲基苯誘發的皮膚癌有保護作用。

藥物名稱	有效成分及作用機理
五味子	五味子及其某些成分（如 γ - 五味子素），對小鼠腹水型肝癌細胞、小鼠 S_{180}-V 癌細胞和人胚肺成纖維細胞 DNA 合成的平均抑制率分別為 85％、76％和 50％。
絞股藍	絞股藍對實體瘤有一定抑制作用，對防止口腔斑癌變有肯定效果。絞股藍皂貳對患有進展 S_{180} 肉瘤的小鼠有明顯抑制作用。

常用中藥性味功能速查

二十二、抗過敏

藥物名稱	有效成分及作用機理
麻　黃	麻黃鹼能抑制過敏介質（組胺、白三烯 D_4）的釋放。麻黃水提物和醇提物能使溶血素明顯減少，呈現抗補體作用。其抗變態反應作用也可能與 β - 受體的介導有關。
防　風	羌活揮發油可抑制 2，4 - 二硝基氯苯（DNCB）所致的遲發性過敏反應。
黃　芩	黃芩對多型變態反應有不同程度的抑制作用，有效成分為黃芩貳、黃芩素及其他酮類化合物。
魚腥草	魚腥草油能抗過敏，其機理與其抑制過敏介質的釋放，拮抗過敏介質的作用及對平滑肌的直接鬆弛作用有關。
牡丹皮	腹腔注射丹皮酚對實驗性動物過敏反應有明顯抑制作用。
厚　朴	厚朴及和厚朴提取物，對 PCA（同種被動皮膚過敏反應）有顯著抑制作用。

藥物名稱	有效成分及作用機理
秦　艽	豚鼠腹腔注射秦艽鹼甲 90mg／kg，能明顯減輕組織胺噴霧引起的哮喘、抽搐，對組織胺所致的豚鼠休克及對蛋清所的大鼠過敏反應均有保護作用。
防　己	粉防己鹼（Tet）對小鼠皮膚過敏反應有明顯抑制作用，表明它對 I－Ⅳ型變態反應有對抗作用。Tet 透由抑制 Ca^{2+} 內流而抑制細胞內鈣的升高，其對鈣通道的阻滯作用可能是抗過敏作用的機理。
紫　草	紫草有明顯抗過敏作用。
枳　實 枳　殼	枳實對被動皮膚過敏反應具有抑制作用，並能明顯降低肥大細胞組織胺釋放量，其有效成分為密橘黃素、柑橘黃酮與 $CA_4 - F_3$。
鬱　金	鬱金的乙酸乙酯層有較強的抗過敏作用，乙酸乙酯層中的主要成分薑黃素被認為是抗過敏作用的主要成分。
前　胡	白花前胡素、紫花前胡素 C-Ⅲ 和 Pd-Ⅳ 均可抑制刀豆球蛋白 A 和磷脂酰絲氨酸誘發的大鼠肥大細胞組胺的釋放，此作用似與其阻滯肥大細胞鈣內流有關。
五味子	五味子成分 gomisinA 有抗過敏作用。

二十三、鎮咳祛痰平喘

藥物名稱	有效成分及作用機理
紫　蘇	石竹烯具有鬆弛氣管、鎮咳祛痰的作用；沉香醇具有平喘的作用。
細　辛	細辛揮發油中的甲基丁香油酚對氣管有顯著鬆弛作用。

藥物名稱	有效成分及作用機理
麻　黃	麻黃鹼、偽麻黃鹼、麻黃揮發油是平喘的有效成分。麻黃水提取物、麻黃鹼及萜品烯醇是鎮咳的有效成分。
生　薑	生薑汁有收縮氣管、支氣管平滑肌的作用，有效成分薑烯酮有鎮咳作用。
荊　芥	荊芥油能直接鬆弛氣管平滑肌，對抗哮喘反應，延長喘潛伏期並有祛痰作用。
秦　皮	秦皮乙素及甲素均有顯著鎮咳作用；組織胺噴霧致喘豚鼠秦皮乙素有平喘作用，0.25%的秦皮乙素對離體豚鼠氣管有平滑肌鬆弛作用，並可對抗組織胺所致痙攣。
山豆根	苦參鹼、氧化苦參鹼、槐果鹼等多具顯著平喘作用。
芫　花	醋製芫花醇水提取液、苯製芫花醇水提取液及羥基芫花素均有一定的鎮咳作用，並有很好的祛痰作用。羥基芫花素是止咳、祛痰的主要有效成分。其祛痰作用可能與治療後炎症減輕，痰液黏滯降低等因素有關。
商　陸	商陸煎劑、乙醇浸商陸氯仿提取物及商陸根水浸劑、煎劑、酊劑均可使呼吸道排泌酚紅量明顯增加。表明商陸有明顯的祛痰作用。商陸生物鹼部分有明顯鎮咳作用。 商陸煎劑、酊劑、商陸醇浸膏均有一定的平喘作用。商陸醇浸膏可能透過提高腎上腺皮質功能來發揮平喘作用的。
虎　杖	小鼠腹腔注射白藜蘆醇甙（PD）及其粗品均有鎮咳作用。虎杖煎劑可對抗組織胺引起的氣管收縮。
陳　皮	陳皮水提液對電刺激引起的離體豚鼠氣管平滑肌收縮有明顯抑制作用。陳皮揮發油有刺激性祛痰作用，主要成分為檸檬。陳皮醇提物 0.02g（生藥）/ml 濃度，可完全對抗組織胺所致豚鼠離體支氣管痙攣收縮。

藥物名稱	有效成分及作用機理
車前子	車前甙成分能促進氣管及支氣管黏液的分泌，同時抑制呼吸中樞，使呼吸加深、變慢，具有一定的袪痰和鎮咳作用。
青 皮	青皮揮發油有袪痰作用，有效成分為檸檬烯。青皮甲醇浸膏中提得的對羥福林草酸鹽液 1g／kg 靜脈注射對貓可完全對抗組織胺引起的支氣管收縮。
木 香	木香醇浸膏治療支氣管哮喘可控制症狀，防止復發，並有袪痰作用。
艾 葉	艾葉油灌胃、腹腔注射、肌肉注射或噴霧吸入均能對抗乙醯膽鹼組織胺對豚鼠的致喘作用，並能增加豚鼠肺灌流量，平喘作用與異丙腎上腺素相近；對刺激喉上神經引咳法、二氧化硫或氨霧引咳法以及丙烯醛或枸橼酸引咳法致貓、小鼠、豚鼠等咳嗽均有明顯對抗作用；並有明顯的袪痰作用。
半 夏	生半夏、薑半夏、明礬半夏的煎劑對咳嗽都有明顯的抑制作用。其袪痰作用因不同的炮製法而強弱不同。
桔 梗	桔梗煎劑能顯著增加呼吸道黏液分泌量，其作用與氯化銨相似，且有明顯的袪痰作用。
川貝母	川貝母流浸膏、川貝母生物鹼能使實驗動物呼吸道酚紅排泌量顯著增加，有明顯袪痰作用。川貝母總鹼有顯著鎮咳作用及平喘作用。
紫 菀	紫菀和山紫菀濃縮水煎劑有明顯的袪痰作用。山紫菀乙醇提取物有鎮咳作用。
牛 黃	牛黃有效成分膽酸、去氧膽酸等有明顯鎮咳作用，有明顯袪痰作用以及平喘作用。
前 胡	紫花前胡煎劑能顯著增加呼吸道的黏液分泌，且作用時間較長。

藥物名稱	有效成分及作用機理
苦杏仁	本品所含苦杏仁甙在下消化道被腸微生物黴分解或被杏仁本身所含苦杏仁酚分解，產生微量氫氰酸，對呼吸中樞呈抑制作用，而達到鎮咳平喘效應。
洋金花	動物實驗表明，洋金花能增強正常動物和模型動物的「排痰」功能。臨床上慢性氣管炎經用洋金花治療後，不但痰量減少，痰液變稠，而且容易咳出。 其機理為一方面由於抑制了黏液的過度分泌，另一方面是由於改善了纖維運動，從而有利於排痰。
靈　芝	發酵培養的靈芝菌絲體乙醇提取液及靈芝濃縮液對濃氨水刺激引起的咳嗽反應有明顯的鎮咳作用。酚紅排泌法證實，小鼠腹腔注射靈芝濃縮液有祛痰作用。
枇杷葉	枇杷葉所含杏仁甙在下消化道被微生物酚分解出微量氫氰酸，後者對呼吸中樞有鎮靜作用，故有平喘鎮咳作用。
石菖蒲	石菖蒲揮發油靜脈注射有肯定的平喘作用，與舒喘靈吸入後的即時療效相似。
甘　草	甘草黃酮（FG）、甘草流浸膏（EG）及甘草次酸（GA）對氨水和二氧化硫引起的小鼠咳嗽均有鎮咳作用和祛痰作用。
銀杏葉	銀杏葉內酯 B（BN52021）可明顯減輕低氧所致的肺動脈高壓、右心房肥厚和肺血管重建。並具有平喘作用。

二十四、止　血

藥物名稱	有效成分及作用機理
紫　草	6 種紫草水、醇提液均有不同程度的止血作用。

藥物名稱	有效成分及作用機理
紫 蘇	紫蘇注射液（有效成分可能為縮合鞣質類）對動物局部創傷有收斂止血作用。其機理主要是收縮微血管。
荊 芥	荊芥炭混懸劑和荊芥炭揮發油止血作用明顯。其止血作用是通過體內促凝血及抑制纖溶活性的雙重途徑達到。
菊 花	菊花製劑腹腔注射，能縮短家兔的出血時間和凝血時間，炒炭後作用更強。
大 黃	生大黃和大黃醇提取物可使血小板表面活性增加，血小板聚集性增高，有利於止血。止血的主要成分為 d-IL 茶素和沒食子酸。其機理是此兩種單體能促進血小板黏附和聚集，有利於血栓形成。
番瀉葉	番瀉葉可增加血小板數量和纖維蛋白原含量，能縮短凝血時間、血聚復鈣時間、凝血活酶時間與血塊收縮時間，有助於止血。
烏 藥	烏藥乾粉能明顯縮短家兔血漿再鈣化時間，促進血凝。烏藥復方止血粉對兔、羊、犬股動脈部分切開及部分脾切除所致之出血有良好的止血作用。
小 薊	小薊段的水煎液、醚提取液均有縮短小鼠出血時間和凝血時間的作用。小薊含有凝血酶樣活性物質，小薊煎劑具有明顯升高實驗動物血液中血小板數目的作用，小薊還可誘導血小板聚集，抑制纖溶過程，對血管有明顯的收縮作用，這些均有助於加速止血。
地 榆	生地榆和地榆煎劑可明顯縮短出血和凝血時間，生地榆止血作用優於地榆炭，煎劑去除鞣質後，無明顯止血作用和凝血作用。地榆的止血作用除與鞣皮含量有關外，尚可能與其他成分如可溶性鈣、沒食子酸含量有關。
槐 花	生槐花、槐花炭水浸液均明顯縮短出血時間和凝血時間，其止血成分如鞣質等。

藥物名稱	有效成分及作用機理
茜　草	茜草粉外用可止血，茜草浸液口服有促進血液凝固作用，表現為血漿復鈣時間、漿血酶原時間及白陶土部分凝血酶時間均有不同程度的縮短。
蒲　黃	生蒲黃、炒蒲黃、蒲黃炭均有較好的止血作用。蒲黃粉外用於創面對麻醉犬實驗性股動脈出血有明顯止血作用。生蒲黃口服，能縮短家兔的凝血時間和小鼠的出血時間，炒炭後口服，作用較生品強。
三　七	三七粉和三七根溫浸液可使凝血時間明顯縮短，對內臟（如肝、脾）有良好止血作用，但經高壓消毒後則失去止血作用。三七浸液也可明顯縮短出血和凝血時間。三七的止血作用主要是通過影響血小板功能而實現的。
仙鶴草	臨床用仙鶴草製成止血粉，對外傷出血及手術出血均有止血作用。仙鶴草醇浸膏實驗證明能收縮周圍血管，有明顯促凝作用。全草提取成分仙鶴草素給小鼠注射後，出血時間縮短 45%；可使受試家兔血小板數量、血清鈣含量明顯增加，凝血時間顯著縮短。
白　及	白及煎劑有明顯縮短實驗動物出血時間和凝血時間；濃縮成膏配合地衣酸鈉（0.2%）及鹽酸小檗鹼（0.4g），對犬肺、肝及股動脈出血有明顯止血作用；水浸出物製模外敷創面，對實質臟器靜脈性出血作用甚為顯著。白及的止血作用機理不僅僅是物理性栓塞作用，還涉及諸多化學過程。
艾　葉	動物實驗表明，艾葉的不同炮製劑、炒炭品、醋炒艾葉炭、燜煅艾葉炭均能明顯縮短小鼠凝血、出血時間。
阿　膠	阿膠灌胃，可縮短家兔凝血時間，同時可顯著縮短aptt（激活的部分凝血酶原時間），並增加血小板數量。

第三章

常用方劑藥物組成功能主治表

筆畫	方劑名稱	藥物組成	功能	主治病證
一畫	一貫煎	北沙參　麥冬　當歸身　生地黃　枸杞子　川楝子	滋陰疏肝	肝腎陰虛，肝氣不舒證
二畫	二陳湯	法半夏　橘紅　白茯苓　甘草	燥濕化痰　理氣和中	痰濕壅肺證
	二妙散	黃柏　蒼朮	清熱燥濕	濕熱下注證
	十灰散	大薊　小薊　荷葉　側柏葉　茅根　茜根　山梔　大黃　牡丹皮　棕櫚皮	涼血止血	血熱妄行所致的呼吸道、消化道出血
	十棗湯	芫花　甘遂　大戟	攻逐水飲	懸飲咳唾胸脇引痛
	十補丸	附子　五味子　山茱萸　山藥　牡丹皮　鹿茸　熟地黃　肉桂　白茯苓　澤瀉	溫補腎陽　增精養血	腎陽虧損，精血不足證
	十全大補湯	人參　肉桂　川芎　熟地黃　茯苓　甘草　黃芪　當歸　白朮　白芍	溫補氣血	氣血虧虛證

筆畫	方劑名稱	藥物組成	功　能	主治病證
二畫	十味溫膽湯	制半夏　枳實　陳皮　白茯苓　酸棗仁　遠志　北五味子　熟地黃　條參　粉甘草	化痰　寧心　除驚	心膽虛怯，觸事易驚，心驚煩悶，坐臥不安
	七厘散	血竭　麝香　冰片　乳香　沒藥　紅花　朱砂　兒茶	活血散瘀　止痛止血　外敷止血　生肌	跌打損傷，瘀血腫痛
	七寶美髯丹	赤、白何首烏（製）赤、白茯苓　牛膝　當歸　枸杞子　菟絲子　補骨脂	補益肝腎　烏髮壯骨	肝腎不足所致鬚髮早白，牙齒動搖，腰膝酸軟，夢遺滑精，腎虛不育
	丁香柿蒂散	丁香　柿蒂　人參　生薑	溫中益氣　降逆止呃	虛寒呃逆證
	人參胡桃湯	人參　胡桃肉	補肺腎　定喘逆	肺腎兩虛，氣促痰喘
	人參蛤蚧散	蛤蚧　人參　茯苓　杏仁　川貝母　桑白皮　知母　甘草	補肺益腎　止咳定喘	肺腎氣虛，喘息咳嗽
	人參養榮丸	黃芪　當歸　桂心　炙甘草　橘皮　白朮　人參　白芍藥　熟地黃　五味子　茯苓　遠志	益氣補血　養心安神	氣血虧損，四肢沉重，骨肉酸痛，動則喘咳，心虛驚懼，夜不安眠
	八正散	車前子　瞿麥　萹蓄　滑石　山梔子　甘草　木通　大黃	清熱瀉火　利尿通淋	濕熱淋證

筆畫	方劑名稱	藥物組成	功　能	主治病證
二畫	八珍湯	人參　白朮　白茯苓　當歸　川芎　白芍藥　熟地黃　甘草	益氣補血	氣血兩虛證
	九仙散	人參　款冬花　桑白皮　桔梗　五味子　阿膠　烏梅　川貝母　罌粟殼	斂肺止咳　益氣養陰	久咳肺虛證
	九味羌活湯	羌活　防風　蒼朮　細辛　川芎　白芷　生地黃　黃芩　甘草	發汗祛濕　兼清裡熱	外感風寒濕邪兼有裡熱證
三畫	三仁湯	杏仁　飛滑石　白通草　白蔻仁　竹葉　厚朴　生薏苡仁　制半夏	宣暢氣機　清利濕熱	濕溫初起及暑溫夾濕證
	三妙丸	黃柏　蒼朮　川牛膝	清熱燥濕	濕熱下注，兩腳麻木
	三拗湯	麻黃　杏仁　甘草	宣肺解表	感冒風寒證
	三養親湯	白芥子　蘇子　萊菔子	降氣快膈　化痰消食	痰壅氣滯，咳嗽喘逆，痰多胸悶
	三甲復脈湯	炙甘草　乾地黃　生白芍　麥冬　生牡蠣　阿膠　麻仁　生鱉甲　生龜版	滋陰熄風	溫病熱邪久羈下焦，熱深厥甚證
	三物備急丸	大黃　乾薑　巴豆	攻逐寒積	寒實腹痛，大便不通
	下瘀血湯	大黃　桃仁　蟅蟲	破血下瘀	產婦腹痛，經水不利
	大補陰丸	熟地黃　龜版　黃柏　知母	滋陰降火	陰虛火旺證

筆畫	方劑名稱	藥物組成	功能	主治病證
三畫	大青龍湯	麻黃　桂枝　甘草　杏仁　石膏　生薑　大棗	發汗解表清熱除煩	外感風寒，內有鬱熱，不出汗而煩躁
	大定風珠	生白芍　阿膠　生龜版　乾地黃　麻子仁　生牡蠣　五味子　麥冬　炙甘草　雞子黃　鱉甲	滋陰熄風	陰虛動風證
	大建中湯	白芍藥　桂枝　炙甘草　生薑　大棗　飴糖	溫中補虛和裡緩急	中焦虛寒，脾胃失調，腹痛喜按，心中悸動
	大承氣湯	大黃　厚朴　枳實　芒硝	峻下熱結	陽明腑實，熱結膀流證
	大活絡丸	白花蛇　烏精蛇　威靈仙　兩頭尖　草烏　天麻　全蠍　首烏　龜版　麻黃　貫仲　羌活　官桂　藿香　烏藥　黃連　熟地　大黃　木香　沉香　細辛　赤芍等　沒藥　丁香　乳香　僵蠶　天南星　青皮　骨碎補　白豆蔻仁　安熄香　黑附子　黃芩　茯苓　香附　玄參　白朮　防風　葛根　豹骨　當歸　血竭　地龍　水牛角　麝香　松脂　牛黃　片腦　人參	祛風扶正活絡止痛	中風癱瘓、痿厥、陰疽、流注、跌打損傷

筆畫	方劑名稱	藥物組成	功　能	主治病證
三畫	大秦艽丸	秦艽　川芎　獨活　當歸　白芍　石膏　甘草　羌活　防風　白芷　黃芩　白朮　茯苓　生地　熟地　細辛	祛風清熱養血活血	風邪初中經絡引起的口眼歪斜，舌強不語，手足活動不能自如
	大柴胡湯	柴胡　黃芩　白芍藥　制半夏　生薑　枳實　大棗　大黃	和解少陽內瀉熱結	少陰陽明合病
	大黃牡丹湯	大黃　牡丹　桃仁　瓜子　芒硝	瀉熱破瘀散結消腫	腸癰初起
	大黃附子湯	大黃　附子　細辛	溫裡散寒通便止痛	寒積便秘腹痛
	大黃蟅蟲丸	大黃　黃芩　甘草　桃仁　杏仁　白芍藥　乾地黃　乾漆　虻蟲　水蛭　蠐螬蟅蟲	祛瘀生新	五勞虛極所致形體羸瘦，腹滿不能飲食，肌膚甲錯，兩目黯黑
	川芎茶調散	川芎　荊芥　白芷　羌活　甘草　細辛　防風　薄荷	疏風止痛	風邪上擾頭痛
	小金丸	白膠香　制草烏　五靈脂　地龍　木鱉　乳香　沒藥　當歸身　麝香　墨炭	化痰除濕祛瘀通絡	寒濕痰瘀所致的流注、痰核、瘰癧
	小半夏湯	半夏　生薑	和胃止嘔散飲降逆	心下有支飲，嘔而不渴
	小青龍湯	麻黃　白芍藥　細辛　乾薑　甘草　桂枝　半夏　五味子	解表散寒溫肺化飲	外寒內飲出現惡寒發熱，胸痞喘咳，痰多而稀等

筆畫	方劑名稱	藥物組成	功能	主治病證
三畫	小承氣湯	大黃　厚朴　枳實	輕下熱結	陽明腑實出現大便不通，譫語潮熱，脘腹痞滿
	小建中湯	白芍藥　桂枝　炙甘草　生薑　大棗	溫中補虛和裡緩急	虛勞裡急出現腹中時痛，喜溫欲按
	小活絡丸	川烏　草烏　天南腥　地龍　乳香　沒藥	祛風除濕化痰通絡活血止痛	風寒濕痹出現肢體、筋脈痙痛，麻木枸攣，關節屈伸不利，痙痛游走不定
	小陷胸湯	黃連　半夏　括蔞實	清熱化痰寬胸散結	痰熱互結出現胸脘痞悶，按之則痛或咳痰黃稠
	小柴胡湯	柴胡　黃芩　人參　甘草　制半夏　生薑　大棗	和解少陽	傷寒少陽證、婦人熱入血室證
	小薊子飲	生地黃　小薊　滑石　本通　蒲黃　藕節　淡竹葉　當歸　山梔子　炙甘草	涼血止血利水通淋	血淋、尿血
四畫	天王補心丹	酸棗仁　柏子仁　當歸身　天門冬　玄參　麥門冬　生地黃　人參　丹參　白茯苓　五味子　遠志　桔梗	滋陰養血補心安神	陰虛血少引起的神志不安，心悸失眠，夢遺健忘，手足心熱，口舌生瘡

常用中藥性味功能速查

筆畫	方劑名稱	藥物組成	功 能	主治病證
四畫	天臺烏藥散	天臺烏藥　木香　小茴香　青皮　高良薑　檳榔　川楝子　巴豆	行氣疏肝散寒止痛	疝氣出現少腹引控睪丸而痛，偏墜腫脹
	天麻鉤藤飲	天麻　鉤藤　石決明　梔子　黃芩　川牛膝　益母草　桑寄生　夜交藤　朱茯神	平肝熄風清熱活血補益肝腎	肝陽上亢，肝風上擾出現頭痛，眩暈，失眠
	木香檳榔丸	木香　檳榔　青皮　陳皮　廣茂　黃連　黃柏　大黃　香附子　牽牛	行氣導滯攻積泄熱	赤白痢疾，裡急後重，食積停滯，脘腹脹滿，大便秘結
	木香分氣丸	木香　香櫞　陳皮　藿香　甘草　甘松　莪朮　豆蔻　砂仁　枳實　公丁香　鬱金　檀香	理氣健胃消食止痛	胃痛氣悶，消化不良，膨悶脹飽
	木香流氣飲	半夏　陳皮　厚朴　青皮　香附　紫蘇葉　人參　赤茯苓　木瓜　石菖蒲　白朮　白芷　麥門冬　草果仁　肉桂　莪朮　木通　木香　丁香　藿香　大腹皮　檳榔	調暢氣機通流血脈降逆止呃	呃逆，嘔吐，胸脘滿悶
	五仁丸	桃仁　杏仁　柏子仁　松子仁　鬱李仁　陳皮	潤腸通便	津枯大便乾結，艱澀難出
	五苓散	豬苓　茯苓　澤瀉　白朮　桂枝	利水滲濕溫陽化氣	蓄水證、水濕內停證、痰飲證

筆畫	方劑名稱	藥物組成	功能	主治病證
四畫	五皮飲	生薑皮　桑白皮　陳橘皮　大腹皮　茯苓皮	利水消腫理氣健脾	一身悉腫，肢體沉重，上氣喘促，小便不利
	五淋散	赤茯苓　當歸　甘草　赤芍　山梔	清熱涼血利水通淋	濕熱血淋
	五味消毒飲	金銀花　野菊花　蒲公英　紫花地丁　紫背天葵子	清熱解毒清散疔瘡	疔瘡初起，發熱惡寒，瘡形如粟，堅硬根深，以及癰癤，紅腫熱痛
	止痙散	全蠍　蜈蚣	祛風止痙	痙厥，四肢抽搐
	止嗽散	桔梗　荊芥　紫菀　百部　白前　甘草　陳皮	宣利肺氣疏風止咳	風邪犯肺，咳嗽咽痒，咳痰不爽
	貝母瓜蔞散	貝母　瓜蔞　花粉　茯苓　橘紅　桔梗	潤肺清熱理氣化痰	燥痰咳嗽，咯痰不爽，澀而難出，咽喉乾燥
	牛黃清心丸	牛黃　朱砂　黃連　黃芩　梔子　鬱金	清熱解毒開竅安神	溫熱之邪內陷心包，出現身熱，神昏譫語，煩躁不安，以及小兒高熱驚厥
	升陷湯	生黃芪　知母　柴胡　桔梗　升麻	益氣升陷	大氣下陷，氣短不足以息或努力呼吸，有似乎喘
	升麻葛根湯	升麻　葛根　白芍藥　甘草	解肌透疹	麻疹初起，疹出不透，身熱頭痛，咳嗽

筆畫	方劑名稱	藥物組成	功　能	主治病證
四畫	升陽益胃湯	黃芪　半夏　人參　甘草　獨活　防風　白芍藥　羌活　橘皮　茯苓　柴胡　澤瀉　白朮　黃連	益氣升陽清熱除濕	脾胃虛弱，濕熱滯留中焦，出現怠惰嗜臥，四肢不收，體重節腫
	丹參飲	丹參　檀香　砂仁	活血祛瘀行氣止痛	血瘀氣滯，心胃諸痛
	少腹逐瘀湯	小茴香　乾薑　延胡索　沒藥　當歸　川芎　官桂　赤芍　蒲黃　五靈脂	活血祛瘀溫經止痛	少腹瘀血積塊疼痛或不痛，或痛而無積塊，或少腹脹滿，或經期腰痠少腹脹
	水陸二仙丹	芡實　金櫻子	補腎澀精	腎虛不攝，出現男子遺精白濁，小便頻數，女子帶下
	六一散	滑石　甘草	清暑利濕	感受暑濕，身熱煩渴，小便不利或大便溏稀
	六和湯	縮砂仁　半夏　杏仁　人參　甘草　赤茯苓　藿香　白扁豆　木瓜　香薷　厚朴	祛暑化濕健脾和胃	暑濕外傷，脾胃不和，吐瀉痞滿，倦怠嗜臥
	六君子湯	人參　白朮　茯苓　甘草　陳皮　法半夏	益氣健脾	脾胃氣虛，運化無力，面色㿠白，氣短乏力，食少便溏

筆畫	方劑名稱	藥物組成	功　能	主治病證
四畫	六味地黃丸	熟地黃　山茱萸　乾山藥　澤瀉　茯苓　牡丹皮	滋陰補腎	腎陰虛出現腰膝酸軟，頭暈目眩，耳鳴耳聾，盜汗，遺精，消渴，骨蒸潮熱，手足心熱舌燥咽乾
	孔聖枕中丹	龜版　龍骨　遠志　菖蒲	補腎寧心益智安神	心腎不足所致健忘，失眠，心神不寧
五畫	正氣天香散	烏藥　香附末　陳皮　蘇葉　乾薑	行氣溫中調經止痛	婦人諸氣作痛
	玉女煎	石膏　熟地　麥冬　知母　牛膝	清胃熱滋腎陰	胃熱陰虛所致消渴、消穀善飢證
	玉真散	天南星　防風　白芷　天麻　羌活　白附子	祛風定搐	破傷風
	玉液湯	生山藥　生黃芪　知母　生雞內金　葛根　五味子　天花粉	益氣滋陰固腎止渴	消渴
	戊己丸	黃連　吳茱萸　白芍藥	疏肝理氣清熱和胃	肝脾不和引起的胃痛吞酸，腹痛泄瀉
	甘草乾薑茯苓白朮湯	甘草　白朮　乾薑　茯苓	祛寒除濕	身體重著，腰以下冷痛
	甘麥大棗湯	甘草　小麥　大棗	養心安神和中緩急	臟躁

筆畫	方劑名稱	藥物組成	功 能	主治病證
五畫	甘草瀉心湯	甘草 黃芩 人參 乾薑 黃連 大棗 半夏	和胃補中降逆消痞	胃氣虛弱痞證
	甘露消毒丹	飛滑石 淡黃芩 綿茵陳 石菖蒲 射干 川貝母 木通 藿香 連翹 白蔻仁 薄荷	利濕化濁清熱解毒	濕溫時疫
	艾附暖宮丸	艾葉 香附 吳茱萸 川芎 白芍藥 黃芪 續斷 生地黃 官桂 川當歸	暖宮溫經養血活血	婦人宮寒，帶下白淫，面色萎黃，倦怠無力，月經不調，肚腹時痛
	左歸丸	大熟地 山藥 枸杞子 山茱萸 川牛膝 菟絲子 鹿角膠 龜版膠	滋陰補腎填精益髓	真陰不足引起的頭目眩暈，腰酸腿軟，遺精滑泄，自汗盜汗，口燥舌乾
	左歸飲	熟地 山藥 枸杞子 炙甘草 茯苓 山茱萸	滋補腎陰	真陰不足引起的腰酸腿軟，遺精盜汗，口燥咽乾
	左金丸	黃連 吳茱萸	清瀉肝火降逆止嘔	肝火犯胃引起的脇肋疼痛，嘈雜吞酸，嘔吐口苦
	右歸丸	熟地黃 山藥 山茱萸 枸杞子 菟絲子 鹿角膠 杜仲 肉桂 當歸 制附子	溫補腎陽填精益髓	腎陽不足，命門火衰證

筆畫	方劑名稱	藥物組成	功　能	主治病證
五畫	右歸飲	熟地　山藥　枸杞子 山茱萸　甘草　肉桂 杜仲　制附子	溫補腎陽 填精補血	腎陽不足引起的氣怯神疲，腹痛腰酸，肢冷脈細
	布袋丸	玄明砂　蕪荑　使君子 白茯苓　白朮　人參 甘草　蘆薈	驅蛔消疳 補養脾胃	小兒蟲疳引起的體熱面黃，肢細腹大
	平胃散	蒼朮　厚朴　陳皮　甘草	燥濕運脾 行氣和胃	濕滯脾胃引起的脘腹脹滿，不思飲食，嘔吐噁心，噯氣吞酸
	四生丸	生荷葉　生艾葉　生柏葉　生地黃	涼血止血	血熱妄行所致吐血、衄血，血色鮮紅，口乾咽燥
	四妙丸	黃柏　蒼朮　牛膝　薏苡仁	清熱利濕 舒筋壯骨	濕熱痿證
	四妙勇安湯	金銀花　玄參　當歸 甘草	清熱解毒 活血止痛	熱毒熾盛引起的患肢黯紅微腫灼熱，潰爛腐臭，疼痛劇烈
	四君之湯	人參　白朮　茯苓　甘草	益氣健脾	脾胃虛弱引起的面色㿠白，語言低微，氣短乏力，食少便溏
	四物湯	熟地　當歸　白芍藥 川芎	補血和血	血虛引起的心悸失眠，頭暈目眩，面色無華，月經不調

筆畫	方劑名稱	藥物組成	功　能	主治病證
五畫	四苓散	白朮　茯苓　豬苓　澤瀉	滲濕利水	內傷飲食有濕，小便赤少，大便溏泄
	四神丸	肉豆蔻　補骨脂　五味子　吳茱萸	溫腎暖脾固腸止瀉	五更泄瀉，不思飲食，食不消化，或腹痛肢冷，神疲乏力
	四磨湯	人參　檳榔　沉香　天臺烏藥	行氣降逆寬胸散結	肝氣鬱結，胸膈脹悶，上氣喘急，心下痞滿，不思飲食
	四逆散	甘草　枳實　紫胡　白芍藥	透邪解鬱疏肝理氣	陽鬱厥逆和脾胃不和證
	四逆湯	附子　乾薑　甘草	回陽救逆	少陰病出現四肢厥逆，惡寒蜷臥，嘔吐不渴，腹痛不利，神衰欲寐
	四逆加人參湯	附子　乾薑　甘草　人參	回陽益氣救逆固脫	陰寒內盛四肢厥逆，惡寒蜷臥，脈微弱，泄瀉
	失笑散	五靈脂　蒲黃	活血祛瘀散結止痛	瘀血停滯引起的心胸刺痛，脘腹疼痛，或產後惡露不行，或月經不調，少腹急痛

筆畫	方劑名稱	藥物組成	功　能	主治病證
五畫	玉屏風散	防風　黃芪　白朮	益氣固表止汗	表虛自汗證
	生化湯	全當歸　川芎　桃仁　乾薑　甘草	化瘀生新溫經止痛	產後瘀血，惡露不行，心腹冷痛
	生脈散	人參　麥冬　五味子	益氣生津斂陰止汗	溫熱、暑熱耗氣傷陰出現汗多神疲，氣短懶言，咽乾口渴；久咳肺虛，氣陰兩虛，出現乾咳少痰，短氣自汗，口乾舌燥
	生鐵落飲	天冬　麥冬　膽星　橘紅　遠志肉　石菖蒲　連翹　茯苓　茯神　玄參　鉤藤　丹參　辰砂　生鐵落	鎮心安神清熱滌痰	痰火上攏的癲狂證
	生薑瀉心湯	生薑　甘草　人參　乾薑　黃芩　制半夏　黃連　大棗	和胃消痞宣散水氣	水熱互結引起的心下痞硬，乾噫食臭，腹中雷鳴
	白虎湯	石膏　知母　甘草　粳米	清熱生津	陽明氣分熱盛，出現壯熱面赤，煩渴引飲，汗出惡熱，脈浮大
	白通湯	蔥白　乾薑　附子	通陽破陰	少陽病，陰寒內盛，下利脈微

筆畫	方劑名稱	藥物組成	功　能	主治病證
五畫	白虎加人參湯	知母　石膏　甘草　粳米　人參	清熱益氣生津	白虎湯證見背微惡寒者，或飲不解渴，或脈浮大而芤，及暑病身大熱屬氣陰兩傷者
	白虎加桂枝湯	知母　石膏　甘草　粳米　桂枝	清熱通絡和營衛	風濕熱痺，出現壯熱，氣粗煩躁，關節腫痛和口渴者
	白虎加蒼朮湯	知母　石膏　甘草　粳米　蒼朮	清熱祛濕	濕溫病，證見身熱胸痞，汗多，以及風濕熱痺，證見身大熱，關節腫痛者
	白頭翁湯	白頭翁　黃柏　黃連　秦皮	清熱解毒涼血止痢	熱毒痢疾，證見腹痛，裡急後重，肛門灼熱，下痢膿血，赤多白少，渴數飲小者
	白頭翁加甘草阿膠湯	白頭翁　甘草　阿膠　秦皮　黃連　黃芩	清熱解毒燥濕涼血止痢養血滋陰	產後熱痢

筆畫	方劑名稱	藥物組成	功　能	主治病證
五畫	瓜蒂散	瓜蒂　赤小豆	湧吐痰涎宿食	痰涎宿食壅滯胸脘，證見胸脘痞硬，懊憹不安，欲吐不出，氣上沖咽喉不得息者
	仙方活命飲	白芷　貝母　防風　赤芍藥　當歸尾　甘草節　皂角刺　穿山甲　天花粉　乳香　沒藥　陳皮　金銀花	清熱解毒消腫潰堅活血止痛	癰瘍腫毒，初起紅腫焮痛，或身熱凜寒
	半夏瀉心腸	制半夏　黃芩　乾薑　人參　黃連　大黃　甘草	寒熱平調散結除痞	寒熱互結，引起的心下痞滿，但滿而不痛，或嘔吐，腸鳴下利
	半夏厚朴湯	制半夏　厚朴　茯苓　生薑　蘇葉	行氣散結降逆化痰	梅核氣證見咽中如有物阻，咯吐不出，吞咽不下，胸膈滿悶
	半夏天麻白朮湯	制半夏　天麻　茯苓　橘紅　白朮　甘草	燥濕化痰平肝熄風	風痰上擾，證見眩暈頭痛，胸悶嘔惡等
	加減葳蕤湯	生葳蕤　生蔥白　桔梗　東白薇　淡豆豉　蘇薄荷　炙甘草　紅棗	滋陰解表	陰虛外感風熱，證見頭痛身熱，微惡風寒，咳嗽，心煩，口渴，咽乾，舌紅脈數

筆畫	方劑名稱	藥物組成	功　能	主治病證
五畫	加味烏藥湯	烏藥　砂仁　木香　延胡索　香附　甘草	行氣活血調經止痛	經前、經期間少腹脹痛，或連胸脇乳房脹痛，舌質淡，苔薄白，脈弦緊
	加味逍遙散	當歸　白芍　茯苓　白朮　柴胡　牡丹皮　山梔　甘草	養血健脾疏肝清熱	肝鬱血虛生熱，證見燥躁易怒，或自汗盜汗，或頰赤口乾，或月經不調，少腹脹痛，或小便澀痛，舌紅苔薄黃，脈弦虛數
	加減復脈湯	炙甘草　乾地黃　生白芍　麥冬　阿膠　麻仁	滋陰養血生津潤燥	溫熱病後期，邪熱久羈，陰液虧虛，身熱面赤，口乾舌燥，脈虛大
	加減大建中湯	白芍　當歸　川芎　黃芪　肉桂　炙甘草　白朮	補益氣血	治婦人胎前產後一切虛損，或月經不調，臍腹疼痛，往來寒熱，自汗口渴
	加減二陳湯	橘紅　枳實　炒黃芩　白朮　貝母　香附　茯苓　天花粉　防風　連翹　甘草	清熱化痰行氣寬胸	老痰、燥痰、熱痰鬱於心肺之間，稠黏難以咯出

筆畫	方劑名稱	藥物組成	功　能	主治病證
五畫	加減大柴胡湯	大黃　青皮　連翹　枳殼　柴胡　桔梗　梔子　厚朴　黃連　黃芩	清熱瀉火	氣怒鬱結生火，熱多寒少，胸脇脹滿，嘔吐腹痛，寒熱往來，口渴咽乾，脈弦有力
	加減八味丸	熟地黃　山藥　山茱萸　茯苓　澤瀉　牡丹皮　五味子　肉桂	腎陰虧虛虛火上炎	腎水不足，虛炎上炎而至的目光失序，發熱口渴，口舌生瘡，或牙齦潰爛，咽喉作痛，或形體憔悴
	加減小柴胡湯	柴胡　黃芩　紅花　牡丹皮　生地黃　當歸尾　桃仁　益元散	活血涼血	婦人中風，寒熱如瘧，發作有時熱入血室，經水適斷者
	加減四君子湯	白扁豆　藿香葉　炙甘草　黃芪　人參　茯苓　白朮	補脾健中止吐止瀉	小兒吐瀉不止，不進乳食
	加減六味地黃丸	熟地　茯苓　枸杞子　山茱萸　澤瀉　半夏　牡丹皮　炙甘草　青皮　龍骨　牡蠣　炒杜仲　白芥子	溫化寒痰軟堅散結	寒痰凝結而致的陰火瘰癧，證見頸際夾起，大如卵形，堅硬異常，或帶小核數粒

筆畫	方劑名稱	藥物組成	功 能	主治病證
六畫	地黃飲子	熟地黃 巴戟天 山茱萸 石斛 肉蓯蓉 制附子 五味子 官桂 白茯苓 麥門冬 石菖蒲 遠志	滋補腎陰腎陽 開竅化痰	喑痱，證見舌強不能言，足廢不能用，口乾不欲飲，足冷面赤，脈況細弱
	芍藥湯	白芍藥 當歸 黃連 檳榔 木香 甘草 大黃 黃芩 官桂	清熱燥濕 調氣和血	濕熱痢疾，證見腹痛，便膿血，赤白相兼，裡急後重，肛門灼熱，小便短赤，舌苔黃膩，脈弦數
	再造散	黃芪 人參 桂枝 甘草 熟附片 細辛 羌活 防風 川芎 煨生薑	助陽益氣 解表散寒	陽氣虛弱，外感風寒，證見惡寒發熱，無汗肢冷，倦怠嗜臥，面色蒼白，語言低微，舌淡苔白，脈浮無力
	至寶丹	水牛角 朱砂 雄黃 生玳瑁屑 琥珀 麝香 龍腦 金箔 銀箔 牛黃 安息香	清熱開竅 化濁解毒	痰熱內閉心包，證見神昏譫語，身熱煩躁，痰盛氣粗，舌紅苔黃垢膩，脈滑數
	竹葉湯	竹葉 葛根 防風 桔梗 桂枝 人參 甘草 炮附子 大棗 生薑	祛風散寒 溫陽益氣	產後中風，發熱，面赤，喘而頭痛

筆畫	方劑名稱	藥物組成	功能	主治病證
六畫	竹葉石膏湯	竹葉　石膏　半夏　麥門冬　人參　甘草　粳米	清熱生津益氣和胃	氣陰兩虛引起身熱多汗，心胸煩悶，氣逆欲嘔，口乾喜飲，或虛煩不寐，舌紅苔少，脈虛數
	竹葉柳蒡湯	西河柳　荊芥穗　乾葛　蟬蛻　炒牛蒡　知母　薄荷葉　玄參　甘草　麥冬　淡竹葉	透疹解表清泄肺胃	痧疹透發不出，喘咳，煩悶躁亂，咽喉腫痛
	百合固金湯	百合　熟地　生地　當歸身　白芍　甘草　桔梗　玄參　貝母　麥冬	滋腎養肺化痰止咳	肺腎陰虛，虛火上炎，證見咳嗽氣喘，痰中帶血，咽喉燥痛，頭暈目眩，午後潮熱，舌紅少苔，脈細數
	回陽三建湯	附子　人參　黃　當歸　川芎　茯苓　枸杞子　陳皮　山茱萸　木香　甘草　紫草　厚朴　蒼朮　紅花　獨活　畏薑　皂角樹根　白皮	溫陽益氣活血消疽	陰疽發背初起，十日外不疼不腫，不熱不紅，硬若牛皮，堅如頑石，脈細身涼，肢體倦怠，皮如鱉甲，色似土硃，粟頂多生孔，孔中流血，根腳平散，軟陷無膿者

常用中藥性味功能速查

筆畫	方劑名稱	藥物組成	功　能	主治病證
六畫	回陽玉龍膏	制草烏　煨乾薑　炒赤芍　白芷　煨天南星　肉桂	除濕祛寒回陽止痛	背疽陰病，不腫高，不焮痛，不發熱，不作膿，寒濕流注，冷痛風痺，諸濕腳氣，手足頑麻，筋骨疼痛
	回陽求急散	熟附子　乾薑　肉桂　人參　白朮　茯苓　陳皮　炙甘草　五味子　制半夏	回陽救逆益氣生脈	寒邪直中三陰，真陽衰微所致惡寒捲臥，四肢厥冷，吐瀉腹痛，口不渴，神衰欲寐，舌淡苔白，脈沉微
	回陽軟堅湯	肉桂　白芥子　橘紅　三棱　莪朮　炮薑　僵蠶　麻黃　全絲瓜	回陽軟堅溫化痰濕	腋窩淋巴結核、胸壁結核、胸前疽、及表面皮膚不變，腫硬聚結的陰疽症
	朱砂安神丸	朱砂　黃連　炙甘草　生地黃　當歸	重鎮安神清心瀉火	心火亢盛，陰血不足引起的失眠多夢，驚悸怔忡，心煩神亂，舌紅，脈細
	華蓋散	麻黃　桑白皮　紫蘇子　杏仁　赤茯苓　陳皮　甘草	宣肺解表祛痰止咳	外感風寒，咳嗽上氣，痰氣不利，脈浮

第三章　常用方劑藥物組成功能主治表

539

筆畫	方劑名稱	藥物組成	功能	主治病證
六畫	血腑逐瘀湯	桃仁　紅花　當歸　生地黃　川芎　赤芍　牛膝　桔梗　柴胡　枳殼　甘草	活血祛瘀行氣止痛	胸中瘀血導致的胸痛，頭痛，痛如針刺，舌質黯紅或有瘀斑，脈澀或弦緊
	行軍散	西牛黃　麝香　珍珠　冰片　硼砂　明雄黃　硝石　飛金	清熱開竅辟穢解毒	吐瀉腹痛，煩悶欲絕，頭目昏暈，不省人事
	安腎丸	葫蘆巴　補骨脂　川楝子　茴香　茯苓　杏仁　桃仁　山藥　續斷	溫補腎陽	腎陽虛衰，陰囊濕冷
	安胎丸	當歸　川芎　白芍藥　黃芩　炒白朮	養血清熱安胎	胎動不安
	安神生化湯	川芎　茯神　柏子仁　人參　當歸　桃仁　炮薑　炙甘草　炒益智仁　陳皮　大棗	益氣養血養心安神	產後腹痛，妄言妄見
	安神補心湯	當歸　生地黃　茯神　白朮　黃芩　遠志　酸棗仁　麥門冬　白芍藥	調補心肝寧心安神	心肝兩虛引起的心神不寧，悶悶不樂
	安神定志丸	茯苓　茯神　人參　遠志　石菖蒲　龍齒	補脾益氣安神定志	驚恐不安，睡臥不寧，夢中驚醒
	安宮牛黃丸	牛黃　鬱金　黃連　朱砂　山梔　雄黃　黃芩　水牛角　冰片　麝香　珍珠　金箔衣	清熱開竅豁痰解毒	邪熱內閉心包引起高熱煩躁，神昏譫語，口乾舌燥，痰涎壅盛，舌紅或絳，脈數

筆畫	方劑名稱	藥物組成	功　能	主治病證
六畫	防己茯苓湯	防己　黃芪　桂枝　茯苓	益氣通陽利水	四肢浮腫，水氣在皮膚間
	防己黃芪湯	防己　黃芪　甘草　白朮	益氣祛風健脾利濕	汗出惡風，身重，小便不利，舌淡苔白，脈浮
	防風通經散	防風　川芎　當歸　白芍藥　大黃　薄荷葉麻黃　連翹　芒硝　石膏　黃芩　桔梗　滑石甘草　荊芥　白朮　梔子	疏風解表清熱通便	風熱壅盛引起憎寒壯熱無汗，頭目昏眩，目赤睛痛，口苦舌乾，咽喉不利，舌苔黃膩，脈數有力
七畫	杏蘇散	蘇葉　杏仁　法半夏茯苓　橘皮　前胡　苦桔梗　枳殼　甘草　生薑　大棗	輕宣涼燥理肺化痰	外感涼燥所致頭微痛，惡寒無汗，咳嗽痰稀，鼻塞咽乾，苔白，脈弦
	杞菊地黃丸	熟地　茯苓　山藥　丹皮　山萸肉　澤瀉　枸杞　菊花	滋腎善肝明目	肝腎陰虛所致兩目乾澀，視物模糊
	吳茱萸湯	吳茱萸　人參　大棗生薑	溫中補虛降逆止嘔	脾胃虛寒，食穀欲嘔，畏寒喜熱，或胃脘痛，吞酸嘈雜
	身痛逐瘀湯	秦艽　川芎　桃仁　紅花　甘草　羌活　沒藥當歸　五靈脂　香附牛膝　地龍	活血行氣祛瘀通絡通痹止痛	氣血閉阻經絡所致肩、臂痛、腰痛、腿或周身痛，經久不癒

筆畫	方劑名稱	藥物組成	功能	主治病證
	牡蠣散	黃芪　麻黃根　牡蠣	益氣固表斂陰止汗	自汗、盜汗
	冷哮丸	麻黃　川烏　細辛　蜀椒　白礬　牙皂　半夏曲　陳膽星　杏仁　甘草　紫菀茸　款冬花	溫肺散寒滌痰化飲	背受寒邪，遇冷即發喘咳，胸脘痞滿，倚息不得臥
七畫	羌活勝濕湯	羌活　獨活　藁本　防風　甘草　川芎　蔓荊子	祛風勝濕止痛	風濕在表，肩背痛不可回顧，頭痛身重，或腰脊疼痛，難以轉側，苔白，脈浮
	沙參麥門冬湯	沙參　玉竹　生甘草冬桑葉　麥冬　生扁豆花粉	清養肺胃生津潤燥	燥傷肺胃，咽乾口燥，或身熱，或乾咳，舌紅少苔，脈細數
	良附丸	高良薑　香附子	行氣疏肝祛寒止痛	氣滯寒凝，胃脘疼痛，胸悶脇痛，畏寒喜熱，以及婦女痛經
	阿膠湯	阿膠　人參　生薑　當歸　白芍藥　甘草　黃芩　旋覆花　吳茱萸麥門冬	養血益氣安胎	妊娠五月，胎動不安
	阿膠丸	阿膠　赤石脂　續斷川芎　當歸　甘草　丹參　龍骨　鹿茸　烏賊骨　炙鱉甲	補虛強健	產後崩中下血不止，虛羸無力

筆畫	方劑名稱	藥物組成	功　能	主治病證
七畫	阿膠黃連湯	阿膠　白芍藥　黃連　鮮生地黃　黃芩　雞子黃	滋陰清火	血熱而致心煩不寐，肌膚乾枯，神氣衰弱，咽乾尿短，大便膿血
	阿膠雞子黃湯	阿膠　生白芍　絡石藤　石決明　雙鉤藤　大生地　生牡蠣　茯神木　清炙草　雞子黃	滋陰養血柔肝熄風	邪熱久羈，陰血不足，虛風內動，而致筋脈拘急手足瘈瘲，或頭目眩暈，舌絳苔少，脈細數
	附子湯	附子　茯苓　人參　白朮　芍藥	溫經助陽祛寒除濕	陽虛寒濕內侵所致身體骨節疼痛，惡寒肢冷，舌苔白，脈沉無力
	附子瀉心湯	附子　黃連　黃芩	調和陰陽	心下痞滿
	附子獨活湯	炮附子　獨活　天麻　肉桂　當歸　防風　川芎　丹參　萆薢　菖蒲　黃芪　細辛　山茱萸　白朮　菊花　牛膝　枳殼　炙甘草	溫腎壯陽祛風寒濕痹	腎臟中風寒濕而成骨痹，腰脊疼痛，不得俯仰，腳冷緩弱不遂，頭昏耳聾，語言渾濁，四肢沉重
	附子理中丸	人參　白朮　乾薑　甘草　黑附子（炮）	溫陽祛寒益氣健脾	脾胃虛寒，風冷相乘，脘腹疼痛，霍亂吐痢轉筋

筆畫	方劑名稱	藥物組成	功 能	主治病證
八畫	青黛散	黃連　黃柏　牙硝　青黛　朱砂　雄黃　牛黃　硼砂　冰片	清熱瀉火	口舌生瘡，咽喉腫痛
	青蒿鱉甲湯	青蒿　鱉甲　細生地　知母　丹皮	養陰透熱	溫病後期，邪伏陰分，出現夜熱早涼，熱退無汗，舌紅少苔，脈細數
	苓桂尤甘湯	茯苓　桂枝　白尤　甘草	溫陽化飲健脾利濕	痰飲出現胸脇支滿，目眩心悸，或短氣而咳，舌苔白滑，脈弦滑
	苓甘五味薑辛湯	茯苓　甘草　乾薑　細辛　五味子	溫肺化飲	寒飲咳嗽，咳痰量多，清稀色白，胸膈滿悶，舌苔白滑，脈弦滑
	易黃湯	山藥　芡實　黃柏　車前子　白果	補腎清熱祛濕止帶	濕熱帶下色黃，氣味腥穢，舌紅，苔黃膩
	知柏地黃丸	茯苓　山藥　熟地　丹皮　澤瀉　山茱萸　黃柏　知母	滋陰降火	陰虛火旺，骨蒸潮熱，虛煩盜汗，腰膝疼痛，遺精，舌紅少苔，脈細數
	固經丸	黃柏　黃芩　椿根皮　白芍　龜版　香附	滋陰清熱固經止血	陰虛血熱導致的崩漏

常用中藥性味功能速查

筆畫	方劑名稱	藥物組成	功　能	主治病證
八畫	固沖湯	白朮　生黃芪　龍骨　牡蠣　萸肉　生抗芍　螵蛸　茜草　棕櫚炭　五倍子	益氣健脾固沖攝血	脾氣虛弱，沖脈不固引起血崩或月經過多，色淡質稀，心悸氣短，腰膝痠軟，舌淡，脈微弱
	金沸草散	旋覆花　麻黃　前胡　荊芥　甘草　半夏　赤藥	發散風寒降氣化痰	傷風咳嗽，惡寒發熱，咳嗽痰多，鼻塞流涕，舌苔白膩，脈浮
	金鈴子散	金鈴子　玄胡索	疏肝泄熱活血止痛	肝鬱化火，心胸脇肋諸痛，時發時止，口苦，舌紅苔黃，脈弦數
	金鎖固精丸	沙苑蒺藜　芡實　蓮鬚　龍骨　牡蠣	補腎澀精	遺精早泄，神疲乏力，腰痛耳鳴，舌淡苔白，脈細弱
	炙甘草湯	甘草　生薑　桂枝　人參　生地黃　阿膠　麥門冬　麻仁　大棗	滋陰養血益氣溫陽復脈止悸	脈結代，心動悸，虛羸少氣及虛勞肺痿
	肥兒丸	神曲　黃連　肉豆蔻　使君子　麥芽　檳榔　木香	健脾消食清熱驅蟲	小兒疳積
	定心湯	茯苓　桂心　炙甘草　白芍藥　炮薑　炒遠志　人參	溫陽益氣寧心安神	心勞虛寒，所致驚悸恍惚多忘，夢寐驚魘，神志不定

筆畫	方劑名稱	藥物組成	功　能	主治病證
八畫	定志丸	菖蒲　遠志　茯苓　人參	補益心氣健腦開竅	心氣虛弱引起的憂愁悲傷，喜忘
	定喘湯	白果　麻黃　蘇子　甘草　冬花　杏仁　桑白皮　黃芩　法半夏	宣肺降氣清熱化痰	哮喘，咳嗽痰多氣急，痰稠色黃，舌苔黃膩，脈滑數
	定癇丸	明天麻　薑半夏　茯苓　茯神　膽南星　石菖蒲　全蠍　僵蠶　真琥珀　陳皮　遠志　丹參　麥冬　辰砂	滌痰熄風	痰熱癇證
	定痛丸	威靈仙　炒川楝子　炮川烏　八角回香	祛風散寒止痛	男女老幼腰痛不可忍
	定痛散	當歸　川芎　白芍藥　升麻　防風　官桂　山奈　紫丁香根　紅花　麝香	定痛消腫舒筋和絡	研為細末，老蔥汁調和，敷患處。治跌打損傷
	建瓴湯	生懷山藥　懷牛膝　生赭石　生龍骨　生牡蠣　生地黃　生白芍　柏子仁	鎮肝熄風滋陰安神	肝陽上亢引起頭暈目眩，耳鳴目脹，心悸健忘，煩躁不寧，失眠多夢，脈弦硬而長
九畫	荊防敗毒散	羌活　柴胡　前胡　枳殼　茯苓　荊芥　防風　桔梗　川芎　甘草	發汗解表散風祛濕	外感風寒濕邪，以及時疫瘧疾、痢疾、瘡瘍具有風寒濕表證者

筆畫	方劑名稱	藥物組成	功　能	主治病證
九畫	枳朮丸	枳實　白朮	健脾消痞	脾虛氣滯，飲食停聚，胸腹痞滿，不思飲食
	枳實導滯丸	大黃　枳實　神曲　茯苓　黃芩　黃連　白朮　澤瀉	消食導滯清熱祛濕	濕熱食積，脘腹脹痛，下痢泄瀉，或大便乾結，小便短赤，舌苔黃膩，脈沉有力
	枳實消痞丸	乾生薑　炙甘草　麥芽曲　白茯苓　白朮　半夏曲　人參　厚朴　枳實　黃連	行氣消痞健脾和胃	脾虛氣滯，寒熱互結，心下痞滿，不欲飲食，倦怠乏力，大便失調
	枳實疏肝散	枳殼　枳實　川芎　柴胡　陳皮　香附　白芍藥　炙甘草	疏肝理氣止痛	肝實火盛，兩肋疼痛
	柏子養心丸	柏子仁　枸杞子　麥門冬　當歸　石菖蒲　茯神　玄參　熟地黃　甘草	養心安神滋肝補腎	陰血虧虛，心腎失調所致精神恍惚，驚悸怔忡，夜寐多夢，健忘盜汗，舌紅少苔，脈細數
	厚朴溫中湯	厚朴　陳皮　甘草　茯苓　草豆蔻仁　木香　乾薑	行氣溫中燥濕除滿	寒濕氣滯，脘腹脹滿或疼痛，不思飲食，舌苔白膩，脈弦滑

筆畫	方劑名稱	藥物組成	功　能	主治病證
九畫	菌陳蒿湯	茵陳　梔子　大黃	清熱利濕退黃	濕熱黃疸
	茵陳五苓散	茵陳　澤瀉　豬苓　茯苓　白朮　桂心	利濕退黃	濕熱黃疸偏濕重者
	茵陳四逆湯	乾薑　甘草　附子　茵陳	溫裡助陽利濕退黃	陰黃（黃色晦暗）
	茯苓丸	茯苓　枳殼　半夏　朴硝	燥濕行氣軟堅化痰	痰停中脘所致兩臂疼痛，手不得上舉，舌苔白膩，脈纖細或弦滑
	胃苓湯	豬苓　澤瀉　白朮　茯苓　桂枝　蒼朮　厚朴　陳皮　甘草	祛濕和胃行氣利水	夏秋之間，脾胃傷冷，水穀不化，泄瀉不止
	香連丸	黃連　木香	清熱燥濕行氣化滯	濕熱痢疾，膿血相兼，腹痛，裡急後重
	香薷散	香薷　白扁豆　厚朴	祛暑解表化濕和中	暑濕外侵所致惡寒發熱，腹痛吐瀉，頭重身痛，無汗，胸悶，舌苔白膩，脈浮
	香砂六君子丸	人參　白朮　茯苓　甘草　陳皮　半夏　砂仁　木香	益氣化痰行氣溫中	脾胃氣虛，痰阻氣滯所致嘔吐痞滿，不思飲食，脘腹脹痛，消瘦倦怠

筆畫	方劑名稱	藥物組成	功 能	主治病證
九畫	咳血方	青黛　瓜蔞仁　海粉 山梔子　訶子	清肝寧肺 涼血止血	肝火犯肺之咳血證
	禹功散	黑牽牛　茴香	逐水通便 行氣消腫	遍身水腫，腹脹喘滿，大便秘結，小便不利，脈沉有力
	保元湯	黃芪　人參　炙甘草 肉桂	益氣溫陽	虛損勞怯，元氣不足所致倦怠乏力，少氣胃寒，以及小兒痘瘡，陽虛頂陷，不能發起灌漿者
	保和丸	山楂　神曲　半夏　茯苓　陳皮　連翹　蘿蔔子	消食和胃	食積
	保產無憂散	當歸　川芎　炒黑芥穗 川貝母　艾葉　麩炒 枳殼　炙黃芪　菟絲子 羌活　厚朴　白芍　甘 草　乾薑	益氣養血 理氣安胎 順產	妊娠胎動，腰痛腹痛，勢欲小產或臨產時交骨不開，橫生逆下，或子死腹中
	神犀丹	水牛角　石菖蒲　黃芩 生地　銀花　金汁　連 翹　板藍根　香豉　玄 參　花粉　紫草	清熱開竅 涼血解毒	溫熱暑疫，邪入營血，導致高熱昏譫，斑疹色紫，口咽糜爛，目赤煩躁，舌紫絳等

筆畫	方劑名稱	藥物組成	功　能	主治病證
九畫	活絡效靈丹	當歸　丹參　乳香　沒藥	活血瘀祛通絡止痛	氣血瘀滯，心腹疼痛，腿痛臂痛，跌打瘀腫，內外瘡瘍，以及症瘕積聚等
	宣痺瘍	防己　杏紅　滑石　連翹　山梔　薏苡仁　晚蠶沙　赤小豆皮	清熱祛濕通絡止痛	濕熱蘊於經絡，寒戰熱熾，骨節煩痛，面目萎黃，舌色灰滯等
十畫	連朴飲	制厚朴　川黃連　石菖蒲　制半夏　香豉　焦梔子　蘆根	清熱化濕理氣和中	上吐下瀉，胸脘痞悶，心煩躁擾，小便短數，舌苔黃膩，脈滑數
	連梅安蛔湯	人參　白朮　茯苓　川椒　烏梅　乾薑	溫中安蛔	蛔蟲腹痛
	泰山磐石散	人參　黃芪　白朮　炙甘草　當歸　川芎　白芍藥　熟地黃　川續斷　糯米　黃芩　砂仁	益氣健脾養血安胎	胎動不安，面色淡白，倦怠乏力，不思飲食，舌淡苔薄白，脈滑無力
	真武湯	茯苓　白芍藥　白朮　生薑　附子	溫陽利水	脾腎陽虛，水氣內停，小便不利，四肢沉重疼痛，腹痛下利或肢體浮腫，苔白不渴，脈沉
	烏頭湯	麻黃　芍藥　黃芪　甘草　川烏	溫經祛濕散寒止痛	寒濕痺證

常用中藥性味功能速查

筆畫	方劑名稱	藥物組成	功　能	主治病證
十畫	烏梅丸	烏梅　細辛　乾薑　黃連　當歸　附子　蜀椒　桂枝　人參　黃柏	溫臟安蛔	蛔厥證
	真人養臟湯	人參　當歸　白朮　肉豆蔻　肉桂　甘草　白芍藥　木香　訶子　紫粟殼	澀腸止瀉溫中補虛	久瀉久痢，滑脫不禁，甚至肛門墜下，臍腹疼痛，不思飲食，舌淡苔白，脈遲
	秦艽鱉甲散	地骨皮　柴胡　鱉甲　秦艽　知母　當歸	滋陰養血清熱除蒸	骨蒸盜汗，肌肉消瘦，唇紅頰赤，午後潮熱，咳嗽困倦，脈微數
	都氣丸	茯苓　山藥　丹皮　熟地　澤瀉　山茱萸　五味子	滋腎納氣	腎虛氣喘或嘔逆
	桂枝加桂湯	桂枝（用量倍於桂枝湯）　白芍藥　生薑　大棗　甘草	溫通心陽平沖降逆	奔豚，氣從少腹上沖心胸，起臥不安狀如豚奔者
	桂枝加芍藥湯	桂枝　白芍藥（用量倍於桂枝湯）　甘草　大棗　生薑	調和氣血緩急止痛	邪陷太陰，腹滿時痛
	桂枝茯苓丸	桂枝　茯苓　丹皮　桃仁　赤芍	活血化瘀緩消症塊	瘀阻胞宮，腹痛拒按，或漏下不止，血色紫暗，或妊娠胎動不安，或閉經，痛經

筆畫	方劑名稱	藥物組成	功　能	主治病證
十畫	桂枝湯	桂枝　白芍藥　甘草　生薑　大棗	解肌發汗調和營衛	外感風寒所致頭痛發熱，汗出惡風，鼻鳴乾嘔，苔白不渴，脈浮緩或浮弱
	桂苓甘露飲	茯苓　甘草　白朮　澤瀉　官桂　石膏　寒水石　滑石　豬苓	清暑解熱化氣利濕	外感暑濕，發熱頭痛，煩渴引飲，小便不利，及霍亂吐下
	桃紅四物湯	熟地　川芎　白芍　當歸　桃仁　紅花	養血活血	婦女經期超前，血多有塊，色紫稠黏，腹痛等
	桃核承氣湯	桃仁　大黃　桂枝　甘草　芒硝	破血下瘀	下焦蓄血，少腹急結，小便自利，甚則譫語煩躁，其人如狂至夜發熱，以及血瘀閉經，痛經，澀等脈實而澀等
	柴胡舒肝散	柴胡　陳皮　川芎　香附　枳殼　白芍藥　甘草	疏肝解鬱行氣止痛	肝氣鬱滯所致脇肋疼痛，或寒熱往來，噯氣太息，脘腹脹滿，脈弦
	射干麻黃湯	射干　麻黃　生薑　細辛　紫菀　款冬花　大棗　法半夏　五味子	宣肺祛痰下氣止咳	咳而止氣，喉中水鳴聲
	梔子柏皮湯	梔子　甘草　黃柏	清熱利濕	傷寒身熱發黃

筆畫	方劑名稱	藥物組成	功　能	主治病證
十畫	逍遙散	當歸　白芍　甘草　白朮　柴胡　茯苓　生薑　薄荷	疏肝解鬱養血健脾	肝鬱血虛脾弱引起兩脇作痛，頭痛目眩，口燥咽乾，神疲食少，或往來寒熱，或月經不調，乳房脹痛，脈弦而虛
	健脾丸	白朮　木香　黃連　甘草　白茯苓　人參　神曲　陳皮　砂仁　麥芽　山楂　山藥　肉豆蔻	健脾和胃消食止瀉	脾胃停食，食少難消，脘腹脹滿，小便溏薄，苔膩微黃，脈象虛弱
	消風散	荊芥　防風　牛蒡子　蟬蛻　蒼朮　苦參　石膏　知母　當歸　胡麻仁　生地　木通　甘草	疏風養血清熱除濕	風疹、濕疹
	益胃湯	沙參　麥冬　冰糖　細生地　玉竹	養陰益胃	陽明溫病，損傷胃陰，出現飢不能食，口乾咽燥，舌紅少苔，脈細數
	通脈四逆湯	甘草　附子　乾薑	回陽通脈	少陰病，下利清穀，裡寒外熱，手足厥逆，脈微欲絕，身反不惡寒，其人面色赤等

筆畫	方劑名稱	藥物組成	功　能	主治病證
十畫	通竅活血湯	赤藥　川芎　桃仁　紅花　老蔥　生薑　大棗　麝香　黃酒	活血通竅	瘀阻頭面的頭痛昏暈，或耳聾年久，或頭髮脫落，面色青紫，或酒渣鼻，或白癜風以及婦女乾血癆等
	通絡利濕湯	大豆卷　防己　赤芍藥　秦艽　牛膝　萆薢　地龍　當歸尾　黃柏　白茄根　桑枝	活血通絡祛風止痛	鶴膝腫熱作痛
	桑杏湯	桑葉　杏仁　沙參　象貝　香豉　梔皮　梨皮	輕宣溫燥	外感溫燥，出現頭痛，身熱不甚，口渴咽乾鼻燥，乾咳無痰，或痰少而黏，舌紅，苔薄白而乾，脈浮數
	桑菊飲	桑葉　菊花　杏仁　連翹　薄荷　桔梗　甘草　葦根	疏風清熱宣肺止咳	風溫初起，咳嗽，身熱不甚，口微渴，脈浮數
	桑螵蛸散	桑螵蛸　遠志　龍骨　人參　茯神　當歸　龜甲	調補心腎澀精止遺	心腎兩虛引起的小便頻數，或尿如泔色，或遺尿遺精，心神恍惚健忘，舌淡苔白，脈細弱

筆畫	方劑名稱	藥物組成	功　能	主治病證
十一畫	陽和湯	熟地　肉桂　麻黃　鹿角膠　白芥子　薑炭生甘草	溫陽補血散寒通滯	陰疽
	陽起石丸	煅陽起石　菟絲子　鹿茸　炮天雄　炒韭子肉蓯蓉　覆盆子　桑寄生　石斛　沉香　蠶蛾五味子	溫補腎陽	腎陽虛衰所致精液清稀，精冷無子
	異功散	人參　白朮　茯苓　甘草　陳皮	益氣健脾行氣化滯	脾胃氣虛兼氣滯所致飲食減少，大便溏薄，胸脘痞悶不舒，或嘔吐泄瀉
	麥門冬湯	麥門冬　薑半夏　人參甘草　粳米　大棗	潤肺益胃降逆下氣	肺痿證出現咳唾涎沫，短氣喘促，咽喉乾燥，舌紅少苔，脈虛數
	麥味地黃湯	熟地　茯苓　山藥　牡丹皮　山萸肉　澤瀉麥冬　五味子	滋補肺腎	肺腎陰虛，或喘或咳
	敗毒散	柴胡　前胡　川芎　枳殼　羌活　獨活　茯苓桔梗　人參　甘草	散寒祛濕益氣固表	氣虛外感風寒所致憎寒壯熱，頭項強痛，肢體疼痛，無汗，鼻塞重量，咳嗽有痰，胸膈痞悶，舌淡苔白，脈浮

筆畫	方劑名稱	藥物組成	功　能	主治病證
十一畫	參蘆飲	人參蘆	湧吐痰涎	虛弱之人，痰涎壅盛，胸腸滿悶，溫溫欲吐，脈象虛弱
	參蘇飲	人參　紫蘇葉　葛根薑　半夏　前胡　茯苓　木香　枳殼　桔梗　陳皮　炙甘草	益氣解表理氣化痰	虛人外感風寒，內有痰飲出現惡寒發熱，無汗，頭痛，鼻塞，胸膈滿悶，倦怠無力，氣短懶言，舌苔白，脈弱
	參附湯	人參　附子	益氣回陽	陽氣暴脫，手足逆冷，頭暈氣短，汗出脈微
	參苓白朮散	蓮子肉　薏苡仁　縮砂仁　桔梗　白扁豆　白茯苓　人參　甘草　白朮	益氣健脾滲濕止瀉	脾虛夾濕所致飲食不化，胸脘痞悶，腸鳴泄瀉，四肢乏力，形體消瘦，面色萎黃，舌淡苔白膩，脈虛緩
	牽正散	白附子　白僵蠶　全蠍	祛風化痰止痙	風中經絡，口眼喎斜
	復元活血湯	柴胡　瓜蔞根　當歸　紅花　甘草　穿山甲　大黃　桃仁	活血祛瘀疏肝通絡	跌打損傷

筆畫	方劑名稱	藥物組成	功　能	主治病證
十一畫	涼膈散	川大黃　朴硝　甘草　山梔子仁　薄荷　黃芩　連翹	瀉火通便清上泄下	上、中二焦火盛，煩躁口渴，面赤唇焦，胸膈煩熱，口舌生瘡，或咽痛吐衄，便秘溲赤，舌紅苔黃，脈滑數
	理中丸	人參　乾薑　炙甘草　白朮	溫中散寒補氣健脾	脾胃虛寒，導致脘腹疼痛，喜溫欲按，自利不渴，畏寒肢冷，不欲飲食，舌淡苔白，脈沉細
	理中安蛔湯	人參　白朮　茯苓　川椒　烏梅　乾薑	溫中安蛔	蛔蟲腹痛
	菊花茶調散	菊花　川芎　荊芥　細辛　甘草　防風　白芷　薄荷　羌活　僵蠶　蟬蛻	疏風止痛清利頭目	風熱上擾頭目，導致的偏正頭痛，頭暈目眩者
	萆薢分清飲	益智仁　川萆薢　石菖蒲　烏藥	溫暖下元利濕化濁	虛寒所致小便頻數，白如米湯，凝血膏糊，舌淡苔白，脈沉
	麻子仁丸	麻子仁　白芍藥　枳實　大黃　厚朴　杏仁	潤腸瀉火行氣通便	腸胃燥熱，脾津不足，大便秘結，小便頻數

筆畫	方劑名稱	藥物組成	功能	主治病證
十一畫	麻黃湯	麻黃 桂枝 杏仁 甘草	發汗解表宣肺平喘	外感風寒，惡寒發熱，頭疼身痛，無汗而喘，舌淡苔薄，脈浮緊
	麻黃加朮湯	麻黃 桂枝 杏仁 甘草 白朮	發汗解表散寒祛濕	風寒濕痺，身體煩疼，無汗
	麻黃附子細辛湯	麻黃 附子 細辛	助陽解表	少陰病，始得之，反發熱，脈沉者
	麻黃杏仁甘草石膏湯	麻黃 杏仁 甘草 石膏	辛涼宣肺清熱平喘	外邪在表，身熱不解，肺熱喘咳氣急，鼻扇，口渴，或汗或無汗，舌苔薄白或黃，脈浮而數
	清胃散	生地黃 當歸身 牡丹皮 黃連 升麻	清胃涼血	胃火導致牙痛牽引頭疼，面頰發熱，牙齒喜冷惡熱，或牙宣出血，或牙齦紅腫潰爛，或唇舌頰腮腫痛，口氣熱臭，口乾舌燥，舌紅苔黃，脈滑數
	清帶湯	生山藥 生龍骨 生牡蠣 海螵蛸 茜草	滋陰收澀化瘀止帶	婦女赤白帶下，綿綿不斷者

筆畫	方劑名稱	藥物組成	功　能	主治病證
十一畫	清骨散	銀柴胡　胡黃連　秦艽　鱉甲　地骨皮　青蒿　知母　甘草	清虛熱，退骨蒸	骨蒸勞熱，或低熱日久不退，形體消瘦，唇紅顴赤，困倦盜汗，或口渴心煩，舌紅少苔，脈細數等
	清營湯	水牛角　生地黃　元參　竹葉心　麥冬　甘參　黃連　銀花　連翹	清營解毒透熱養陰	熱入營分，出現身熱夜甚，神煩少寐，時有譫語，口渴或不渴，斑疹隱隱，舌絳而乾，脈數
	清心蓮子飲	黃芩　麥冬　地骨皮　車前子　炙甘草　石蓮肉　白茯苓　炙黃芪　人參	清心火益氣陰止淋濁	心火偏旺，氣陰兩虛，濕熱下注，證見遺精淋濁，血崩帶下，遇勞則發
	清氣化痰丸	陳皮　杏仁　枳實　黃芩　瓜蔞仁　茯苓　膽南星　制半夏	清熱化痰理氣止咳	痰稠色黃，咯之不爽，胸膈痞悶，甚則氣急，嘔噁，舌質紅，苔黃膩，脈滑數
	清金降火湯	陳皮　杏仁　赤茯苓　半夏　桔梗　貝母　前胡　瓜蔞仁　黃芩　石膏　枳殼　甘草　生薑	清肺化痰	肺胃痰火，咳嗽面赤，或肺脹喘急，舌苔黃，脈滑數

第三章　常用方劑藥物組成功能主治表

559

筆畫	方劑名稱	藥物組成	功　能	主治病證
十一畫	清暑益氣湯	西洋參　石斛　麥冬　黃連　竹葉　荷梗　知母　甘草　粳米　西瓜翠衣	清暑益氣養陰生津	暑熱氣陰兩傷，證見身熱汗多，口渴心煩，小便短，體倦少氣，精神不振，脈虛數
	清燥救肺湯	桑葉　石膏　甘草　人參　胡麻仁　真阿膠　麥門冬　杏仁　枇杷葉	清燥潤肺	溫燥傷肺，證見頭痛身熱，乾咳無痰，氣逆而喘，咽乾口燥，口渴鼻燥，舌紅少苔，脈虛大而數
	清瘟敗毒飲	生石膏　小生地　水牛角　真川連　梔子　桔梗　黃芩　知母　赤芍　玄參　連翹　甘草　丹皮　鮮竹葉	清熱解毒涼血瀉火	溫疫熱毒，氣血兩燔，證見大熱渴飲，頭痛如劈，乾嘔狂躁，譫語神昏，或發斑，或吐血，衄血，脈沉細而數
	旋覆代赭石湯	旋覆花　人參　生薑　代赭石　甘草　制半夏　大棗	降逆化痰益氣和胃	胃氣虛弱，痰濁內阻，導致心下痞鞕，噯氣不除，或反胃嘔逆，吐涎沫，舌淡，苔白滑，脈弦而虛

筆畫	方劑名稱	藥物組成	功　能	主治病證
十一畫	控涎丹	甘遂　大戟　白芥子	祛痰逐飲	痰飲伏於胸膈上下，忽然胸背、頸項、股胯隱痛不可忍，筋骨牽引鉤痛，或飲食無味，痰唾稠黏，夜間喉中痰鳴，多涎多唾等
十二畫	補陰丸	黃柏　知母　熟地黃　龜板　白芍藥　陳皮　牛膝　鎖陽　當陽　虎骨	滋養腎陰強筋壯骨	陰虛有熱，筋骨痿軟
	補陰煎	生地黃　熟地黃　麥門冬　當歸　白芍藥　阿膠　龜板膠　黨參　炒穀芽　枳殼	滋陰補血	陰虛面色萎黃，精神倦怠，唇焦，口燥無津，脈細數無力
	補陽湯	肉桂　炒知母　當歸身　生地黃　茯苓　澤瀉　陳皮　白芍藥　防風　黃芪　人參　白朮　羌活　獨活　熟地黃　甘草　柴胡	溫補元陽益氣養血	陰盛陽虛，目生青白翳障
	補肝散	山茱萸　當歸　炒五味子　山藥　炒黃芪　川芎　木瓜　熟地黃　炒白朮　獨活　酸棗仁	滋養肝腎調補氣血	肝腎不足，氣血虧損所致脇脹作痛，或頭眩寒熱，身痛，月經不調

筆畫	方劑名稱	藥物組成	功　能	主治病證
十二畫	補氣湯	白芍藥　陳皮　炙甘草　黃芪　澤瀉	益氣養血止麻	皮膚麻木
	補中益氣湯	黃芪　炙甘草　人參　當歸　橘皮　升麻　柴胡　白朮	補中益氣升陽舉陷	脾胃氣虛證，氣虛下陷證，氣虛發熱證
	補陽還五湯	黃芪　當歸尾　赤藥　地龍　川芎　紅花　桃仁	補氣活血通絡	中風出現半身不遂，口眼喎斜，語言蹇澀，口角流涎，小便頻數或遺尿不禁，舌黯淡，苔白，脈緩
	補肺阿膠湯	阿膠　牛蒡子　甘草　馬兜鈴　杏紅　糯米	養陰補肺清熱止血	小兒肺虛有熱所致咳嗽氣喘，咽喉乾燥，略痰不多，或痰中帶血，舌紅少苔，脈細數
	鈎藤飲	鈎藤　羚羊角　全蠍　人參　天麻　甘草	清熱熄風益氣解痙	小兒驚悸，壯熱，牙關緊閉，手足抽搐，頭目仰視
	黃芪健中湯	桂枝　白芍藥　炙甘草　生薑　大棗　黃芪	溫中補氣和裡緩急	虛勞裡急，諸不足
	黃芪桂枝五物湯	黃芪　白芍藥　桂枝　生薑　大棗	益氣溫經和脈通痹	血痹證見肌膚麻木不仁，脈微澀而緊

筆畫	方劑名稱	藥物組成	功　能	主治病證
十二畫	黃土湯	甘草　乾地黃　白朮　附子　阿膠　黃芩　灶心黃土	溫陽健脾養血止血	陽虛所致大便下血，先血後便或吐血、衄血，及婦人崩漏，血色暗淡，四肢不溫，面色萎黃，舌淡苔白，脈沉細無力
	黃龍湯	大黃　芒硝　枳實　厚朴　甘草　人參　當歸	攻下熱結益氣養血	陽明腑實，氣血不足，導致自利清水，色純青，或大便秘結，脘腹脹滿，腹痛拒按，神倦少氣，舌苔焦黃及焦黑，脈虛
	黃芩湯	黃芩　白芍藥　甘草　大棗	清熱止利和中止痛	熱瀉熱痢
	黃芩滑石湯	黃芩　滑石　茯苓皮　大腹皮　白蔻仁　通草　豬苓	清熱利濕	濕溫蘊結中焦導致發熱身痛，汗出熱解，繼而發熱，渴不多飲，舌苔淡黃而滑，脈緩
	黃連湯	黃連　炙甘草　乾薑　桂枝　人參　半夏　大棗	寒熱並調和胃降逆	胸中有熱，胃中有邪氣，腹中冷痛，欲嘔吐者

筆畫	方劑名稱	藥物組成	功　能	主治病證
十二畫	黃連解毒湯	黃連　黃芩　黃柏　梔	瀉火解毒	三焦火熱熾盛所致大熱煩躁，口燥咽乾，或吐血、衄血或熱盛發斑，或濕熱黃疸，舌紅苔黃，脈數有力
	葛根黃連黃芩湯	葛根　黃連　黃芩　甘草	解表清裡	身熱下利，胸脘煩熱，口中作渴，喘而汗出，舌紅苔黃，脈數或促
	葶藶大棗瀉肺湯	葶藶子　大棗	瀉肺行水下氣平喘	痰涎壅盛，咳喘胸滿
	越婢湯	麻黃　石膏　生薑　甘草　大棗	發汗利水	風水，證見一身悉腫，惡風，脈浮，不渴，續自汗出，無大熱者
	越鞠丸	香附　川芎　蒼朮　神曲　梔子	行氣解鬱	鬱證，證見胸膈痞悶，脘腹脹滿，噯腐吞酸，噁心嘔吐，飲食不消
	痛瀉要方	白朮　白芍藥　陳皮　防風	補脾柔肝祛濕止瀉	腸鳴腹痛，大便泄瀉，瀉必腹痛，舌苔薄白，脈弦而緩

筆畫	方劑名稱	藥物組成	功能	主治病證
十二畫	紫雪	石膏　寒水石　滑石　磁石　牛水角　羚羊角　沉香　青木香　玄參　升麻　甘草　丁香　芒硝　硝石　麝香　朱砂　黃金	清熱開竅熄風止痙	熱邪內陷心包，熱盛動風，證見高熱煩躁，神昏譫語，痙厥，斑疹吐衄，口渴引飲，唇焦齒燥，尿毒便秘，舌紅絳，苔乾黃，脈數有力，以及小兒熱盛驚厥
	溫經湯	吳茱萸　當歸　白芍藥　川芎　人參　桂枝　阿膠　牡丹皮　生薑　甘草　半夏　麥冬	溫經散寒祛瘀養血	沖任虛寒，瘀血阻滯，證見漏下不止，月經不調，或婦人久不受孕
	溫膽湯	半夏　竹茹　橘皮　炙甘草　白茯苓	理氣化痰清膽和胃	膽胃不和，痰熱內擾，證見怯怯易驚，虛煩不寧，失眠多夢，嘔吐呃逆，癲癇等
	普及消毒飲	黃芩　黃連　陳皮　甘草　玄參　柴胡　桔梗　連翹　板藍根　馬勃　牛蒡子　薄荷　僵蠶　升麻	清熱解毒疏風散邪	惡寒發熱，頭面紅腫疼痛，目不能開，咽喉不利，舌燥口渴，舌紅苔白兼黃，脈浮數有力

筆畫	方劑名稱	藥物組成	功能	主治病證
十二畫	溫脾湯	大黃　當歸　乾薑　附子　人參　芒硝　甘草	攻下寒積溫補脾陽	寒積腹中，證見便秘腹痛，臍下絞結，手足不溫，苔白不渴，脈沉弦而遲
	疏鑿飲子	澤瀉　赤小豆　商陸羌活　大腹皮　椒目木通　秦艽　檳榔　茯苓皮	瀉下逐水疏風發表	陽水實證，出現遍身水腫，氣喘，口渴，二便不利
	犀黃丸	牛黃　麝香　乳香　沒藥　黃米飯	解毒消腫化痰散結活血化瘀	乳岩、橫痃、瘰癧、痰核、流注、肺癰、小腸癰
十三畫	蒿芩清膽湯	青蒿腦　淡竹茹　仙半夏　赤茯苓　青子芩生枳殼　廣陳皮　碧玉散	清膽利濕和胃化痰	少陽濕熱，證見寒熱如瘧，寒輕熱重，口苦膈悶，吐酸苦水，或嘔黃涎而黏，甚則乾嘔呃逆，胸脇脹痞，小便黃少，舌紅苔白膩，脈弦滑數
	暖肝煎	當歸　枸杞子　小茴香肉桂　烏藥　沉香　茯苓	溫補肝腎行氣止痛	肝腎虛寒，證見睪丸冷痛，或小腹疼痛，畏寒喜暖，舌淡苔白，脈沉遲

常用中藥性味功能速查

筆畫	方劑名稱	藥物組成	功　能	主治病證
十三畫	當歸飲子	當歸　白芍藥　川芎　生地黃　白蒺藜　防風　荊芥穗　何首烏　黃芪　甘草	養血活血祛風止癢	血虛有熱，風邪外襲，出現皮膚瘡疥，或腫或癢，或發赤疹瘙癢
	當歸六黃湯	當歸　生地黃　黃芩　黃柏　黃連　熟地黃　黃芪	滋陰瀉火固表止汗	陰虛火旺引起發熱盜汗，面赤心煩，口乾唇燥，大便乾結，小便黃赤，舌紅苔黃，脈數
	當歸龍薈丸	當歸　龍膽草　梔子　黃連　黃柏　黃芩　蘆薈　大黃　木香　麝香	清瀉肝膽實火	肝膽實火引起頭暈目眩，神志不寧，譫語發狂，或大便乾結，小便黃赤
	當歸四逆湯	當歸　桂枝　白芍藥　細辛　通草　大棗	溫經散寒養血通脈	血虛寒厥出現手足厥冷，口不渴，或腰、股、腿、足疼痛，舌淡苔白，脈況細
	當歸補血湯	黃芪　當歸	補氣生血	血虛導致肌熱面紅，煩渴欲飲，脈洪大而虛；婦人產後血虛發熱頭痛；瘡瘍潰後，久治不癒

筆畫	方劑名稱	藥物組成	功　能	主治病證
十三畫	當歸拈痛湯	白朮　人參　苦參　升麻　葛根　蒼朮　防風　知母　澤瀉　黃芩　豬苓　當歸身　炙甘草　茵陳　羌活	利濕清熱疏風止痛	濕熱內蘊，外受風邪導致遍身肢節煩痛，或肩背沉重，或腳氣腫痛，腳膝生瘡，舌苔白膩微黃，脈弦數
	當歸健中湯	白芍藥　桂枝　炙甘草　生薑　大棗　飴糖　當歸	溫補氣血緩急止痛	產後血虛腹痛
	當歸芍藥湯	當歸　白芍　生地黃　炙甘草　黃芪　白朮　陳皮　熟地黃　蒼朮	補益氣血	婦人勞役過度，脾胃虛弱，短氣氣逆，自汗不止，身熱悶亂，不思飲食，倦怠乏力，大便時瀉，經水漏下不止，血色鮮紅
	當歸潤腸湯	細辛　生甘草　炙甘草　熟地黃　柴胡　黃柏　知母　石膏　桃仁　當歸身　麻子仁　防風　荊芥穗　升麻　紅花　杏仁　川椒	養血祛風清熱瀉火	消渴，大便乾結喜溫飲，陰頭退縮，口乾舌燥，眼澀難開
	當歸生薑羊肉湯	當歸　生薑　羊肉	溫中補虛	寒疝腹痛，痛裡急；婦人產後腹中疼痛及虛勞不足者

筆畫	方劑名稱	藥物組成	功能	主治病證
	當歸芍藥散	當歸　白芍藥　茯苓　白朮　澤瀉　川芎	補脾養血止痛	產後脾弱血虛腹痛
	葦莖湯	韋莖　薏苡仁　瓜瓣（冬瓜子）　桃仁	清肺化痰逐瘀排膿	肺癰
十三畫	腎氣丸	乾地黃　山藥　山茱萸　澤瀉　茯苓　牡丹皮　桂枝　附子	補腎助陽	腎陽不足，腰痛腳軟，腰以下有冷感，少腹拘急，小便不利，或小便反多，入夜尤甚，陽痿早泄，舌淡而腫，脈虛數，尺部沉細
	滌痰湯	南星　半夏　枳實　茯苓　橘紅　石菖蒲　人參　竹茹　甘草	滌痰開竅	中風痰迷心竅，舌強不語
	鈴羊鉤藤湯	鈴羊角　雙鉤藤　霜桑葉　滌菊花　鮮生地　生白芍　川貝母　淡竹茹　茯神木　生甘草	涼肝熄風增液舒筋	肝熱生風，證見高熱不退，煩悶躁擾，手足抽搐，發為痙厥，甚則神昏，舌絳而乾或舌焦起刺，脈弦而數
	新加香薷飲	香薷　銀花　鮮扁豆花　厚朴　連翹	祛暑解表清熱化濕	暑溫，出現頭痛發熱，惡寒無汗，口渴面赤，胸悶不舒，舌苔白膩，脈浮而數

筆畫	方劑名稱	藥物組成	功能	主治病證
十三畫	新加黃龍湯	細生地 生甘草 人參 生大黃 芒硝 玄參 麥冬 當歸 海參 薑汁	泄熱通便 滋陰益氣	熱結裡實，氣陰不足，證見大便秘結，神倦少氣，口乾咽燥，唇裂舌焦，苔焦黃或焦黑燥裂
	新製橘皮竹茹湯	橘皮 竹茹 柿蒂 薑汁	理氣降逆 清熱止呃	胃熱呃逆，胃氣不虛者
十四畫	複方大承氣湯	厚朴 炒萊菔子 枳殼 大黃 赤芍 芒硝 桃仁	通裡攻下 行氣活血	單純性腸梗阻
	複方大柴胡湯	柴胡 黃芩 枳殼 川楝子 生甘草 延胡索 白芍 生大黃 木香 蒲公英	和解少陽 理氣泄熱	潰瘍發病急性穿孔緩解後，腹腔感染，上腹及下腹壓痛，腸鳴，便燥，身熱苔黃，脈數
	養陰清肺湯	大生地 麥門冬 生甘草 玄參 貝母 丹皮 薄荷 炒白芍	養陰清肺 解毒利咽	急性扁桃體炎，急性咽喉炎，鼻咽癌等陰虛燥熱者
	銀翹散	連翹 銀花 苦桔梗 薄荷 竹葉 生甘草 荊芥穗 淡豆豉 牛蒡子	辛涼透表 清熱解毒	溫病初起，發熱無汗，微惡風寒，頭痛口渴，咳嗽咽痛，舌尖紅，苔薄白或微黃，脈浮數

筆畫	方劑名稱	藥物組成	功　能	主治病證
十四畫	蔥白七味飲	蔥白　葛根　新豉　生薑　生麥門冬　乾地黃	益血解表	病後陰血虧損，調攝不慎又感受外邪，證見頭痛身熱，微汗惡寒
	酸棗仁湯	酸棗仁　茯苓　知母　川芎　甘草	養血安胎清熱除煩	虛煩不眠，頭昏眩暈，心悸不安，頭目眩暈，咽乾口燥，舌紅，脈弦細
	槐花散	槐花　柏葉　荊芥穗　枳殼	清腸涼血疏風行氣	腸風臟毒下血，血色鮮紅或晦暗
	槐角地榆丸	槐角　地榆　炒地黃　炒黃芩　炒荊芥　枳殼　當歸尾	清腸涼血止血	痔漏腫痛出血
	豨薟丸	豨薟草	祛風寒濕邪	口眼歪斜，時吐涎沫，語言蹇澀，手足緩弱，及風寒濕痹
	磁朱丸	磁石　朱砂	益陰明目重鎮安神	心腎不交，證見視物昏下，耳鳴耳聾，心驚失眠。亦治癲癇
	膈下逐瘀湯	五靈脂　當歸　川芎　桃仁　丹皮　赤藥　烏藥　延胡索　甘草　香附　紅花　枳殼	活血祛瘀行氣止痛	膈下瘀血，形成積塊，或小兒痞塊，或肚腹疼痛，痛有定處或臥則腹墜

筆畫	方劑名稱	藥物組成	功　能	主治病證
十四畫	碧玉散	滑石　甘草　青黛	清解暑熱	暑濕兼有肝膽濕熱者
	滾痰丸	大黃　片黃芩　礞石　沉香	瀉火逐痰	實熱老痰，證見癲狂驚悸，或怔忡昏迷，或咳喘痰稠，或胸脘痞悶，或眩暈耳鳴，或繞頸結核，大便秘結，舌苔黃膩，脈滑數有力
十五畫	實脾飲	厚朴　白尤　木瓜　木香　草果仁　大腹子　附子　白茯苓　乾薑　甘草	溫陽健脾行氣利水	身半以上腫甚，手足不溫，口中不渴，胸腹脹滿，大便溏薄，舌苔白膩，脈沉弦而遲
	導赤散	生地黃　木通　生甘草	清心利水養陰	心經火熱引起心胸煩熱，口渴面赤，意欲冷飲，或口舌生瘡，或小溲澀刺痛，舌紅，脈數
	導痰湯	半夏　天南星　橘紅　枳實　赤茯苓　甘草	燥濕祛痰行氣開鬱	一切痰厥，頭目眩暈，或喘急痰嗽，涕唾稠黏，坐臥不安

筆畫	方劑名稱	藥物組成	功　能	主治病證
十五畫	導水丸	黑牽牛　滑石　大黃　黃芩	瀉熱逐水	遍身浮腫，二便不利，口渴，溲赤，苔黃，脈數
	膠艾湯	川芎　阿膠　甘草　艾葉　當歸　白芍藥　乾地黃	養血止血　調經安胎	婦人妊娠虛損，崩漏下血，月經過多，淋漓不止。現代用於功能性子宮出血、先兆流產、不全流產、產後子宮復舊不全等出血，屬沖妊虛損者
	調味承氣湯	大黃　甘草　芒硝	緩下熱結	陽明腑實，大便不通，惡熱口渴，舌苔正黃，脈滑數
	調經湯	當歸　延胡索　白朮　香附　白芍藥　生地黃　川芎　陳皮　牡丹皮　甘草　益母草	行氣活血　通經止痛	婦人瘀積經閉
	調經斂肝飲	當歸　茯苓　白芍藥　阿膠珠　木香　炒酸棗仁　枸杞子　五味子　川芎　陳皮　生薑　大棗	補血養肝　行氣止痛	肝虛營血虧損，虛氣橫逆，兩脅脹痛

筆畫	方劑名稱	藥物組成	功能	主治病證
十五畫	調榮通脈湯	天門冬　丹參　柏子仁　茯神　當歸　續斷　牛膝　生地黃　黨參　白朮　黃連　大棗　桑枝	益氣養陰舒緩筋脈	關節如樞紐之折而不可提挈，足經縱緩
	豬苓湯	豬苓　茯苓　澤瀉　阿膠　滑石	利水清熱養陰	水熱互導致小便不利，發熱，口渴欲飲，或心煩不寐，或兼有咳嗽，嘔噁下利等，舌紅苔白或微黃，脈細數者
	蕤仁丸	蕤仁　地膚子　細辛　人參　地骨皮　石決明　茯苓　白朮　熟地黃　楮實　空青　防風　石膽　鯉魚膽　青羊膽		眼見黑花飛蠅，澀痛昏暗，漸變青盲
	增液承氣湯	玄參　麥冬　細生地　大黃　芒硝	滋陰增液泄熱通便	熱結陰虧，證見燥屎不行，下之不通，脘腹脹滿，口乾唇燥，舌紅苔黃，脈細數
	增液湯	玄參　麥冬　細生地	增液潤躁	陽明溫病，津虧便秘，口渴，舌乾紅，脈細數

筆畫	方劑名稱	藥物組成	功　能	主治病證
十六畫	龜鹿二仙膠	鹿角　龜板　人參　枸杞子	滋陰填精益氣壯陽	真元虛損，精血不足所致全身瘦削，陽痿遺精，兩目昏花，腰膝痠軟，久不孕育
	獨活寄生湯	獨活　桑寄生　杜仲牛膝　細辛　秦艽　茯苓　桂心　防風　芎藭　人參　甘草　當歸白芍　乾地黃	祛風濕除痹痛益肝腎補氣血	痹證日久，肝腎兩虛，氣血不足導致腰膝疼痛，肢節屈伸不利，或麻木不仁，畏寒喜暖，心悸氣短，舌淡苔白，脈細弱
	橘核丸	橘核　海藻　昆布　海帶　川楝子　桃仁　厚朴　木通　枳實　延胡索　桂心　木香	行氣止痛軟堅散結	睾丸腫脹偏墜，或堅硬如石，或痛引臍腹
	橘皮竹茹湯	橘皮　竹茹　生薑　甘草　人參　大棗	降逆止呃益氣清熱	胃虛有熱，呃逆或乾嘔，舌紅嫩，脈虛數
	薏苡附子敗醬散	薏苡仁　附子　敗醬草	排膿消腫	腸癰已成膿，身無熱，肌膚甲錯，腹皮急，按之濡，如腫狀，脈數
十七畫	瀉白散	地骨皮　桑白皮　甘草	清瀉肺熱平喘止咳	肺熱喘咳證

筆畫	方劑名稱	藥物組成	功　能	主治病證
十七畫	瀉黃散	藿香葉　山梔子　石膏　甘草　防風	瀉脾胃伏火	脾胃伏火引起口瘡口臭，煩渴易飢，口燥舌乾，舌紅脈數
	瀉青丸	當歸　冰片　川芎　梔子　大黃　羌活　防風	清瀉肝火	肝火鬱熱引起夜臥不安易驚，抽搐，脈洪實
	瀉心湯	大黃　黃連　黃芩	瀉火解毒化濕泄熱	熱盛迫血妄行所致吐血衄血，或高熱煩躁，面紅目赤，口瘡癰腫，及濕熱黃疸
	瀉肝湯	前胡　柴胡　秦皮　細辛　梔子仁　黃芩　升麻　蕤仁　決明子	清瀉肝經實熱	肝經實熱引起的脇痛，忿忿悲怒，發熱，喘逆滿悶，目痛視物不清
	濟川煎	當歸　牛膝　肉蓯蓉　澤瀉　升麻　枳殼	溫腎益精潤腸通便	腎虛大便秘結，小便清長，腰膝痠軟，舌淡苔白，脈沉遲
	縮泉丸	烏藥　益智仁	溫腎祛寒縮尿止遺	膀胱虛寒，小便頻數，或遺尿不止，舌淡，脈沉弱

筆畫	方劑名稱	藥物組成	功　能	主治病證
十七畫	龍膽瀉肝湯	龍膽草　黃芩　梔子　澤瀉　木通　當歸　生地黃　柴胡　生甘草　車前子	清肝膽實火　瀉下焦濕熱	肝膽實火、肝膽濕熱下注證
十八畫	歸脾湯	白朮　茯神　黃龍眼肉　酸棗仁　人參　木香　甘草　當歸　遠志	益氣補血　健脾養心	心脾氣血虧虛證及脾不統血引起的出血證
	雞蘇散	滑石　甘草　薄荷	疏風解暑	暑濕證兼微惡風寒，頭痛頭脹，咳嗽不爽
	瓊玉膏	人參　生地黃　白茯苓　白蜜	滋陰潤肺　益氣補脾	肺勞，證見乾咳少痰，咽燥咯血，肌肉消瘦，氣短乏力，舌紅少苔，脈細數
	檳榔四消丸	大黃　炒黑牽牛子　檳榔　香附　五靈脂　皂角	清理腸胃　化滯消食　利水消腫	胸腹脹滿，不思飲食，倒飽嘈雜，嘔吐酸水，停食停水，消化不良
十九畫	蘇合香丸	蘇合香　龍腦　麝香　安息香　青木香　香附　白檀香　丁香　沉香　蓽茇　薰陸香　白朮　訶黎勒　朱砂　水牛角	芳香開竅　行氣溫中	寒閉證出現，突然昏倒，牙關緊閉，不省人事，苔白，脈遲；心腹猝痛，甚則昏厥

筆畫	方劑名稱	藥物組成	功能	主治病證
十九畫	蘇子降氣湯	紫蘇子 法半夏 川當歸 甘草 前胡 厚朴 肉桂	降氣平喘 祛痰止咳	痰涎壅盛所致喘咳短氣，胸膈滿悶，舌苔白滑或白膩，脈弦滑
	蘇子杏仁湯	蘇子 杏仁 桔梗 枳殼 防風 法半夏 括蔞霜	溫肺降逆 止咳祛痰	傷風咳嗽不止，痰出不爽
	鎮心丸	防風 當歸 大黃 人參 炙甘草 白朮 乾薑 紫菀 澤瀉 白薇 茯苓 茯神 秦艽 菖蒲 精心 石膏 遠志 炮附子 山藥 桔梗 大棗 麥門冬 大豆黃卷	鎮心寧神	風虛勞冷，心氣不足，喜妄恐怖，神志不寧
	鎮肝熄風湯	懷牛膝 生赭石 生龍骨 生牡蠣 生龜版 生抗芍 玄參 天冬 川楝子 生麥芽 茵陳 甘草	鎮肝熄風 滋陰潛陽	類中風，證見頭目眩暈，目脹耳鳴，腦部熱痛，心中煩悶，面色如醉，或肢體不利，口角漸形歪斜，甚則眩暈顛仆，昏不知人，移時始醒，脈弦長有力

筆畫	方劑名稱	藥物組成	功　能	主治病證
十九畫	藿朴夏苓湯	藿香　半夏　赤苓　杏紅　生苡仁　白蔻仁通草　豬苓　淡豆豉澤瀉　厚朴	解表化濕	濕溫初起，身熱惡寒，肢體倦怠，胸悶口膩，舌苔薄白，脈濡緩
	藿香正氣散	大腹皮　白芷　紫蘇茯苓　半夏曲　白朮陳皮　厚朴　苦桔梗藿香　甘草	解表化濕理氣和中	外感風寒，內傷濕滯，證見霍亂吐瀉，惡寒發熱，頭痛，脘腹疼痛，舌苔白膩
二十畫	寵帶湯	白朮　山藥　人參　白芍　車前子　蒼朮　甘草　陳皮　理芥穗　柴胡	補脾疏肝化濕止帶	脾虛肝鬱，帶下色白，清稀如涕，肢體倦怠，舌淡苔白，脈緩
二十二畫	鱉甲煎丸	鱉甲　烏扇　黃芩　鼠婦　乾薑　大黃　桂枝石韋　厚朴　瞿麥　紫葳　阿膠　柴胡　蜣螂芍藥　牡丹　蟅蟲　蜂窠赤硝　桃仁　人參　半參　葶藶	行氣活血祛濕化痰軟堅消症	瘧疾日久不癒，脇下癖塊，以及症瘕積聚，腹中疼痛，肌肉消瘦，飲食減少，時有寒熱，或女子月經閉止等

第三章　常用方劑藥物組成功能主治表

中文藥名索引

（按筆畫順序）

常用中藥性味功能速查

十　畫

中文藥名索引（按漢語拼音順序）

十一畫

常用中藥性味功能速查

十二畫

常用中藥性味功能速查

大展出版社有限公司
品冠文化出版社

圖書目錄

地址：台北市北投區(石牌)　　　電話：(02) 28236031
　　　致遠一路二段 12 巷 1 號　　　　　 28236033
郵撥：01669551＜大展＞　　　　　　 28233123
　　　19346241＜品冠＞　　　傳真：(02) 28272069

1

7.	366 天開運年鑑	林廷宇編著	230 元
8.	色彩學與你	野村順一著	230 元
9.	科學手相	淺野八郎著	230 元
10.	你也能成為戀愛高手	柯富陽編著	220 元
11.	血型與十二星座	許淑瑛編著	230 元
12.	動物測驗—人性現形	淺野八郎著	200 元
13.	愛情、幸福完全自測	淺野八郎著	200 元
14.	輕鬆攻佔女性	趙奕世編著	230 元
15.	解讀命運密碼	郭宗德著	200 元
16.	由客家了解亞洲	高木桂藏著	220 元

・女醫師系列・品冠編號 62

1.	子宮內膜症	國府田清子著	200 元
2.	子宮肌瘤	黑島淳子著	200 元
3.	上班女性的壓力症候群	池下育子著	200 元
4.	漏尿、尿失禁	中田真木著	200 元
5.	高齡生產	大鷹美子著	200 元
6.	子宮癌	上坊敏子著	200 元
7.	避孕	早乙女智子著	200 元
8.	不孕症	中村春根著	200 元
9.	生理痛與生理不順	堀口雅子著	200 元
10.	更年期	野末悅子著	200 元

・傳統民俗療法・品冠編號 63

1.	神奇刀療法	潘文雄著	200 元
2.	神奇拍打療法	安在峰著	200 元
3.	神奇拔罐療法	安在峰著	200 元
4.	神奇艾灸療法	安在峰著	200 元
5.	神奇貼敷療法	安在峰著	200 元
6.	神奇薰洗療法	安在峰著	200 元
7.	神奇耳穴療法	安在峰著	200 元
8.	神奇指針療法	安在峰著	200 元
9.	神奇藥酒療法	安在峰著	200 元
10.	神奇藥茶療法	安在峰著	200 元
11.	神奇推拿療法	張貴荷著	200 元
12.	神奇止痛療法	漆浩著	200 元
13.	神奇天然藥食物療法	李琳編著	200 元
14.	神奇新穴療法	吳德華編著	200 元
15.	神奇小針刀療法	韋丹主編	200 元

・常見病藥膳調養叢書・ 品冠編號631

1.	脂肪肝四季飲食	蕭守貴著	200 元
2.	高血壓四季飲食	秦玖剛著	200 元
3.	慢性腎炎四季飲食	魏從強著	200 元
4.	高脂血症四季飲食	薛輝著	200 元
5.	慢性胃炎四季飲食	馬秉祥著	200 元
6.	糖尿病四季飲食	王耀獻著	200 元
7.	癌症四季飲食	李忠著	200 元
8.	痛風四季飲食	魯焰主編	200 元
9.	肝炎四季飲食	王虹等著	200 元
10.	肥胖症四季飲食	李偉等著	200 元
11.	膽囊炎、膽石症四季飲食	謝春娥著	200 元

・彩色圖解保健・ 品冠編號64

1.	瘦身	主婦之友社	300 元
2.	腰痛	主婦之友社	300 元
3.	肩膀痠痛	主婦之友社	300 元
4.	腰、膝、腳的疼痛	主婦之友社	300 元
5.	壓力、精神疲勞	主婦之友社	300 元
6.	眼睛疲勞、視力減退	主婦之友社	300 元

・休閒保健叢書・ 品冠編號641

1.	瘦身保健按摩術	聞慶漢主編	200 元
2.	顏面美容保健按摩術	聞慶漢主編	200 元

・心 想 事 成・ 品冠編號65

1.	魔法愛情點心	結城莫拉著	120 元
2.	可愛手工飾品	結城莫拉著	120 元
3.	可愛打扮 & 髮型	結城莫拉著	120 元
4.	撲克牌算命	結城莫拉著	120 元

・少 年 偵 探・ 品冠編號66

1.	怪盜二十面相	（精）	江戶川亂步著	特價 189 元
2.	少年偵探團	（精）	江戶川亂步著	特價 189 元
3.	妖怪博士	（精）	江戶川亂步著	特價 189 元
4.	大金塊	（精）	江戶川亂步著	特價 230 元
5.	青銅魔人	（精）	江戶川亂步著	特價 230 元
6.	地底魔術王	（精）	江戶川亂步著	特價 230 元
7.	透明怪人	（精）	江戶川亂步著	特價 230 元

8. 怪人四十面相	（精）	江戶川亂步著	特價 230 元
9. 宇宙怪人	（精）	江戶川亂步著	特價 230 元
10. 恐怖的鐵塔王國	（精）	江戶川亂步著	特價 230 元
11. 灰色巨人	（精）	江戶川亂步著	特價 230 元
12. 海底魔術師	（精）	江戶川亂步著	特價 230 元
13. 黃金豹	（精）	江戶川亂步著	特價 230 元
14. 魔法博士	（精）	江戶川亂步著	特價 230 元
15. 馬戲怪人	（精）	江戶川亂步著	特價 230 元
16. 魔人銅鑼	（精）	江戶川亂步著	特價 230 元
17. 魔法人偶	（精）	江戶川亂步著	特價 230 元
18. 奇面城的秘密	（精）	江戶川亂步著	特價 230 元
19. 夜光人	（精）	江戶川亂步著	特價 230 元
20. 塔上的魔術師	（精）	江戶川亂步著	特價 230 元
21. 鐵人Q	（精）	江戶川亂步著	特價 230 元
22. 假面恐怖王	（精）	江戶川亂步著	特價 230 元
23. 電人M	（精）	江戶川亂步著	特價 230 元
24. 二十面相的詛咒	（精）	江戶川亂步著	特價 230 元
25. 飛天二十面相	（精）	江戶川亂步著	特價 230 元
26. 黃金怪獸	（精）	江戶川亂步著	特價 230 元

·武 術 特 輯· 大展編號 10

1. 陳式太極拳入門	馮志強編著	180 元
2. 武式太極拳	郝少如編著	200 元
3. 中國跆拳道實戰 100 例	岳維傳著	220 元
4. 教門長拳	蕭京凌編著	150 元
5. 跆拳道	蕭京凌編譯	180 元
6. 正傳合氣道	程曉鈴譯	200 元
7. 實用雙節棍	吳志勇編著	200 元
8. 格鬥空手道	鄭旭旭編著	200 元
9. 實用跆拳道	陳國榮編著	200 元
10. 武術初學指南	李文英、解守德編著	250 元
11. 泰國拳	陳國榮著	180 元
12. 中國式摔跤	黃 斌編著	180 元
13. 太極劍入門	李德印編著	180 元
14. 太極拳運動	運動司編	250 元
15. 太極拳譜	清·王宗岳等著	280 元
16. 散手初學	冷 峰編著	200 元
17. 南拳	朱瑞琪編著	180 元
18. 吳式太極劍	王培生著	200 元
19. 太極拳健身與技擊	王培生著	250 元
20. 秘傳武當八卦掌	狄兆龍著	250 元
21. 太極拳論譚	沈 壽著	250 元
22. 陳式太極拳技擊法	馬 虹著	250 元

・彩色圖解太極武術・ 大展編號 102

·國際武術競賽套路· 大展編號 103

1.	長拳	李巧玲執筆	220元
2.	劍術	程慧琨執筆	220元
3.	刀術	劉同為執筆	220元
4.	槍術	張躍寧執筆	220元
5.	棍術	殷玉柱執筆	220元

·簡化太極拳· 大展編號 104

1.	陳式太極拳十三式	陳正雷編著	200元
2.	楊式太極拳十三式	楊振鐸編著	200元
3.	吳式太極拳十三式	李秉慈編著	200元
4.	武式太極拳十三式	喬松茂編著	200元
5.	孫式太極拳十三式	孫劍雲編著	200元
6.	趙堡太極拳十三式	王海洲編著	200元

·導引養生功· 大展編號 105

1.	疏筋壯骨功＋VCD	張廣德著	350元
2.	導引保建功＋VCD	張廣德著	350元
3.	頤身九段錦＋VCD	張廣德著	350元
4.	九九還童功＋VCD	張廣德著	350元
5.	舒心平血功＋VCD	張廣德著	350元
6.	益氣養肺功＋VCD	張廣德著	350元
7.	養生太極扇＋VCD	張廣德著	350元
8.	養生太極棒＋VCD	張廣德著	350元
9.	導引養生形體詩韻＋VCD	張廣德著	350元
10.	四十九式經絡動功＋VCD	張廣德著	350元

·中國當代太極拳名家名著· 大展編號 106

1.	李德印太極拳規範教程	李德印著	550元
2.	王培生吳式太極拳詮真	王培生著	500元
3.	喬松茂武式太極拳詮真	喬松茂著	450元
4.	孫劍雲孫式太極拳詮真	孫劍雲著	350元
5.	王海洲趙堡太極拳詮真	王海洲著	500元
6.	鄭琛太極拳道詮真	鄭琛著	450元
7.	沈壽太極拳文集	沈壽著	630元

・古代健身功法・ 大展編號 107

1.	練功十八法	蕭凌編著	200 元
2.	十段錦運動	劉時榮編著	180 元
3.	二十八式長壽健身操	劉時榮著	180 元
4.	三十二式太極雙扇	劉時榮著	160 元

・太極跤・ 大展編號 108

1.	太極防身術	郭慎著	300 元
2.	擒拿術	郭慎著	280 元
3.	中國式摔角	郭慎著	350 元

・原地太極拳系列・ 大展編號 11

1.	原地綜合太極拳 24 式	胡啟賢創編	220 元
2.	原地活步太極拳 42 式	胡啟賢創編	200 元
3.	原地簡化太極拳 24 式	胡啟賢創編	200 元
4.	原地太極拳 12 式	胡啟賢創編	200 元
5.	原地青少年太極拳 22 式	胡啟賢創編	220 元

・名師出高徒・ 大展編號 111

1.	武術基本功與基本動作	劉玉萍編著	200 元
2.	長拳入門與精進	吳彬等著	220 元
3.	劍術刀術入門與精進	楊柏龍等著	220 元
4.	棍術、槍術入門與精進	邱丕相編著	220 元
5.	南拳入門與精進	朱瑞琪編著	220 元
6.	散手入門與精進	張山等著	220 元
7.	太極拳入門與精進	李德印編著	280 元
8.	太極推手入門與精進	田金龍編著	220 元

・實用武術技擊・ 大展編號 112

1.	實用自衛拳法	溫佐惠著	250 元
2.	搏擊術精選	陳清山等著	220 元
3.	秘傳防身絕技	程崑彬著	230 元
4.	振藩截拳道入門	陳琦平著	220 元
5.	實用擒拿法	韓建中著	220 元
6.	擒拿反擒拿 88 法	韓建中著	250 元
7.	武當秘門技擊術入門篇	高翔著	250 元
8.	武當秘門技擊術絕技篇	高翔著	250 元
9.	太極拳實用技擊法	武世俊著	220 元
10.	奪凶器基本技法	韓建中著	220 元

11. 峨眉拳實用技擊法　　　　　吳信良著　300元
12. 武當拳法實用制敵術　　　　賀春林主編　300元
13. 詠春拳速成搏擊術訓練　　　　魏峰編著　　元
14. 詠春拳高級格鬥訓練　　　　　魏峰編著　　元

·中國武術規定套路· 大展編號 113

1. 螳螂拳　　　　　　　　　中國武術系列　300元
2. 劈掛拳　　　　　　　　　規定套路編寫組　300元
3. 八極拳　　　　　　　　　國家體育總局　250元
4. 木蘭拳　　　　　　　　　國家體育總局　230元

·中華傳統武術· 大展編號 114

1. 中華古今兵械圖考　　　　裴錫榮主編　280元
2. 武當劍　　　　　　　　　陳湘陵編著　200元
3. 梁派八卦掌（老八掌）　　李子鳴遺著　220元
4. 少林72藝與武當36功　　裴錫榮主編　230元
5. 三十六把擒拿　　　　　佐藤金兵衛主編　200元
6. 武當太極拳與盤手20法　裴錫榮主編　220元
7. 錦八手拳學　　　　　　　　楊永著　280元
8. 自然門功夫精義　　　　　陳懷信編著　500元
9. 八極拳珍傳　　　　　　　　王世泉著　330元
10. 通臂二十四勢　　　　　　郭瑞祥主編　280元

·少林功夫· 大展編號 115

1. 少林打擂秘訣　　　　　德虔、素法編著　300元
2. 少林三大名拳 炮拳、大洪拳、六合拳　門惠豐等著　200元
3. 少林三絕 氣功、點穴、擒拿　德虔編著　300元
4. 少林怪兵器秘傳　　　　　素法等著　250元
5. 少林護身暗器秘傳　　　　素法等著　220元
6. 少林金剛硬氣功　　　　　楊維編著　250元
7. 少林棍法大全　　　　　德虔、素法編著　250元
8. 少林看家拳　　　　　　德虔、素法編著　250元
9. 少林正宗七十二藝　　　德虔、素法編著　280元
10. 少林瘋魔棍闡宗　　　　　　馬德著　250元
11. 少林正宗太祖拳法　　　　　高翔著　280元
12. 少林拳技擊入門　　　　　劉世君編著　220元
13. 少林十路鎮山拳　　　　　吳景川主編　300元
14. 少林氣功祕集　　　　　　釋德虔編著　220元
15. 少林十大武藝　　　　　　吳景川主編　450元
16. 少林飛龍拳　　　　　　　劉世君著　200元
17. 少林武術理論　　　　　　徐勤燕等著　200元

·迷蹤拳系列· 大展編號 116

1.	迷蹤拳（一）+VCD	李玉川編著	350 元
2.	迷蹤拳（二）+VCD	李玉川編著	350 元
3.	迷蹤拳（三）	李玉川編著	250 元
4.	迷蹤拳（四）+VCD	李玉川編著	580 元
5.	迷蹤拳（五）	李玉川編著	250 元
6.	迷蹤拳（六）	李玉川編著	300 元
7.	迷蹤拳（七）	李玉川編著	300 元
8.	迷蹤拳（八）	李玉川編著	300 元

·截拳道入門· 大展編號 117

1.	截拳道手擊技法	舒建臣編著	230 元
2.	截拳道腳踢技法	舒建臣編著	230 元
3.	截拳道擒跌技法	舒建臣編著	230 元
4.	截拳道攻防技法	舒建臣編著	230 元
5.	截拳道連環技法	舒建臣編著	230 元

·道 學 文 化· 大展編號 12

1.	道在養生：道教長壽術	郝勤等著	250 元
2.	龍虎丹道：道教內丹術	郝勤著	300 元
3.	天上人間：道教神仙譜系	黃德海著	250 元
4.	步罡踏斗：道教祭禮儀典	張澤洪著	250 元
5.	道醫窺秘：道教醫學康復術	王慶餘等著	250 元
6.	勸善成仙：道教生命倫理	李剛著	250 元
7.	洞天福地：道教宮觀勝境	沙銘壽著	250 元
8.	青詞碧簫：道教文學藝術	楊光文等著	250 元
9.	沈博絕麗：道教格言精粹	朱耕發等著	250 元

·易 學 智 慧· 大展編號 122

1.	易學與管理	余敦康主編	250 元
2.	易學與養生	劉長林等著	300 元
3.	易學與美學	劉綱紀等著	300 元
4.	易學與科技	董光壁著	280 元
5.	易學與建築	韓增祿著	280 元
6.	易學源流	鄭萬耕著	280 元
7.	易學的思維	傅雲龍等著	250 元
8.	周易與易圖	李申著	250 元
9.	中國佛教與周易	王仲堯著	350 元
10.	易學與儒學	任俊華著	350 元
11.	易學與道教符號揭秘	詹石窗著	350 元

・婦 幼 天 地・大展編號 16

・青 春 天 地・ 大展編號 17

・健 康 天 地・ 大展編號 18

國家圖書館出版品預行編目資料

常用中藥性味功能速查／黃志杰　俞小平　主編
　　——初版，——臺北市，大展，2007〔民96〕
　　面；21公分，——（中醫保健站；9）
　　ISBN　978-957-468-506-6（平裝）

1.藥性（中醫）

414.5　　　　　　　　　　　　95021058

常用中藥性味功能速查

ISBN-13：978-957-468-506-6
ISBN-10：　　957-468-506-3

主　　編／黃志杰　俞小平
責任編輯／蔡榮春　李荷君
發 行 人／蔡森明
出 版 者／大展出版社有限公司
社　　址／台北市北投區（石牌）致遠一路2段12巷1號
電　　話／（02）28236031・28236033・28233123
傳　　眞／（02）28272069
郵政劃撥／01669551
網　　址／www.dah-jaan.com.tw
E－mail／service@dah-jaan.com.tw
登 記 證／局版臺業字第2171號
承 印 者／國順文具印刷行
裝　　訂／建鑫印刷裝訂有限公司
排 版 者／弘益電腦排版有限公司
授 權 者／湖北科學技術出版社
初版1刷／2007年（民96年）1月

定　價／500元

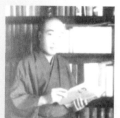
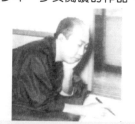
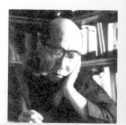
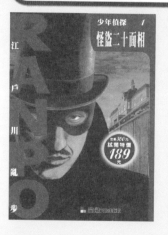
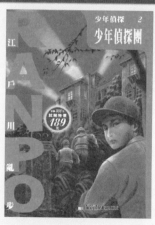
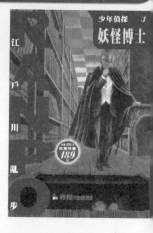

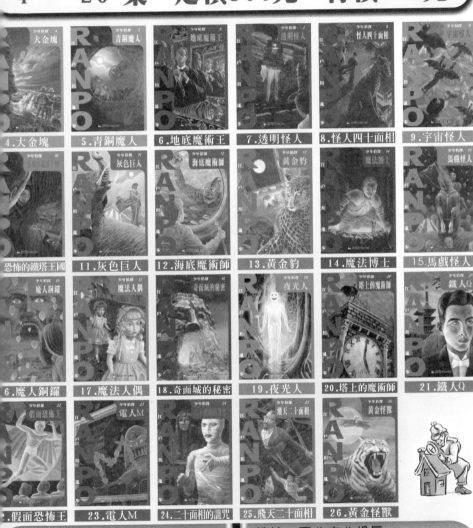

一億人閱讀的暢銷書！

4 ～ 26 集　定價300元　特價230元

- 4.大金塊
- 5.青銅魔人
- 6.地底魔術王
- 7.透明怪人
- 8.怪人四十面相
- 9.宇宙怪人
- 恐怖的鐵塔王國
- 11.灰色巨人
- 12.海底魔術師
- 13.黃金豹
- 14.魔法博士
- 15.馬戲怪人
- 6.魔人銅鑼
- 17.魔法人偶
- 18.奇面城的秘密
- 19.夜光人
- 20.塔上的魔術師
- 21.鐵人Q
- .假面恐怖王
- 23.電人M
- 24.二十面相的詛咒
- 25.飛天二十面相
- 26.黃金怪獸

品冠文化出版社

地址：臺北市北投區
　　　致遠一路二段十二巷一號
電話：〈02〉28233123
郵政劃撥：19346241